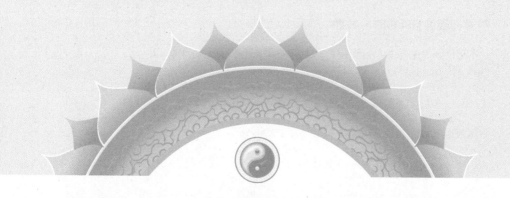

一本书读懂中医养生

主　编／孙建光　刘　华
副主编／高　媛　刘建娜

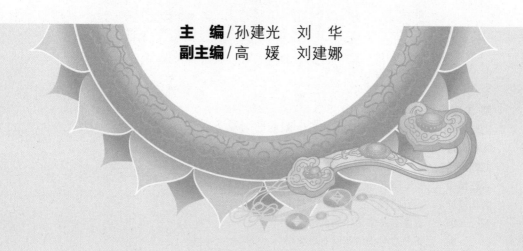

青岛出版社
QINGDAO PUBLISHING HOUSE

图书在版编目（CIP）数据

一本书读懂中医养生 / 孙建光等主编. — 青岛 : 青岛出版社, 2018.12
ISBN 978-7-5552-7731-6

Ⅰ.①一… Ⅱ.①孙… Ⅲ.①养生(中医) – 基本知识 Ⅳ.①R212

中国版本图书馆CIP数据核字（2018）第228909号

书　　名	一本书读懂中医养生
主　　编	孙建光　刘　华
副 主 编	高　媛　刘建娜
出版发行	青岛出版社（青岛市海尔路182号，266061）
本社网址	http://www.qdpub.com
邮购电话	0532-68068091
责任编辑	傅　刚　张　岩　E-mail:qdpubjk@163.com
封面设计	光合时代
照　　排	青岛双星华信印刷有限公司
印　　刷	青岛双星华信印刷有限公司
出版日期	2019年2月第1版　2021年9月第5次印刷
开　　本	16开（710mm×1000mm）
印　　张	18.5
字　　数	220千
书　　号	978-7-5552-7731-6
定　　价	39.00元

编校印装质量、盗版监督服务电话　4006532017　0532-68068050
印刷厂服务电话　0532-86828878

本书建议陈列类别：养生保健

前　言

　　古往今来,健康和长寿一直是人们美好的向往和追求。早在远古时代,人们就在长期的生产生活和医疗实践中,有意识地尝试各种养生保健的方式,并为我们积累了宝贵的经验财富。随着社会的发展和文明的进步,养生越来越被人们所重视,中医养生也成为世界预防保健医学上的一朵奇葩。

　　中医是一门治病的科学,更是一门防病和养生的科学。从《黄帝内经》开始,中医学就把养生防病作为主导思想,提倡"不治已病治未病""上工治未病"。

　　治病始于防病,防病有赖养生。"养生"二字,最早见于《庄子·内篇》中的《养生主》一文。庄子在文中提出,养生之道重在顺应自然,忘却情感,不为外物所滞。所谓"生",即生命、生存、生长之意;所谓"养",即保养、调养、补养之意。"养生"的内涵,一为提升生活的质量,二为延长生命的时限。

　　而中医养生是以传统中医理论为指导,遵循

阴阳五行生化收藏之变化规律,对人体进行科学调养,保持生命健康活力的养生法。因此提起中医养生法,就不得不先说说阴阳五行学说。那么,阴阳五行学说到底是怎么回事呢?阴阳五行学说是中国古代哲学理论,它认为世界是物质的,物质世界在阴阳二气作用的推动下滋生、发展和变化;并认为金、木、水、火、土五种最基本的物质是构成世界不可缺少的元素。这五种物质相互滋生、相互制约,处于不断的运动变化之中。

在古代,阴阳五行学说在各个领域中都有广泛的应用,古人用其解释各种自然或社会现象,涉及天文、地理、历法、农学、医学等许多领域。而其中运用最广泛也是最成功的是中国古代的医学。在中医学里,阴阳五行学说不仅是中医学的理论依据,而且在临床诊治中也得到了广泛的运用,有着极其丰富的实际内容。其中,以阴阳五行作为指导思想的阴阳五行养生法就是中医养生学中最常用的一种养生理论。

阴阳是一个抽象的概念,宇宙万物都有阴阳,阴阳两个方面既相互对峙,又相互依存,任何一方都不能脱离对方而单独存在。这就是说万物的存在都离不开阴阳平和这一根本法则。五行是指木、火、土、金、水五种物质的运动。古人在长期的生活和生产实践中认识到木、火、土、金、水是必不可少的最基本物质,世间一切事物都是由木、火、土、金、水这五种基本物质之间的运动变化生成的,这五种物质之间,存在着既相互滋生又相互制约的关系,在不断的相生相克运动中维持着动态的平衡。也就是说世间万物都包含在五行之中。

人是大自然的产物,当然与阴阳、五行有着密不可分的关系。人体如果能够遵循阴阳平和的法则,顺应五行的生克变化,就会气血充盈、精力旺盛、七情和谐、皮肤健康、充满神采,能够维持一个健康的体魄。《黄帝内经》中就曾经指出:"上古之人,其知道者,法于阴阳,和于术数,食饮有节,起居有常,不妄作劳,故能形与神俱,而尽终其天年,度百岁乃去。"其意思就是说：远古时代能够懂得养生之道的人，会效法自然界阴阳变化的规律而起居生活，会遵照正确的养生方法来调养锻炼，饮食有节制，起居有规律，不过度操劳，所以才能身心健康，从而活到人类自然寿命的期限，即百岁以上。而现代人饮食无度、纵情声色、好逸恶劳，严重违反了自然规律，因此年近半百就会呈现衰老之象。

中医的阴阳五行养生法就是通过阴阳五行平衡的原理，来改善人体的亚健康状态，使身体得到好的滋养。可能许多人在刚听说这个方法的时候还很迷惑，不知道阴阳五行养生法到底为何物。不要着急，本书就是从中医的观点出发，告诉你如何通过阴阳五行调养让我们身心健康，同时可以观察身体的变化并实施防病措施。

本书结合当今国人的生活特点，从中医养生保健的基础知识讲起，用生活化的语言，引领你进入中医养生的宝库，讲解科学的养生知识，介绍具有可操作性的传统中医养生方法，帮助你切实掌握并在日常生活中灵活运用，内容涉及生活中的方方面面，让您拥有健康好体质。

目录

中医认为，阴阳平衡是生命活动的根本。阴阳要是平衡，人体就能够健康，如果阴阳失衡，人就会患病，就会早衰，甚至死亡。所以养生的宗旨最重要的就是维护生命的阴阳平衡。

第2章 身体调阴阳，食物来帮忙

自然界的任何事物都包括阴和阳相互对立的两个方面，食物也是如此，食物有阴性的，也有阳性的，阴性的食物偏寒偏凉，阳性的食物偏热偏温。天地是个大宇宙，人体是个小宇宙，天地协调阴阳靠风雨雷电，人体协调阴阳主要是靠食物。

第3章 身体有寒热，绝招来调理

人体的阴阳平衡包含寒热平衡，寒热不调可以影响阴阳平衡，也易导致疾病。因此，当身体出现寒热不均时，一定要采取相应的措施进行调理。

第4章　气血不畅，调理有方 ·································· 85

人的健康、长寿与五行密切相关,这里的五行包含两个概念:一是先天的五行,二是后天的五行。先天的五行就是你的命理八字中所含的五行情况,八字五行蕴含了先天的健康和疾病因素。后天的五行,就是后天你的五行均衡程度调理情况。先天因素是不能更改的,但是后天的五行生克的平衡比例却是可预见和调节的。在生活中,只要我们懂得五行的相生相克,并善于运用五行的生克关系来养生,那么我们就能掌握好自己的健康。

心脏是人们最重要的器官,心跳不停,我们追寻生活健康的脚步就不能停。想要过健康舒适的生活,首先就要先学会养护我们的心脏,在保养好心脏的同时,我们还要重点保养好肝和肾。因为在五行中,心属火,肝属木,养好了肝,肝木就能生心火。另外,肾属水,水克火,肾养好了水火才能交融平衡。

第8章 肝脏之五行养生··················

健康的肝脏能给人提供健康的血液,相反,肝出问题了,不但会让人的血气变差,还会出现一系列的症状如黄疸、精神萎靡等,这些都会影响人的精气神,让我们看起来衰老许多。因此,要想美容养颜,看起来年轻,首先应该把人体的大血库——肝给养好。

第11章　肾脏之五行养生

肾是一个人生命的本钱,人体衰老与寿命的长和短在很大程度上取决于肾脏功能的强弱。肾不好身体就不好,身体不好心情就不好,心情不好就会导致变得比实际年龄更老,而且会导致更多的疾病发生。所以不管你是年轻的还是年老的,不论你是男人还是女人,都要好好地珍惜自己的肾。

中医讲究五行,即金、木、水、火、土,在人体中分别对应肺、肝、肾、心、脾五脏。五行平衡、五脏调和,才能维持人体的健康和气血旺盛。当人体的五行平衡被打破时,身体就会呈现各种各样的病症。俗话说:"解铃还须系铃人",调理这类病症当然还是要通过五行来调节和制约。

导读

◎ 何谓阴阳五行

说到阴阳，人们往往感到晦涩难懂、神秘莫测，许多人甚至将它与封建迷信联系起来。其实，阴阳是古人认识客观事物的哲学概念。它最初的涵义是指日光的向背，向日为阳，背日为阴，后引申为气候的寒暖，方位的上下、左右、内外，运动状态的躁动和宁静等等。为了解释这种对自然现象的归类，古人逐渐形成了一套阴阳理论。

阴阳学说认为，世界是物质性的整体，自然界的任何事物都包括阴和阳相互对立的两个方面，而对立的双方又是相互统一的。阴阳的对立统一运动，是自然界一切事物发生、发展、变化及消亡的根本原因。

阴和阳，既可以表示相互对立的事物，又可用来分析一个事物内部所存在着的相互对立的两个方面。一般来说，凡是剧烈运动着的、外向的、上升的、温热的、明亮的，都属于阳；相对静止着的、内守的、下降的、寒冷的、晦暗的，都属于阴。以天地而言，天气轻清、上升为阳，地气重浊、下降为阴；以昼夜而言，白昼光明为阳，夜晚黑暗为阴；以寒暑而言，炎热、温暖为阳，寒冷、凉爽为阴；以水火而言，水性寒凉而滋润下行为阴，火性炎热而上腾为阳；以内外而言，内部难见阳光为阴，外部易见于阳光为阳；以功能与物质而言，功能无形而外显为阳，物质有形而内守为阴。

阴阳属性分类表

阴	静止	内守	下降	寒冷	晦暗	有形	物质	抑制	凝聚	滋润
阳	运动	外向	上升	温热	明亮	无形	功能	兴奋	推动	温煦

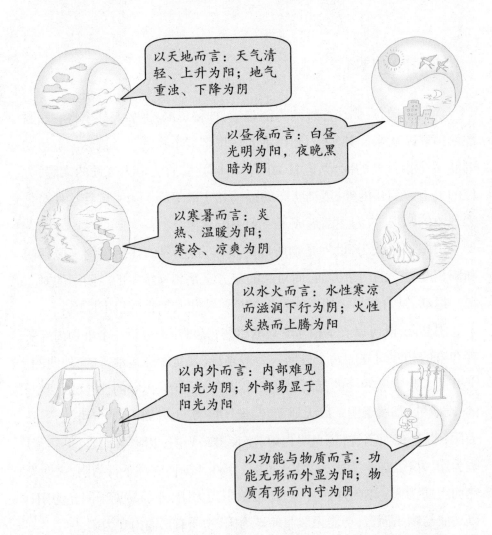

以天地而言：天气清轻、上升为阳；地气重浊、下降为阴

以昼夜而言：白昼光明为阳，夜晚黑暗为阴

以寒暑而言：炎热、温暖为阳；寒冷、凉爽为阴

以水火而言：水性寒凉而滋润下行为阴；火性炎热而上腾为阳

以内外而言：内部难见阳光为阴；外部易显于阳光为阳

以功能与物质而言：功能无形而外显为阳；物质有形而内守为阴

阴阳最早出现在《易经》的书中，上面写道："一阴一阳之谓道"；"无极生太极，太极生两仪"。《易经》的太极图就是阴阳的总结和象征的标志。阴阳学说的应用范围很广，如古代的易经八卦、占卜、星象、堪舆、命

理、相术等等,它们的理论核心都是阴阳学说。阴阳学说还被引入医学领域,用以说明人体的组织结构、生理功能及病理变化,并用于指导疾病的诊断和治疗。《素问·阴阳应象大论》中就曾说:"阴阳者,天地之道也,万物之纲纪,变化之父母,生杀之本始。"

五行是指木、火、土、金、水五种物质的运动。中国古代人民在长期的生活和生产实践中认识到木、火、土、金、水是必不可少的最基本物质,并由此引申为世间一切事物都是由木、火、土、金、水这五种基本物质之间的运动变化生成的,这五种物质之间,存在着既相互滋生又相互制约的关系,在不断的相生相克运动中维持着动态的平衡,这就是五行学说的基本涵义。

根据五行学说,"木曰曲直",凡是具有生长、升发、条达舒畅等作用或性质的事物,均归属于木;"火曰炎上",凡具有温热、升腾作用的事物,均归属于火;"土爱稼穑",凡具有生化、承载、受纳作用的事物,均归属于土;"金曰从革",凡具有清洁、肃降、收敛等作用的事物则归属于金;"水曰润下",凡具有寒凉、滋润、向下运动的事物则归属于水。

五行学说以五行的特性对事物进行归类,将自然界的各种事物和现象的性质及作用与五行的特性相类比后,将其分别归属于五行之中。

五行学说认为,事物与事物之间存在着一定的联系,而这种内在的联系促进着事物的发展变化,五行之间存在着相生相克的规律,是自然界的必然规律。所谓相生,就是一种物质对另一种物质有着滋生、促进与助长的作用。五行相生表现为木生火,火生土,土生金,金生水,水生木的关系。所谓相克,就是一种物质对另一种物质有克制、约束与抑制的作用。五行相克表现为金克木,木克土,土克水,水克火,火克金的关系。

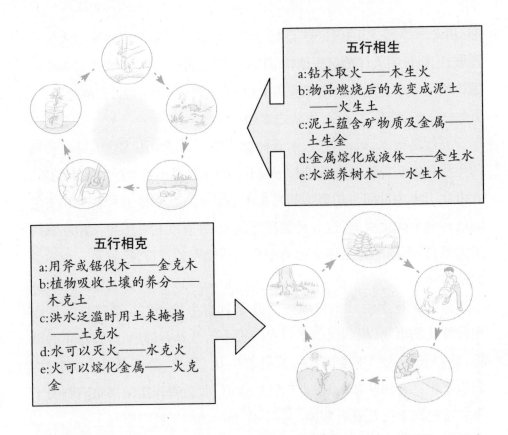

五行相生

a:钻木取火——木生火
b:物品燃烧后的灰变成泥土
——火生土
c:泥土蕴含矿物质及金属——
土生金
d:金属熔化成液体——金生水
e:水滋养树木——水生木

五行相克

a:用斧或锯伐木——金克木
b:植物吸收土壤的养分——
木克土
c:洪水泛滥时用土来掩挡
——土克水
d:水可以灭火——水克火
e:火可以熔化金属——火克
金

五行的相生关系是如何确立的呢？我们可以通过生活中的一些实例来理解，比如：钻木可以取火，所以木能生火；树木经过燃烧后会变成灰烬或尘土，所以火能生土；金、银、铜、铁等金属来自地下的金属矿，所以土能生金；金属熔化后可变成液体状态，所以金能生水；树木的生长离不开水的滋养，所以水能生木。五行的相生就是这么简单明了！

弄清楚了五行的相生关系，那么五行的相克关系又该怎么来理解呢？同样也很简单。树木要吸取土中的养分，所以说木克土。洪水泛滥时，用泥土筑起堤坝可以阻挡水的冲击。正所谓"水来土掩"，可见，土是水的克星，所以说土克水。燃起的篝火可用水扑灭，所以说水克火。火的力量能使金属熔化，所以说火克金。金属制成的刀斧钢锯可以砍伐树木，所以说金克木。

将它们连贯起来，我们就可以看到它们彼此之间是一个循环罔替、相生相克的关系。

◎ 阴阳五行与养生之道

健康、长寿是人们梦寐以求的目标。自古以来追求健康长寿的人也是数不胜数，但是真正能够做到颐养生命、增强体质、预防疾病，从而延年益寿的人却是少之又少。这是为什么呢？

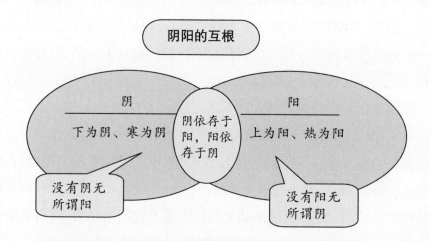

大家都知道，养生就是保养生命。中医的养生之道就是以传统中医理论为指导，遵循阴阳五行生化收藏之变化规律，对人体进行科学调养，保持生命健康活力。但由于许多人不了解阴阳五行学说，不知道中医中对各种疾病的致病原因的认识，从而就导致了投入很大收效甚微的结果。

任何学说都是在哲学指导下建立的。中医是在中国哲学方法指导下建立的。它包括两个方面：第一，以阴阳五行学说为理论，首先阐明人与万物的关系，如日夜与四季变化、人的情绪变化及行为的不当等因素对人体生命健康的影响。第二,各种疾病的致病原因。当我们懂得了这些道理,就可获得养生的最佳效果。所以说,中医养生必须有中医的阴阳五行学说的常识作基础,无此学说基础,中医的养生就会成为空话。

一、阴阳学说与人体

阴阳是代表互相对立又互相统一的两面,是对一切事物和现象正反双方面的概括。中医用这种正反两面的观点来说明人体和疾病现象的属性。例如:人的体表属阳,体内属阴;背侧属阳,腹侧属阴;六腑属阳,五脏属阴;机能活动属阳,组织结构属阴;机能亢进属阳,机能低下属阴等等。但是,事物的阴阳属性并非绝对不变,而是相对的、变化的,要根据一定的条件来决定。例如,胸与腹相对而言,胸在上属阳,但与背相对而言,胸又属阴。

阴阳变化的规律可归纳为以下几点:

(1)阴阳的互根:阴阳既有对立性,又有统一性,以对方作为自己存在的依据。没有阴,就不可能有阳;没有阳,也不可能有阴。例如,人体各种机能活动(阳),都必须有营养物质(阴)作为基础,没有营养物质就无从产生机能活动;而机能活动又是化生营养物质之动力,没有脏腑的活动,饮食就不可能变成体内的营养物质。这种阴阳的对立和统一始终贯彻在生命的全部过程。

(2)阴阳的消长:阴阳并不是处于静止不变的状态,而是不断地进行着"阳消阴长"或"阴消阳长"的竞争。例如,人体在进行机能活动时(阳长),必然要消耗一定数量的营养物质(阴消);在化生各种营养物质时(阴长),又必须消耗一定的能量(阳消)。

(3)阴阳的转化:阴阳对立的双方在一定条件下可以向其相反的方向转化,阴会转化为阳,阳也可以转化为阴。只是阴阳的互相转化也是有条件的,没有一定的条件,事物没有发展到极限或顶点,就不会出现转化。就拿四季气候的变迁来说,由春温发展到夏热之极点,即可逐渐向寒凉转化;而从秋凉发展到冬寒之极点,则亦会逐渐向温热转化。这就是四季气候"阴阳转化"的规律。其他如昼夜的更迭、自然界云雨的变化等,亦莫不如是。就人体疾病的发生、发展过程而言,由阳转阴或由阴转阳的证候变化,则更为常见。如寒饮内阻本为阴证,但寒饮停留的时间过久就会向热转化,即阴证转化为阳证。如某些急性温热病,由于热毒极重,大量耗伤元气,在持续高热的情况下,也会突然出现体温下降、面色苍白、四肢厥冷、脉微欲绝等阳气暴脱的危险现象,这种病征变化,就属于阳证转化为阴证。此外,临床常见病证的由实转虚、由虚转实、由表入里、由里出表等病证变化,都是阴阳转化的例证。

子时	卯时	午时	酉时	子时
（夜半）	（平旦）	（日中）	（黄昏）	（夜半）

	阳渐盛		阳渐衰	
重阴 ——	阴渐衰	重阳 ——	阴渐盛	重阴

阴阳交替	阴阳平衡	阴阳交替	阴阳平衡	阴阳交替
冬至……	春分……	夏至……	秋分……	冬至……

中医认为阴阳相对平衡方能进行正常的生理活动,若遭受某些致病因素的破坏,体内阴阳任何一方偏盛或偏衰,都可发生疾病,即"阴阳失调"。故中医认为疾病发生的基本原因就是"阴阳失调"。例如,根据阴阳消长的道理,阴盛之病症(如寒痰阻肺)常常引起阳衰,出现怕冷、手足凉、面色苍白、舌质淡、脉弱等阳气不足之症状;阴虚的病症(如心阴不足)往往引起阳亢,可出现烦躁、失眠、口干、舌红、脉细数等阳亢的症

状。根据阴阳互根的道理,当阴阳任何一方有明显虚损时,常能导致另一方的虚衰,即所谓"阳损及阴"。

在临床辨证上,中医首先讲究辨别"阴阳"。《内经》所说的:"善诊者,察色按脉,先别阴阳"就是这个道理。例如:发热口渴、喜饮冷水、大便秘结、小便黄赤、舌红苔黄、脉数等属于阳证;怕冷、口淡、喜热饮、面色苍白、四肢厥冷、大便溏泄、小便清长、舌淡苔白、脉迟等属于阴证。外科疮疡局部发红、灼热、肿胀、发展迅速、易溃易愈、溃后脓稠者为阳证;反之,不红不热、平塌陷下、发展缓慢、脓液清稀者为阴证。

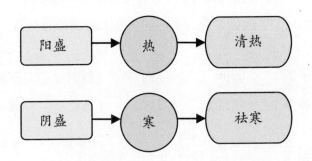

在治疗方面,也要根据阴阳偏盛或偏衰的情况确立治疗原则。如阴不足要滋阴,阳不足要温阳,又如中医认为"阳盛则热、阴盛则寒",故阳偏盛要清热,阴偏盛要祛寒,以此来调整阴阳的相互关系,恢复阴阳的平衡,达到治疗疾病的目的。

在用药方面,中医学将药物的气味、性能也分别归纳为阴阳两种属性,以此作为处方选药的依据之一。如以药性的寒、热、温、凉四气来分,寒、凉属阴,温、热属阳;以药物的辛、甘、酸、苦、咸五味来分,辛、甘为阳,酸、苦、咸为阴;以药物的升、降、浮、沉(一般性能)来分,升、浮为阳,沉、降为阴。临床上就是利用药物的阴阳属性来调整机体阴阳的偏盛或偏衰,以达到治疗的目的。

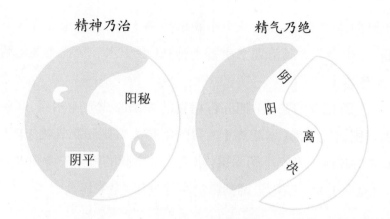

精神乃治　　　　精气乃绝

阳秘

阴平

阴阳离决

人体是一个有机的整体,阴阳平衡的失调会导致脏腑功能紊乱,如果有一个脏器受损,其他的脏器都会受到影响,从而导致人体平衡的失调。因此在养生保健时,必须要注意身体的整体调整和养护。

二、五行学说与人体

五行学说渗透到医学领域,首先是用来和人体的五脏相配合,如肝属木、心属火、脾属土、肺属金、肾属水;其次是与人体的五腑相配合,如胆属木、小肠属火、胃属土、大肠属金、膀胱属水。五行的相生相克关系,表现在脏器之间就是:

（1）五脏相生的关系:把五行相生的关系改成五脏相生,则是肝木藏血营济心火（木生火）,心火阳气热血温于脾土（火生土）,脾土化生水谷精微以充实肺金（土生金）,肺金清肃下行助于肾水（金生水）,肾水之精气养于肝木（水生木）。

（2）五脏相克的关系:把五行相克的关系改成五脏相克,即是肝木的条达可疏泄脾土（木克土）,脾土的运化可控制肾水泛滥（土克水）,肾水的滋润可平和心火狂躁（水克火）。心火的阳热可制约肺金清肃太过（火克金）,肺金之气清肃下降可抑制肝阳上亢（金克木）。

（3）五腑相生的关系:把五行相生的关系改成五腑相生,则有胆汁注入小肠助饮食消化(木生火),小肠疏导利于胃(火生土),胃气下行助于大肠(土生金),大肠清理水质蓄于膀胱(金生水),膀胱之气化精微升于胆(水生木)。

（4）五腑相克的关系：把五行相克的关系改成五腑相克,即表现为胆气太过则胃气呆滞(木旺克土),胃的阳热太盛则膀胱气化失司(土克水),膀胱的疏泄则牵连小肠固摄(水克火),小肠的疏导失调则大肠排泄失控(火克金),大肠疏泻失调则影响胆汁分泌(金克木)。

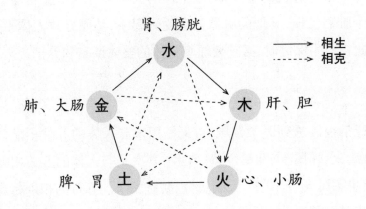

历代医家为了说明人体内外的整体性和复杂性,还把人体的脏腑组织、生理活动、病理反应,以及与人类生活密切相关的自然界事物作了广泛地联系。五行学说把自然界及人体五脏配五行,五脏又联系自己所属的五腑、五体、五官等,从而把自然界及机体的各部分连接在一起,形成了中医学以及中国养生保健学说的以五行五脏为中心的体系,体现出人体是一个整体。而且,这个整体是按照五行生克变化规律相互联系和制约的一个有机整体。如下表：

五行——人体

五行	五脏	六腑	五官	形体	情志	五声	变动
木	肝	胆	目	筋	怒	呼	握
火	心	小肠	舌	脉	喜	笑	忧
土	脾	胃	口	肉	思	歌	哕
金	肺	大肠	鼻	皮毛	悲	哭	咳
水	肾	膀胱	耳	骨	恐	呻	栗

五行——自然界

五行	五音	五味	五色	五化	五气	五方	五季
木	角	酸	青	生	风	东	春
火	徵	苦	赤	长	暑	南	夏
土	宫	甘	黄	化	湿	中	长夏
金	商	辛	白	收	燥	西	秋
水	羽	咸	黑	藏	寒	北	冬

　　了解了阴阳、自然界、五行与人体的关系就可以预先分析出身体可能发生的疾病；也可以根据季节、邪气、脏腑及口味的变化，随时注意身体改变的预兆。由此可做到未病先调、防患未然、预防保健、强身健体、延年益寿,这就是我国阴阳五行传统养生保健的独到之处。

◎ 经络理论中的阴阳五行养生思想

每个人都希望自己精力充沛、思维活跃、身体强壮。换句话说，也就是人人都向往着"阳"的方面，而一个人要想得到所向往的"阳"，就必须先养足自己的"阴"。人体内的阴阳保持平衡，疾病和衰老就会远离，健康和长寿就会靠近。那么，如何才能做到这一点呢？那就要我们在平时养成正确的养生方法。

阴阳是中医里最基本的概念，所以中医在讲到经络时自然也离不开阴阳。中医将那些内属于脏的，跟脏直接相连、关系最紧密的经统称为阴经，将内属于腑的、跟腑直接相连、关系最紧密的经统称为阳经。各脏所属阴经与所对应的腑有着紧密的联系，各腑所属的阳经与所对应的脏也密不可分。阳经在四肢的阳面，阴经在四肢的阴面。阴阳是互相依赖和互相转化的。所以阴经与阳经之间也是一种相互依赖、相互转化的关系。人们只要遵照经络的阴阳属性进行合理的保健，就能确保阴阳平衡。

人体脏腑的有关经络，除了与阴阳有着密不可分的关系外，也与五行相对应，木、火、土、金、水分别对应肝经、心经、脾经、肺经、肾经，各经之间同样也存在五行相生相克的关系。因为肝主怒，在生活中我们可以看到肝经太旺的人平时都比较容易生气，这类人往往容易得肝病。因为木克土，如果肝经出现异常的话会同时影响到脾经，所以这类人同时也会有消化系统方面的问题，比如腹泻、腹胀或胃痛等。所以有这类症状的人平时要注意多敲肝经，就是敲腿的内侧，或者推两侧胁肋部，疏理肝气。

此外，颜色与经络也存在对应的关系，青、红、黄、白、黑五色分别对应肝经、心经、脾经、肺经、肾经。根据经络与五色的对应关系，建议心经虚的人，即有心慌、心悸表现的人要多穿红色衣服；肺经虚的人，即平时经常感冒的人要多穿白色衣服；肝经虚的人，就是平时胆子小，容易受到惊吓的人要多穿青色衣服；肾经虚的人，主要表现为平常怕冷，小便次数多而且清长，这样的人要多穿黑色衣服；脾经虚的人，即消化功能不好的人要多穿黄色衣服。

在中医理论中，经络与五味也同样存在着对应关系，其对应为酸入肝经、甘入脾经、苦入心经、辛入肺经、咸入肾经。五味能选择性地作用于经络，并通过经络传导间接地作用于脏腑。在生活中，每个人对味道都有偏好，有的人喜欢吃甜，有的人喜欢吃咸，有的人喜欢吃辣，有的人喜欢吃酸。一般情况下，这些偏好都不会影响健康，但这种偏好也不能太过。如果一个人很喜欢吃酸的，但他已经有胃痛了，那就要少吃了，因为酸属于木，旺肝经，木克土，而胃经是属土的。在民间有"早吃咸晚喝蜜"的俗语，这其实也是饮食中所体现的经络养生理论。因为咸在五行属水，水主肾脏。早上吃咸味的东西能加强肾阳的功能，肾气旺自然精力就会充沛；而甜味属土，土主脾胃，胃主消化、脾主运化，晚上喝上一点蜂蜜或者甜味饮料可加强脾胃功能，有助于睡眠。

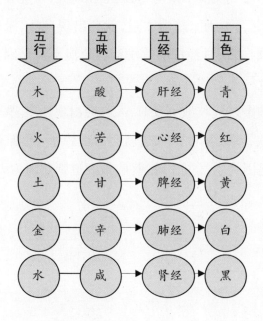

阴阳五行就是这样无处不在，不但食物分五行，方位分五行，一年的季节分五行，人的五腑五脏及其对应的经络也分五行。中医的养生之道就是以阴阳五行学说为指导，教人顺应自然界的阴阳五行变化而生活。

◎ 中医五行相生相克之病症

中医认为，人体的脏腑是秉大气的五行而生成的。人体秉大气的木气而生肝胆，肝主筋，肝之木气可有疏泄的作用。人体秉大气的火气而生心脏与小肠腑，心主血，心之火气有宣通作用。人体秉大气的金气而生肺脏与大肠腑，肺主皮毛，肺之金气有收敛作用。人体秉大气的水气而生肾脏与膀胱腑，肾主骨，肾之水气有封藏的作用。人体秉大气的土气而生脾脏与胃腑，脾主肌肉，脾之土气有运化的作用。

当人体肝木之气疏泄不及时，人就会出现无汗、尿少、便难、腹痛、胁痛、妇女月经来迟等病症；疏泄太过，就会出现自汗、尿多、遗精、发热、头晕、耳鸣、妇女白带，月经提前等病症。疏泄不及是因为火气不足，疏泄太过是因为金气不足的缘故。

当人体的肺金之气收敛不及时，人就会出现汗多、头晕、发热、咳逆、遗泄、尿多、痿软等病症；收敛太过就会出现恶寒、便难、胸闷、无汗等病症。收敛不及是因为木气过于疏泄，收敛太过则是因为火气不能宣通。

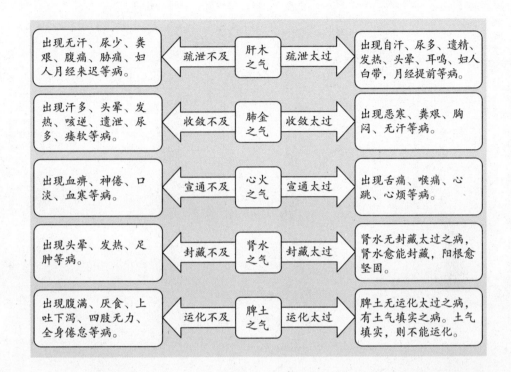

当人体的心火之气宣通不及时，人就会出现血痹、神倦、口淡、血寒等病症。宣通太过就会出现舌痛、喉痛、心跳、心烦等病症。宣通不及是因为木火之气过于虚弱，宣通太过则是由于中气虚、金气不降。

当人体的肾水之气封藏不及时，人就会出现头晕、发热、足肿等病症。封藏不及是金气收敛之力衰弱，木气疏泄太过所造成的。肾水没有封藏太过的病症，肾水愈能封藏，阳根就愈坚固。

当人体的脾土之气运化不及时，人就会出现腹满、厌食、上吐下泻、四肢无力、全身倦怠等病症。运化不及是由于水火之气太虚所致。脾土和肾水一样，没有运化太过的病症，只有土气填实的病症。土气填实则不能运化。

在大自然中，五行是融合的，无法分开的，人体是大自然中的一员，自然也是如此。各脏腑之间的也是相互融合，相互影响的。

第1章 阴阳不调是生病的根源

中医认为,阴阳平衡是生命活动的根本。阴阳要是平衡,人体就能够健康,如果阴阳失衡,人就会患病,就会早衰,甚至死亡。所以养生的宗旨最重要的就是维护生命的阴阳平衡。

◎ 阴阳平衡是人体健康的大药

阴阳是古人从自然界中观察出的各种对立又相互关联的大自然现象,如天地、日月、昼夜、寒暑、男女、上下等,然后以哲学的思想方式归纳出的一个概念。

阴阳学说认为,自然界的任何事物都包括阴和阳相互对立的两个方面,而对立的双方又是相互统一的。阴阳的对立统一运动,是自然界一切事物发生、发展、变化及消亡的根本原因。

什么是阳?凡是向阳光的、外向的、明亮的、上升的、温热的都属于阳;那么反过来,凡是背阳光的、内守的、晦暗的、下降的、寒凉的,都是阴。从人体看也一样,头为阳,脚为阴,体表为阳,内脏为阴,六腑为阳,五脏为阴,气为阳,血为阴。阴阳平衡是生命活动的根本。阴阳要是平衡,人体就能够健康,如果阴阳失衡,人就会患病,就会早衰,甚至死亡。所以养生的宗旨最重要的就是维护生命的阴阳平衡。正如《素问·阴阳应象大论》说:"阴阳者,天地之道也,万物之纲纪,变化之父母,生杀之本始。"

　　大家都知道,大自然的阴阳始终是平衡的。那么,大自然的阴阳平衡是通过什么来实现的呢? 那就是阴阳气化。所谓阴阳气化就是通过宇宙运动,也就是通过太阳和月亮的运动,产生春夏秋冬、寒热温凉,产生四季温差和昼夜的变化。自然界中不断地存在着阴阳的消长转化,这就叫做阴阳气化。人是自然界的产物,因此,人体要维持阴阳平衡就得适应自然界阴阳的消长转化。故中医提出了"春夏养阳,秋冬养阴"的养生理论。

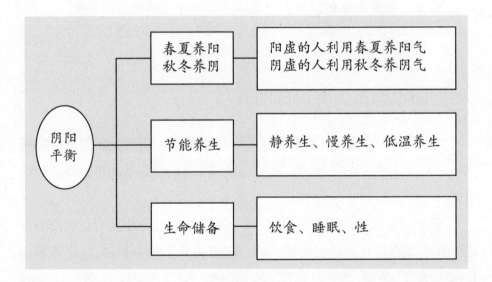

　　春夏为什么要养阳呢? 从冬至开始到夏至是阳长阴消的阶段,因为冬至是阴极,夏至是阳极,阴极则阳,阳极则阴。在春夏的时候是阳长阴消的阶段,它主要是阳长。对阳虚的人来说这个季节就是最好的保养阳气的季节。这个时候注重养阳比在其他时候所要起的作用大得多。秋冬养阴也是同样的道理,秋冬时节,大自然的阴阳气化,是阴长阳消,阴虚的人在秋冬的时候养阴,那么就比其他任何时候效果要好得多。人们如果懂得利用大自然的这个规律来养生保健,那么往往可以收到事半功倍的效果。

所谓养阳就是要保护阳气，减少阳气的损耗，并采吸阳气。那么，具体应该如何做呢？除了在季节这个大时间里去注意外，还可以将时间细化到一天中的某一时段，比如阳气在正午的时候最盛，这时是采吸阳气的最佳时期，我们可在这时到户外去吸收太阳的阳气。另外，在早上日出的时候，面向东方做深呼吸，也可以让阳气从鼻孔、毛孔进入人体。对于住在高楼的人来说，上述做法可能多有不便，那么我们就可以换一种方法，即采取打开窗户让阳气进到屋里，然后面向南方让阳气进入我们的身体。傍晚的时候虽然阳气已经渐弱，但我们还是可以到户外去散散步，尽量地享受和采吸太阳给我们这一天中最后的一点赐予。此外，还可以吃一些养阳的食品，比如说牛肉汤、羊肉汤、韭菜、葱、姜等温性食物。

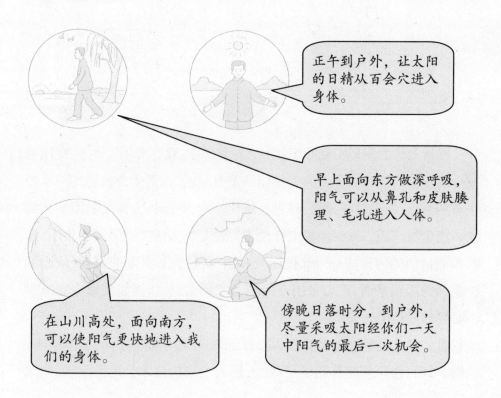

正午到户外，让太阳的日精从百会穴进入身体。

早上面向东方做深呼吸，阳气可以从鼻孔和皮肤腠理、毛孔进入人体。

在山川高处，面向南方，可以使阳气更快地进入我们的身体。

傍晚日落时分，到户外，尽量采吸太阳经你们一天中阳气的最后一次机会。

养阳非常重要,而养阴也不能轻视。阴和阳是同样重要的,因为阴阳是互根的,没有阴,阳就没有办法气化,没有阳,阴就没有动力。那么,如何养阴呢?除了选择秋冬季节这个大环境来养阴外,我们还可以到海边、山林、湖畔这些小环境中去采吸阴气。养阳要多面向南方,而养阴则是要多面向北方。阴虚的人,卧室和办公室可以选择面向北方的屋子。另外,夜晚的月光属阴,也可以养阴,而且养阴效果非常好,阴气不足的人,可以在夜晚的时候,吃过晚饭,到月光下散步。

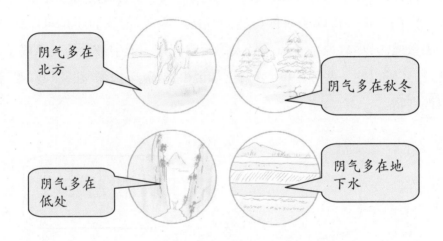

维持人体的阴阳平衡除了注意"春夏养阳,秋冬养阴"外,还要注意减少能量的消耗。一个人的能量储备是有限的,人的生命就好比一堆燃烧着的篝火,烧得越旺,熄灭得也就越快。所以,维持人体的阴阳平衡要减少能量的消耗。减少能量消耗是不是就是要多睡少动呢?当然不是,减少能量消耗的目的是为保护阳气和阴精,避免不必要的损耗,从而维护生命的阴阳平衡,把力量用在刀刃上。那么,具体该如何做才能减少不必要的能量消耗呢?

首先一点就是要做到静心。心静下来,生命才能静下来,心静下来,心跳、呼吸、血压都能够趋于平缓,人体的生理代谢才会维持常态,阳气和阴精才能得到更好的保护。要使心静下来,可以在闲暇的时候做五分钟的静养功。其次,可以从放慢生活节奏入手。现代社会的快节奏生活已经让很多人感到疲惫不堪,虽然我们在工作中没法优哉游哉地慢慢来,但生活中我们可以慢一点,慢条斯理地做家务、耐心地教导孩子、悠闲地品味美食。这样人体就不会总处于一个紧绷的状态,人体的能量消耗就能减少一点。

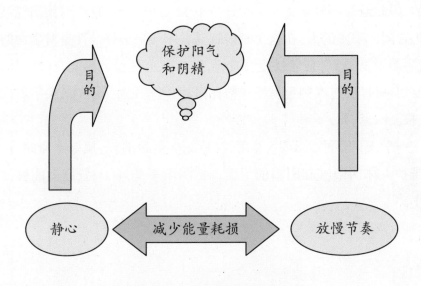

静养功

　　采取半坐或者躺下来平卧,然后眼睛半闭,两臂自然下垂,把意念集中于下丹田,下丹田就在脐下三寸(约三指距离),然后做深呼吸,想一件美好的事,把注意力集中在下丹田。以一念代万念。如此静养再加上深呼吸、有节奏的慢呼吸,五分钟就可以见效。

　　人体要维持阴阳平衡,除了要注意养阴、养阳和减少消耗外,增加生命储备是必不可少的。生命储备包括饮食、睡眠和性,这三个方面是维持身体阴阳平衡的主要环节。在饮食上我们要注意不但要吃对身体起到补充作用的食物,还要吃一些可以排除人体垃圾的食物。这是因为人体不但在消耗,也在不断地制造垃圾。睡眠好比给生命充电。睡眠的目的也就是通过调整阴阳平衡,从而达到生命的涵养的储备。要提高睡眠质量就要睡好子午觉,即子时大睡,午时小睡。子时是 23 点到 1 点,这个时候阴气最盛称为合阴,在这个时候进入熟睡状态对养生的效果是最好的,因此最好不要熬夜。午时是中午 11 点到 1 点,这个时候阳气最盛称为合阳。阳虚的人,在这个时候睡觉养阳效果最好。性是对生命的协调,阴阳平衡得好,衰老就能够减缓,寿命就会延长。因此,在性生活方面要切忌过度,过度则容易使肾精耗损,而肾精是生命之本,关乎着人的生、长、壮、老、死。

一个人只要注意养阴、养阳,注意减少能量消耗,搞好生命储备,就能维护人体的阳气和阴精的平衡。把阴阳平衡好了,我们就能够健康一生。

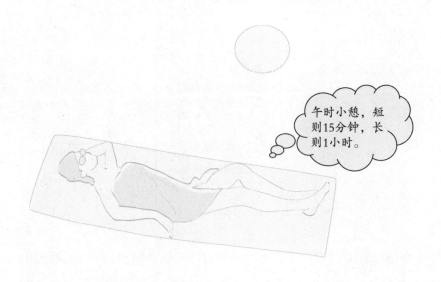

午时小憩,短则15分钟,长则1小时。

◎ 女人爱长斑是阴阳不调所致

　　都说女人如花，但实际上拥有如花一般容颜的女人是少之又少，她们不是因肤色暗淡影响了外表，就是被点缀的黄褐斑破坏了美感。现如今，虽然先进的科技为爱美的女士们生产出了一大堆的美容产品，能够一时地遮挡住脸上的瑕疵，装扮出一张粉嫩白皙的脸蛋，但是这些都只是表面功夫，并不能从根本上解决问题。这就好比是树叶黄了，我们不去找树根的问题，却往树叶上涂抹绿色，这样的做法当然不可能有好的效果。因此，那些如星星一般点缀在女人脸上的斑斑点点也就成了女人一生都挥之不去的烦恼。

　　那么，黄褐斑到底是如何产生的呢？从根本上说，色斑是因为内分泌失调，体内代谢废物沉积于面部而形成的。用中医的说法就是身体内阴阳失调的一种表现，因为女性的身体就像月亮一样，月亮一个月经历一次圆缺，女性的气血一个月出现一次盈亏。气为阳，血为阴，女性的气血随身体阴阳的消长而盈亏。如果因为某些原因（比如情绪抑郁等），女性的气血紊乱了，不能跟随阴阳消长的节奏，那么就会出现气滞血瘀，瘀血一旦停留在身体的某些部位，这些部位便会出现疾病，如果停留在脸上，则会形成各种斑类物质，这就是黄褐斑出现的原因。因此，女性朋友要想根除脸上的黄褐斑，就得从根本上入手，调理自己身体内的阴阳，只要阴阳平衡了，黄褐斑自然就会消失。

　　有一位李小姐，很小的时候就长雀斑了，而且从 16 岁开始就越来越多，也越来越明显，她虽然不惜花了很多钱去买那些昂贵的祛斑产品，可是却一点效果也没有。李小姐很失望，也很苦恼。有时候看到别人白白净净的脸，自己就恨不得能换张脸！因为脸上的斑，李小姐的心理压力很大，人也快乐不起来。为了快点去掉这些讨厌的家伙，她尝试了很多方法，后来有朋友建议她试试中药调理。

前面说到,女人爱长斑主要是阴阳不调所致,因此针对女性的色斑问题,应分阶段来进行治疗。对于这位李小姐,医生分成三个阶段来进行调理:在其月经过后用养阴的药膳方子;在其月经前这一阶段,在前面方子的基础上加上一些养阳的药物;在月经期这一阶段则是用活血化瘀的方子。

这样调理了一个月后,李小姐脸上的斑已经淡化了很多。经过两个月的调理后,李小姐的脸上几乎看不出黄褐斑的痕迹了,整个人的气色也好了很多,面色由原来的晦暗变得泛着红晕,一副神采飞扬、自信满满的模样。

说到这里可能有人会问,治疗黄褐斑为什么要把一个月分成三段呢? 这与阴阳有什么关系呢?

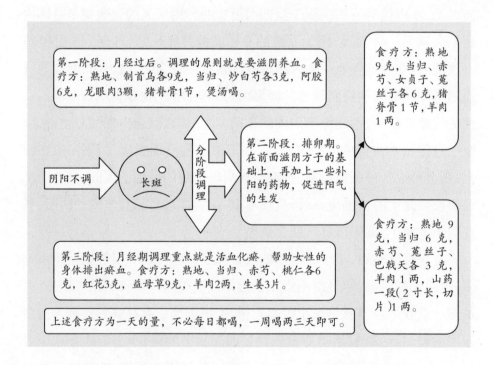

我们知道,自然界的宏观循环,如潮汐的涨落都是受月亮影响的,而

月亮的盈亏更是对女性生理周期有着神秘的影响,这早在《本草纲目》上就有所记载:"月有盈亏,潮有朝夕,月事一月一行,与之相符,故谓之月经。"而肌肤也在 28 天的生理周期内,如阴晴圆缺变幻着的月亮,发生着微妙的变化。因此,治疗黄褐斑时如果利用生理周期内肌肤的不同变化针对性地调理,就可收获事半功倍的效果。

在月经刚刚结束的时候,阴血损失较大,这时人一般是阴虚的,调理的原则就是要滋阴养血,促进体内"阴"的力量的聚集。从排卵期开始,阳气开始生发,此时,女性的身体处于一个由阴转阳的状态。我们知道,阴阳是互根的,阴生阳,阳生阴,当阴发展到了盛极的时候,阳就开始生发了,但阳是在阴的基础上生发的,所以,此时只要在前面滋阴方子的基础上,再加上一些补阳的药物就可以了。到了月经期,女性身体内的溶血机制增强,阴血排出,如果女性体内平时就有瘀血,就可以借这个机会将瘀血排出去。所以,这个时期的调理重点就是活血化瘀,帮助女性的身体排出瘀血。前面已经说过,黄褐斑实际上就是瘀血的一种外在体现,如果女性身体内的瘀血排出去了,气血畅通了,黄褐斑自然而然也就会消失。

喜欢质疑的朋友也许会问,既然黄褐斑是瘀血的一种体现,那何不从头到尾都用活血化瘀的药物呢?我们知道,中医最讲究的就是辨证施治,这个"证"不只是病症,也还包括个人的身体状态。元代著名医家朱丹溪就曾指出:"攻击之法,必其人充实,禀质本壮,乃可行也。否则邪去而正气伤,小病必重,重病必死。"其意思就是说,治病一定要等患者正气充足时才能攻邪,正气不足要补足才行,否则邪虽已去却伤了正气,小病就会加重,重病有可能至死。对于身体强盛的人,全部采用活血化瘀的药物进行调理当然是可以的,但现代人大多气血不足,所以,我们要先对其身体进行滋补,然后等到合适的时期再来活血化瘀,这样才不至于"邪去而正气伤"。而进行调理时,借助女性身体在一个月里阴阳变化的特点,所收到的效果就会更好。

◎ 阴虚生内热，阳虚生外寒

在正常情况下，我们人体是一个阴阳平衡的状态，因为阳气和阴精处于平衡状态，所以人体生命的活力就很强，生命活力强，人的应急能力就强，对不良的情况的适应能力就好，并且耐受疲劳，抵抗一般疾病的能力也就强了。但是人体内的阴阳并非是总能处在一种相对的动态平衡状态，总会因为一些原因或自身消耗上出现问题，而失去平衡。

一个人如果身体内阴的能量少了，他就会感到燥热；如果阳的能量少了，他就会感到寒冷。这就是《黄帝内经》所说的："阴虚生内热，阳虚生外寒。"因此，调和阴阳先要从调寒热开始，寒热平衡了，阴阳也就平衡了。

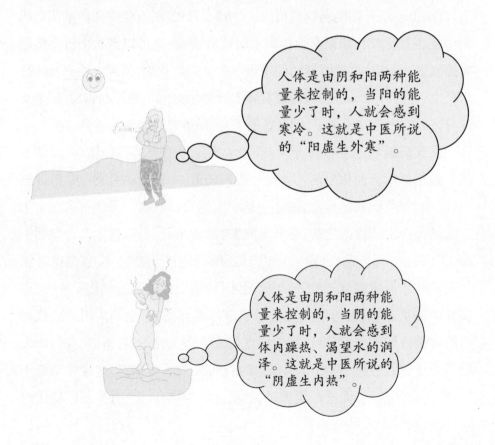

人体是由阴和阳两种能量来控制的，当阳的能量少了时，人就会感到寒冷。这就是中医所说的"阳虚生外寒"。

人体是由阴和阳两种能量来控制的，当阴的能量少了时，人就会感到体内躁热、渴望水的润泽。这就是中医所说的"阴虚生内热"。

人在生病的时候,不外乎呈现出两种状态:一是寒;一是热。只要弄清楚病人身体处于何种状态,然后进行调理就可以治愈疾病,恢复阴阳平衡的健康状态。

就拿感冒来说吧,有的人感冒了会畏寒怕冷,有的时候还流清鼻涕、打喷嚏,中医称之为风寒感冒,因为它表现的就是一个寒证。这种情况下,人体内的阳相对于阴来说就是一个偏弱的状态。由于人体本来是由阴和阳两种能量来控制的,此时阴强阳弱,体内阴寒的能量就会变得强大起来控制身体,人体就会呈现一系列的寒证。要改变这种情形,使阴阳重归平衡,就要增加体内阳的能量。

那么,要如何增加体内阳的能量呢?最直接的方法就是用温热的东西来增加身体内阳的能量。任何热性的食物、饮料都可以,有的时候,甚至一杯热水都管用。比如风寒感冒的时候,可以做一碗葱姜面。注意做这个葱姜面的时候,葱姜所用的量比平时做佐料时要稍微多一些,姜可以早点放,熬一下,大葱则等面条出锅时再放,因为要的就是它那种刺激的成分。为什么大葱加生姜能增加阳的能量呢?这里要说明一下,大葱和生姜都是温热的食物,它们进入身体之后,会增加体内阳的能量,阳的能量充足之后,身体就会发热出汗,从而使身体内阴阳的能量重新达到平衡。

另外,采用苏叶泡水,也可以达到增加体内阳的能量,驱散体表的寒邪的目的。苏叶,也叫紫苏叶,全国几乎任何地方都有,在中药店有干的苏叶卖。当你觉得自己有感冒的征兆,并感觉身体发冷时,立刻用开水泡上5~6克苏叶,过几分钟后喝下,身体不适的感觉很快就会消失。

值得注意的是,不管你是喝热水也好、吃葱姜面也好,还是苏叶水也好,喝完之后身体会微微发热或是出点汗,这时不要在风口处站着,以防外界的风邪乘着舒张的毛孔入侵体内。

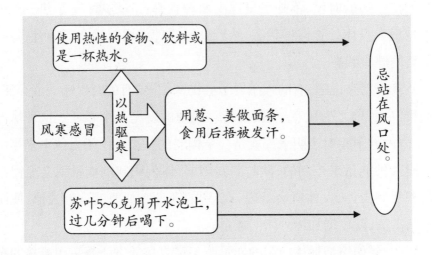

上面讲了寒的状态要如何调理。

下面再来讲一讲如何平衡这个"热"。还是以感冒为例,我们知道,感冒还有一种状态就是身体呈现出一派热证:咽红、咽痛、发烧、关节酸痛、咳嗽、痰黄、流黄涕等,中医称之为风热感冒。这时人体内的阳相对于阴来说是一个偏盛的状态。阴的能量少了,体内的寒热就无法处一个平衡状态,所以这时内热就会偏盛。要改善这种情形,就要用寒凉的东西来平衡。

清除内热最简单的药物组合是:

双黄连口服液,此药是由双花(即金银花)、黄芩、连翘组成,故称双黄连。也可饮用绿豆茶,即将绿茶(用布包)5克、绿豆20克,加水300毫升,小火煮至150毫升,去茶叶后加入适量白糖,一次服完或分几次服用。

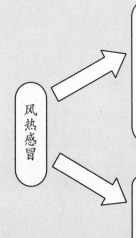

风热感冒

咽喉肿痛的症状比较严重时的基本方：双花10克、连翘15克、防风6克、前胡3克、白僵蚕10克（捣）、蒲公英10克、地丁10克、射干6克、苏叶6克（苏叶要熬好药闭火时后下，泡10分钟就可以了）。如果咳嗽而且痰黄还可以加上浙贝母、枇杷叶各10克。

饮用绿豆茶，将绿茶（用布包）5克、绿豆20克，加水300毫升，小火煮至150毫升，去茶叶后加入适量白糖，一次服完或分几次服用。

◎ 阴阳失调，气血就会不畅

阴阳在人体上主要表现为两个方面：一是寒热，一是气血。寒为阴，热为阳；血为阴，气为阳。一个人只有阴阳平衡了，寒热才能平衡，气血才会通畅。所以，当阴阳失调的时候，人体不但会出现寒证或是热证，还会出现气血不畅的现象。

气是什么呢？气是维持人体生命活动的基本物质，是人体的能量。"气"在中医理论中，乃至整个中国传统文化的范畴中，都是一个很重要的概念。《黄帝内经》有言："天地之间，六合之内，其气九州、九窍、五藏、十二节，皆通乎天气。"就是说，大到整个宇宙，小到人体的一个脏器，实质上都是由无形的气凝聚成的有形的事物。

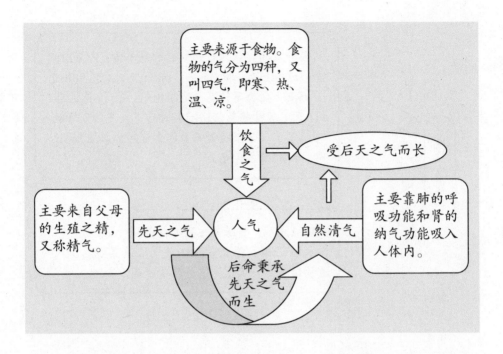

人体中的气，《内经》称为"人气"，人体之气，就其来源讲，有先天和后天之分。先天之气主要来自父母的生殖之精，又称精气，它是一身之气的根本。后天之气得之于饮食与自然界之清气。来源于饮食之气又称地气。人吃的各种食物里都含有气的能量，比如成熟的水果，表面那层红艳艳或黄澄澄的果皮就是太阳能量的转化；比如一个红薯，那黄黄的瓤肉正是大地之气的转化……我们平时说食物有温、热、寒、凉四性，这其实就是食物的四气。人吃进这些含有四气的食物之后，就会在脾胃这个大熔炉中将食物中的气转化为人体中的气。来自自然之清气又称天气，这种气要靠肺的呼吸功能和肾的纳气功能才能吸入人体内。秉承了精气之后，一个生命就诞生了，但这个生命能不能长大成人就要靠天气和地气了，人从五谷中吸收地气，从自然中吸收天气，只有天地之气在人体内和谐统一了，生命才能成长。

上面讲了人体的重要物质——气，那接下来就不得不讲一讲"血"。

血是什么呢？血对人体最重要的作用就是滋养，它携带的营养成分和氧气是人体各组织器官进行生命活动的物质基础。血充足，则人面色红润，肌肤饱满丰盈，毛发润滑有光泽，精神饱满，感觉灵敏，活动也灵活。

气属阳，主动；血属阴，主静。气能生血、行血、摄血；血能生气、养气、载气。血是将气的效能传递到全身各器脏的最好载体，所以中医上称"血为气之母"。气可以携带效能到达各个脏器，因此气充足是人体造血器官正常工作的前提条件，所以中医上称"气为血之帅"。

气离不开血，血也离不开气。健康的身体，气血平衡是前提。如果气血不平衡了，气虚或者是血虚了，那么身体上各种疾病就会随之而来，正如《黄帝内经》所说："气血失和，百病乃变化而生。"

气虚之人身体都有哪些表现呢？首先，他的脏腑功能会低下，精神委顿、倦怠乏力、少气懒言，动不动就会出虚汗。其次，就是抗病能力减弱，任何微小的病毒都可以欺负它，一阵寒风吹来，别人都安然无恙，但气虚之人却可能大病一场。

因为气属阳，气虚则阳不足，所以气虚的人往往容易感觉冷，这叫畏寒，这种情况是穿上衣服就暖和，但少穿一点就觉得冷。那么，气虚该怎么调理呢？

前面说过，人体之气除了禀受于先天，为先天之精所化生，还依赖于后天水谷精气之滋养与补充。先天的精气无法培补，当然只有通过后天的水谷精气进行培补了。水谷精气的化生与脾胃运化功能密切相关。因此，调理气虚关键还是要从补益脾胃入手，脾胃功能健运才能更好地化生水谷精气。补益脾胃最好的方法就是多食益气健脾的食物。

补脾益气的食物主要有：粳米、糯米、西米、红薯、薏苡仁、饭豇豆、白扁豆、牛肉、鲫鱼、鲈鱼、鸡肉、大枣、芡实、菱角、莲子、花生、栗子、山药、蜂蜜、人参、西洋参、太子参、黄芪、党参、白术等。气虚的人平日里还要忌食一些有耗气作用的食物，如山楂、佛手柑、槟榔、大蒜、萝卜缨、芫荽(香菜)、芜菁(大头菜)、胡椒、荜茇、紫苏叶、薄荷、荷叶、荞麦、柚子、柑、金橘、橙子、荸荠、生萝卜、芥菜、薤白、砂仁、野菊花、绿茶等,些外,还要忌烟酒。

　　我们说过,气和血的关系是紧密相连的。如果没有了血,气无所依托,就飞散消失了;同样,如果没有气,血就无法行动,也就没有了任何作用。

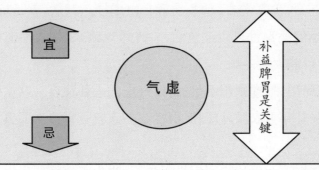

补脾益气的食物主要有:粳米、糯米、西米、红薯、薏苡仁、豇豆、白扁豆、牛肉、鲫鱼、鲈鱼、鸡肉、大枣、芡实、菱角、莲子、花生、栗子、山药、蜂蜜、人参、西洋参、太子参、黄芪、党参、白术等。

宜

气虚

补益脾胃是关键

忌

有耗气作用的食物有:山楂、佛手柑、槟榔、大蒜、萝卜缨、芫荽、芜菁、胡椒、荜拔、紫苏叶、薄荷、荷叶、荞麦、柚子、柑、金橘、橙子、荸荠、生萝卜、芥菜、薤白、砂仁、野菊花、绿茶及烟酒等。

那么，一个人血虚的话身体会出现哪些问题呢？我们知道，血液是濡养四肢百骸的，我们身体所有的器官，都需要血液带来的营养，如果血不足了，全身的各个部位都会出现问题。

假如我们的心血虚，就会出现心悸、怔忡等情况。因为心藏神，要靠血来养，心血不足，关于"思考"的整个系统都会出现问题——记忆力会变差，思考时会觉得累，晚上梦多，总是烦躁，这都是血不养心造成的问题。如果肝血亏，那么问题也很大。因为肝藏血，中医认为肝为刚脏，属木，需要濡润，如果血液不足，那就如同一棵树没有浇水，没有水，叶就会枯萎，肝缺少血，人就容易发火，会觉得头昏脑涨、目赤肿痛；同时，因为肝开窍于目，目得肝血的濡养才能看清东西，如果肝血虚，视力就会模糊，眼睛容易疲劳，总觉得干燥。如果肺的血不足了，就会出现胸闷、气短、呼吸不利，甚至会导致心悸、胸中憋痛。

那么，血虚该怎么调理呢？

调理血虚最好也是采用食疗，下面向大家介绍一个食疗的方——阿胶山楂汁，配方是：阿胶 9 克、生黄芪 3 克、当归 3 克、山楂 6 克。将后三味先熬水，大约熬 15 分钟，然后把药渣除去，把阿胶捣碎，放入这个药汁中，烊化。这是一日的服用量，服用的时候如果加点白糖味道会更好。在这个方子里，阿胶是滋阴养血的，当归是养血活血的，生黄芪是用来补气的。中医认为阴阳是互生的，气血也是这个关系，所以在补血的同时，加入一点补气的药物，可以更好地生血；而山楂可以防止阿胶滞腻影响脾胃吸收，同时山楂也有开胃活血的作用，可以促进血液之化生。

这个方子对于养血非常有效，但在服用时也要持之以恒，不是服用个三五天就会起效的，一般以半个月为一个疗程，坚持服用几个疗程方可见效。

阿胶的食用方法

名称	用法	注意事项
阿胶黄酒	阿胶250克，黄酒30毫升置锅内，隔水加盖蒸2~3小时，待其全部溶化后取出即可。每日一至两次，每次服两匙，此法适用于一般血虚症。	阿胶性较滋腻，易于伤胃，服用期间最好吃些开胃的小菜。同时在患有感冒、咳嗽、腹泻等病或月经来潮时，应停服阿胶，待病愈或经停后再继续服用；消化不良及出血而有瘀滞者，也不宜服用。另外，按传统习惯，服用阿胶期间还需忌口，如萝卜、浓茶等。
芝麻核桃阿胶膏	阿胶150克，砸碎，黄酒350毫升，浸泡一周。待阿胶呈海绵状，略加水炖化，加入黑芝麻、核桃仁适量，加上冰糖250克，蒸1小时，不断搅拌，冷却即成冻膏。每天早晚各一至两匙，温开水冲服。此法对患腰酸怕冷、耳鸣和阴虚或肾亏等症有特效。	
人参桂圆阿胶膏	阿胶150克，黄酒350毫升，浸泡呈海绵状，略加水炖化，加入适量人参煎液或人参粉，配入桂圆肉拌匀，加冰糖蒸1小时许。冷却成冻膏，每天早晚各一至两匙服用。适用于气虚疲乏无力、兼有心悸畏寒等症。	
蜂蜜鸡蛋阿胶膏	将阿胶适量炖化，加入鸡蛋1个，蜂蜜1匙，每日空腹服一次，对于虚劳咳嗽症疗效较好。	

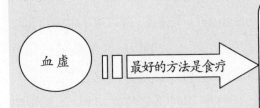

血虚 ➡ 最好的方法是食疗

阿胶山楂汁：阿胶9克、生黄芪3克、当归3克、山楂6克。取后三味先熬水，大约熬15分钟，然后把药渣除去，把阿胶捣碎，放入这个药汁中，烊化。此为每日的服用量，半个月为一疗程，坚持服用2~4个疗程。

◎ 长寿全靠调阴阳

健康长寿是人们共同的美好愿望,也是人类生存质量高的表现。自古以来,追求健康长寿的方法也是五花八门。然而不管人们采用哪种方法来养生,都离不了阴阳平衡这一宗旨。

阴阳是生命的根本。《黄帝内经·素问》就曾指出人们要想健康长寿就必须"法于阴阳,和于术数,食饮有节,起居有常,不妄作劳,故能形与神俱,而终其天年,度百岁乃去"。也就是说一个人要想健康长寿,必须把握阴阳,顺应四时调节规律。中医的阴阳学说还认为,人体的阴阳变化与自然四时阴阳变化协调一致,同时能保持机体与其内外环境之间的阴阳平衡,就能增进身体健康,预防疾病的发生,进而达到延年益寿的目的。

世界上的万事万物都包括阴和阳相互对立的两个方面,人类自然也不例外,我们人体因为拥有了阴阳这两种彼此对立,相互依存的能量,才存在于世间。人也正是因为这两种能量不断变化,便有了人的生、老、病、死。

人之所以生,就是阴与阳这两种能量在身体内聚合,获得了暂时的统一。人之所以老,是阴阳在体内不断变化、衰减。人之所以病,是阴阳这两种能量在身体内出现了失调。人之所以死,是阴阳这个统一体的瓦解。生命就是阴阳这两种相互矛盾的能量所构成的一个平衡体,它是一种内稳定状态,这种稳定取决于阴阳的平衡,阴阳就像天平上的两个砝码,一左一右,只有它们重量相当,天平才稳定。一旦阴阳失调,天平向一方倾斜,平衡被打破了,人就会生病。所以,人要获得长期的健康,就必须时刻保持阴阳的平衡。

一般情况下，人体的阴阳是相对平衡的，如果阴盛，阳气就会受损；如果阳盛，阴液就会受损，所以，《黄帝内经》说"阴胜则阳病，阳胜则阴病"。阴阳蕴藏在身体的每一个部分，肾有肾阴、肾阳，肝有肝阴、肝阳，心有心阴、心阳，脾有脾阴、脾阳，胃有胃阴、胃阳，肺有肺阴、肺阳……身体每一个部分的阴阳都必须保持平衡，一旦某一个部位的阴阳失调了，那个部位就会出现疾病。

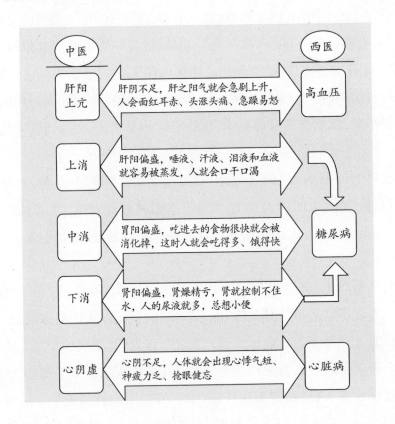

如果肝阴不足，肝之阳气就会急剧上升，这时人就会面红耳赤、头晕头痛、急躁易怒，中医称之为肝阳上亢，西医用血压计一量，很可能发现血压变高了。

如果肺、胃、肾的阳气偏盛，阴液不足，那么，人就会多饮、多食、多尿,患上消渴。为什么会出现这种情况呢? 阳气是人体内的火,阴液是人体内的水。阳气偏盛,身体内的火大了,水就容易被烧干。肺上的火大了,唾液、汗液、泪液和血液就容易被蒸发,这时人就会口干口渴,要不断地喝水;胃上的火大了,胃的功能始终处于亢奋的状态,吃进去的食物很快就会被消化掉,这时人就会吃得多、饿得快;肾上的火大了,肾燥精亏,肾就控制不住水,肾不摄水人的尿液就多,总想小便。同样,体内阳气不足,阴液就会过剩,这时,整个人体就像是一个缺少燃气的炉子,没有办法将锅里的水烧开,由于水汽不能上升,所以人也会感到口干口渴,总是不停地喝水;同理,火力不足,水汽无法蒸腾,喝进去的水就会直泄而下,这就是为什么一些人总是口渴要喝水,而喝进去的水又立马变成尿液排出来的原因,这在中医来看是阳虚型的消渴,也就是西医所说的糖尿病。

如果心脏的心阳不足,人体就如同处于阴沉寒冷的气候之中,变得浑身发冷、精神不振。这时,水汽便会泛滥,出现水肿,心脏也必然会受牵连。同样,如果心阴不足,那就如同一部汽车没有了汽油,无法开动起来。同样的道理,心阴不足,人体就会出现心悸气短、神疲力乏、失眠健忘等问题,也就是西医所称的心脏病。

总之,无论是心脏病、高血压,还是感冒发热,所有疾病的出现都只有一个原因,那就是阴阳失衡。

又如中老年的虚损,乃是由于人体"正气"虚衰,阴阳失调,形质亏损,脏腑功能低下,抗病能力减弱或早衰、早亡。这些都是因为阳气虚弱、阳杀阴藏,出现阳不生阴之故。阴阳的偏盛偏衰,不仅是疾病的发生、发展及中老年早衰、虚损的根本原因,而且是人体难以生存的根本因素。故此,调整阴阳、补偏救弊,以促阴平阳秘,恢复阴阳的相对平衡是健康长寿的基本法则。

◎ 判别身体阴阳的简单方法

人体内阴阳能量的变化决定着人的生、老、病、死,阴阳是人体生命的根本。保持体内阴阳平衡是保持人体健康长寿的关键。但是我们怎么才能知道体内的阴阳是否处于平衡状态呢?

在中医里,给人诊病离不了望、闻、问、切四诊。望诊就是医生运用视觉来观察病人全身或局部的神色形态的变化,望诊居于首位。中医认为,气血运行,感应传导,能传递病邪。反映病变的通路是经络,经络具有联络脏腑肢节、沟通上下内外的功能,像电话网络一样将人体紧密地联结成一个统一的整体,所以局部的变化通过经络可以影响全身,内脏的病变可以反映到体表,所谓"有诸内必形诸外",相反,中医通过对外部的诊察,也可以推测内脏的变化,这就是中医诊断疾病的基础和依据。

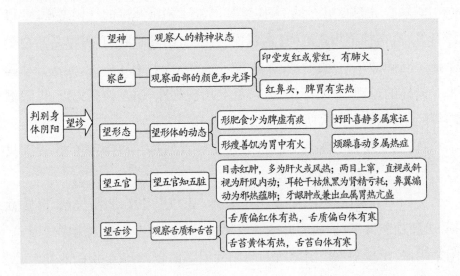

我们体内阴阳能量的变化会影响到人体脏腑及各组织器官的功能活动,因此,体内阴阳的状态也可以反映到体表,所以身体的阴阳状态也可以通过望诊来判别。

望诊包括一般望诊和舌诊两部分内容，一般望诊又包括望神，察色、望形态、望五官等。望诊首先是望神，神是人体生命活动的体现，通过望神可以对病人的病情和预后，做一个估计，做到心中有数。

　　察色主要是观察面部的颜色和光泽，根据不同的色泽可以看出气血盛衰和疾病的发展变化。人的面部对应着五脏六腑，比如两个眉毛之间，也就是我们常说的印堂这里是肺的对应区。如果这里色白，说明人的肺气不足，正常的人此处应该微微红于其他的部分。如果印堂发红或者紫红，这说明肺部积热，有肺火了。通常，人在外感的时候，也会反映在两眉之间的印堂位置。清代的名医王孟英就说："六淫外感，必从肺入。"所以，人感冒的时候，印堂位置也会呈现赤色。你也可以观察一下自己或者身边的人，印堂一旦发红，人很快就会表现出外感的症状。如果此处有一块暗淡的颜色，如同拇指肚般大小，那么人就该出问题了。古代相面的人说人的印堂发暗，就会大难临头，其实，从中医来看是要患大病了。另外，鼻头代表脾，两个鼻翼代表胃，如果这里红，说明脾胃有热。很多人都会在某个季节出现红鼻头，上面有些红肿的包，其实这就是脾胃有实热的征兆。在鼻头的上面，也就是鼻梁那里，是肝的部位。如果一个人鼻梁颜色发青，就说明他肝气不调、脾气很大。

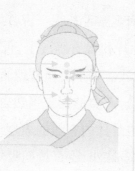

天庭如墨烟，皆因体内元气严重衰败虚弱，贼邪病气容易长驱直入。

印堂发红或者紫红，说明肺部积热，有肺火；色白，说明人的肺气不足；发暗，要患大病；正常的人此处应该微微红于其他的部分。

鼻头代表脾，两个鼻翼代表胃，如果这里红，说明脾胃有热。

鼻梁颜色发青，就说明肝气不舒、脾气很大。

望形态是指望形体和动态,如形肥食少,为脾虚有痰;形瘦善饥,为胃中有火;蜷卧喜静,多属寒证;烦躁喜动,多属热证。

中医经验认为五脏开窍于五官,五官内应于五脏,通过望五官可以了解一定的内脏病变,如目赤红肿,多为肝火或风热,两目上窜,直视或斜视为肝风内动,耳轮干枯焦黑为肾精亏耗,鼻翼煽动为邪热蕴肺,牙龈肿或兼出血属胃热亢盛。

望舌诊病是中医长期实践积累的独特察病手段,主要观察舌质和舌苔,舌质是舌的肌肉部分,舌苔是舌面附着的苔状物,舌质可以反映五脏的虚实,舌苔可以察外邪侵入人体的深浅,正常人是淡红舌,薄白苔。

我们该如何观察舌质呢?舌质就是舌头的本质,我们的舌头一般会有一部分被舌苔覆盖,在观察的时候要注意观察没有被舌苔覆盖的部分,比如舌边,通过观察这里才能看到舌质的真实颜色。舌质的颜色有两个极端,一个是偏红的舌质,说明这个人的身体趋向于热的方向;一个是偏白的舌质,说明这个人的身体趋向于寒的方向。通过观察舌质的颜色,大家就能基本了解自己身体的寒热了。所以,在遇到舌头偏红的时候,千万不要去吃热性的食物,如吃肉喝酒,那就相当于火上浇油。在遇到舌质淡白的时候,就一定别用寒凉之药,也不要吃凉性的食物,否则会雪上加霜。

那么,我们又该如何观察舌苔呢?舌苔就是舌头表面覆盖着的那一层东西。注意不要把舌苔和舌质搞混了,舌质是舌头的本来面目,而舌苔是舌质表面的滑腻物质。如果舌质红但舌苔很薄,而且整个舌头看上去都很红,这可能是虚热,需要滋阴。当然也有的人在上火的时候,舌苔会很黄。舌苔黄,一般也是体内有热的表现,是实热。但是,吃了有颜色的食物染上去的不能算;另外,还有长期吸烟的人,舌苔往往也是黄的,不过这是烟熏效果,未必是体内有热。

有的人舌头上还有齿痕,像气虚的人,往往舌边有很多齿痕,舌体会胖大一些,并伴有舌苔白腻。这是人体气虚不能化掉水湿的缘故,调理需要一边利水湿,一边补气。利水湿可以用薏米来进行,比如将薏苡仁研为粗末,与同等量的粳米,加水煮成稀粥,每日1~2次,连服数日。本方用薏苡仁煮粥食以补脾除湿,源于《本草纲目》。补气以补脾为主,可以用白术、山药、莲子肉等来补脾。

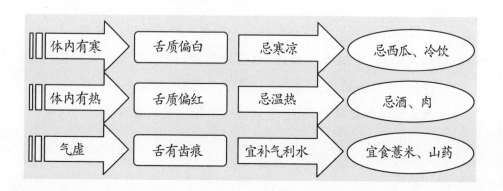

当然,在生活中还有一些正常人的舌上也有可能出现齿痕。这是怎么回事呢?实际上,的确很多有齿痕舌的人并没有疾病,只是处于亚健康的状态。所以,中医说的气虚、水湿重并非就是指人有病了,而是说体内的气血状态出现了失衡,这在西医看来是无病,但中医却提前地发现了亚健康的状态。

值得注意的是,并不是齿痕舌的舌质颜色都是淡白的,其实很多红舌也有齿痕,这往往是热盛的表现,此时不可贸然补气。在食疗方面,如果是齿痕舌且舌质淡的人,在食物的选择中,可以多选择薏米、山药、南瓜、红薯、栗子等食物吃,尽量不要吃生冷瓜果和冷饮,因为会损伤脾阳,导致水湿更重。

第2章 身体调阴阳，食物来帮忙

自然界的任何事物都包括阴和阳相互对立的两个方面，食物也是如此，食物有阴性的，也有阳性的，阴性的食物偏寒偏凉，阳性的食物偏热偏温。天地是个大宇宙，人体是个小宇宙，天地协调阴阳靠风雨雷电，人体协调阴阳主要是靠食物。

◎ 食物也有阴阳之分

大自然之所以伟大，是因为它总是在寻找阴阳平衡，天地之间，有太阳就有月亮，有男人就有女人，有高山就有盆地，有火就有水，一句话，有阴就有阳，有阳就有阴。食物也是如此，食物有阴性的，也有阳性的，阴性的食物偏寒偏凉，阳性的食物偏热偏温。天地是个大宇宙，人体是个小宇宙，天地协调阴阳靠风雨雷电，人体协调阴阳主要是靠食物。

要利用食物来协调人体的阴阳，首先就要了解食物的阴阳属性。我们每天食用的食物多种多样，那么又该如何来区分食物的阴阳呢？

中国古代的先哲们对食物的最初认识，如同"神农尝百草"那样，是用自身的五官和身体认识食物的。他们充分应用自身活体的感觉器官来认识食物，如用眼观察自然食物的外形和色泽，用舌品尝食物的味道，用鼻嗅食物的气味，甚至将最早发现的食物吞进肚中，体验人体对原始食物的反应。中医这一认识自然物的基本方法一直延续后世，无论是药物还是食物，首先要辨别其气味。

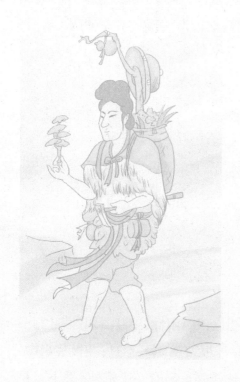

神农尝百草

　　上古时候，五谷和杂草长在一起，药物和百花开在一起，哪些粮食可以吃，哪些草药可以治病，谁也分不清。神农氏为了帮百姓找到能充饥的五谷和能医病的草药，亲自到山间林地去尝试，然后把每一种植物的特性详细记载下来，例如哪些苦，哪些热，哪些凉，哪些能充饥，哪些能医病。神农尝遍百草，并创立了医学，造福了后世子孙。

　　所谓气味，是自然物的四气五味。四气是指自然物具有寒、热、温、凉四种不同的性质。寒与凉和温与热仅有量的差别，并没有质的不同。因此寒性或凉性的自然物可归为阴性，热性或温性的自然物可归为阳性。味是指可食自然物的味道，五味是指可食自然物具有辛、甘、酸、苦、咸五种不同的味道，这是由人的味觉器官直接辨别出来的。

　　因此，我们在判断食物的阴阳属性的时候，通常应考虑到食物的颜色、味道、形状、生长环境、地理位置、生长季节。

　　从颜色来看，绿色植物与地面距离较近，易吸收地面湿气，故而属阴性，如绿豆、绿色蔬菜等。颜色偏红的植物，如辣椒、枣、石榴等，虽接近地面生长，但果实能吸收较多的阳光，故而属阳性。

从食物的味道上来看,味甘、味辛的食品,由于接受阳光照射的时间较多,所以属阳性,如柿子、石榴、生姜、紫苏、韭菜、大蒜、葱类等。而那些味苦、味酸、味咸的食品,大多属阴性,如苦瓜、苦菜、芋头、梅子、木瓜、鱼类、蛤类、海藻类等。

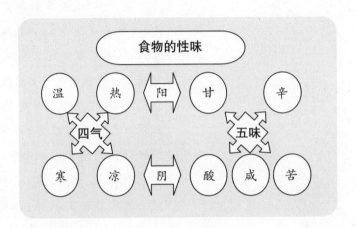

从食物的外形上来看,根和茎叶相比根属阳性,茎叶属阴姓。因此,牛蒡、洋葱、人参、藕、红薯、芋头、土豆等根菜属阳。不过,在根菜当中,牛蒡的阴性较强,藕和芋类的阴性也比较强。另有一个例外:萝卜虽是根菜,但由于含水分较多,其性属阴。与此相反,白菜、菠菜、卷心菜等叶菜和含水分较多的黄瓜、茄子、西红柿等果菜与根菜相比,皆属阴。其中也有一个例外:卷心菜由于靠近根部,水分较少,在叶菜当中,偏于阳性。

从食物的生长环境来看,一般来说生产于温暖的地区、陆地上及塑料大棚中的食物属阴,这些场所以外的地方生产的食物属阳。因此,像土豆、大豆等生长在寒冷地方的食品属于阳性,而香蕉、西瓜、甘蔗等生长在温暖地方的食物属于阴性。海洋中的海产品属于阳性,而陆地上产的肉类食品及普通的植物食品属于阴性。需要注意的是,同是海产品,像前述的咸味的鱼类、蛤类、海藻类因含盐分较多,与其他海产品相比当属阴性。

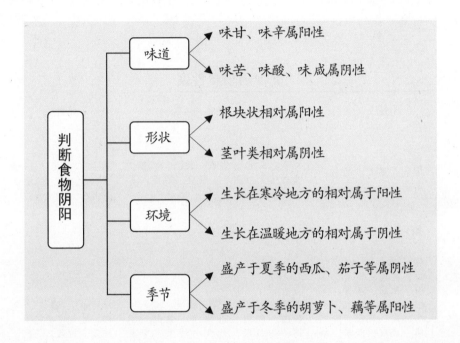

从食物生长的地理位置来看，背阴朝北的食物吸收的湿气重，很少见到阳光，故而属阴性，比如蘑菇、木耳等。而一些生长在高空中的食物，或朝东南方向生长的食物，比如向日葵、栗子等，由于接受光热比较充足，故而属阳性。

此外，食物的阴阳还与生长季节有关。比如盛产于夏季的西瓜、西红柿、茄子等食物与盛产于冬季的胡萝卜和藕相比较，当然应归于阴性。

自古至今，关于食物阴阳的分类，国内与国外曾流传了一些阴阳定性的标准。人们对大部分食物的阴阳定性可取得一致意见，有一部分食物的定性则出现了分歧，这是因为制定者从不同方面考虑与强调的结果。因此，我们在对食物进行阴阳定性时，也应尽可能以客观的科学态度，全面考虑食物的寒凉温热四性，酸甘苦咸辛五味，食物的外形、颜色、气味，食物生长的地带、气候，以及进入人体后发挥的功能。综合各方面的要素,我们对一些食物进行了阴阳定性,现列举如下以供大家参考。

食物阴阳属性表

类别	阳性	中性	阴性
谷类、豆类	糯米、黑米、西米、高粱	大米、玉米、青稞、米糠、红薯、饭豇豆(白豆)、豌豆、扁豆、蚕豆、赤小豆、黑大豆、燕麦	粟米(小米)、小麦、大麦、荞麦、薏苡仁、绿豆
肉类	黄牛肉、牛肚、牛髓、狗肉、猫肉、羊肉、羊肚、羊骨、羊髓、鸡肉(微温)、乌鸡肉、麻雀、野鸡、鹿肉、熊掌、蛤蚧(大壁虎)、獐肉(河鹿肉)、蚕蛹、海马、海龙、虾、蚶子(毛蚶)、淡菜(水菜)、鲢鱼、带鱼、鳊鱼、鲶鱼、草鱼、鲦鱼(白条鱼)、鳟鱼、鳝鱼(黄鳝)、大头鱼	猪肉、猪心、猪肾、猪肝、鸡蛋、鹅肉、驴肉、野猪肉、鸽肉、鹌鹑、乌鸦肉、蛇肉、蝗虫、甲鱼(微凉)、龟肉(微温)、干贝、泥鳅、鳗鱼、鲫鱼、青鱼、黄鱼、乌贼、鱼翅、银鱼、鲥鱼、鲤鱼、鲳鱼、鲑鱼、橡皮鱼、海参(微凉)	水牛肉、鸭肉、兔肉、蛙肉(田鸡)、鮰鱼、鲍鱼、马肉、水獭肉、螃蟹、蛤蜊、牡蛎、蜗牛、蚯蚓、田螺(大寒)、螺蛳、蚌肉、蚬肉(河蚬)、乌鱼、章鱼
果类	桃子、杏子、大枣、荔枝、桂圆、佛手柑、柠檬(性微温)、金橘、杨梅、石榴、木瓜、槟榔、松子仁、核桃仁、樱桃、芒果、板栗	李子、花红(沙果)、菠萝、葡萄、橄榄、葵花子、香榧子、南瓜子、芡实(鸡头果)、莲子、椰子汁、柏子仁、花生、白果、榛子、山楂、苹果(微凉)、梨、芦柑、橙子、草莓(性微凉)、枇杷、罗汉果、菱角、莲子心、百合	柿子、柿饼、柚子、香蕉、桑葚、杨桃、无花果、猕猴桃、甘蔗、西瓜、甜瓜(香瓜)

蔬菜类	葱、大蒜、韭菜、香菜、雪里红、洋葱、香椿头、南瓜、辣椒（性热）	山药、萝卜（微凉）、胡萝卜、卷心菜、茼蒿、豆豉、豇豆、土豆、芋头、洋生姜、黑木耳（微凉）、平菇、猴头菇、葫芦、西红柿（微凉）、旱芹、水芹、茄子、油菜、茭白、苋菜、马兰头、菊花脑、菠菜、金针菜（黄花菜）、莴苣、花椰菜、枸杞头、芦蒿、藕、冬瓜、丝瓜、黄瓜、海芹菜、蘑菇、金针菇、瓠子等	慈姑（微寒）、马齿苋、空心菜、木耳菜（西洋菜）、莼菜、发菜、竹笋（微寒）、菜瓜、海带、紫菜、海藻、地耳、草菇、苦瓜等
其他	生姜、砂仁、花椒、紫苏、小茴香、丁香、八角、茴香、酒、醋、红茶、石碱、咖啡、红糖、桂花、松花粉、冬虫夏草、紫河车（胎盘）、太子参（微温）、人参、当归、肉苁蓉、杜仲、白术、何首乌（微温）、肉桂（热）	白糖、冰糖（微凉）、豆浆、枸杞（微温）、灵芝、银耳（微凉）、燕窝、玉米须、黄精、天麻、党参、茯苓、干草、鸡内金、酸枣仁、菜油、麻油、花生油、豆油、饴糖	绿茶、蜂蜜、蜂王浆、啤酒花、槐花、菊花、薄荷、胖大海、白芍、沙参、西洋参、酱油、面酱、盐、金银花、苦菜花、苦瓜茶、苦丁茶、茅草根、芦根

　　世界上没有纯阴之体，也没有纯阳之体。任何物质总有阴阳两个方面，但阴阳不可能绝对相等，阴阳总有差异，由此决定了物质的性质，也就分出了物质的性别。我们在区分食物的阴阳属性时，也不能简单化，而是要全方位、多方面地考虑食物生长的地带与气候、生长方式与速度、外形大小、颜色、气味、口感、体温、主要化学成分以及烹饪所需时间的长短等诸多因素来给食物进行阴阳定性。

◎ **吃饭就是调阴阳**

　　古人云："一阴一阳之谓道，偏阴偏阳之谓疾。夫人一身，不外阴阳气血，与流通焉耳。如阴阳得其平，则疾不生。"这句话的意思就是说人体不生病的关键在于"阴阳得其平"。平,即阴阳平和,不偏胜不偏衰。对于养生者来说,就是要经常检查自己体内有无阴阳偏盛偏衰的表现,一旦发现,就要立即采取措施,以使阴阳"以平为期"。在生活中,为保持人体阴阳平衡、协调,我们可以通过食物的阴阳来调理身体的阴阳。身体偏寒了,就吃一些属阳的食物;身体偏热了,就吃一些属阴的食物。如果能够做到《黄帝内经》所言的"谨察阴阳所在而调之",那么,偏胜或偏衰的情况就很难发生,健康和长寿也就不是什么难事了。

我们的生命之所以能够一天天地壮大,首先要有来自父母的精血,有了精血还要从天地之间吸收阳光和空气,还要从大自然中摄取水和食物。我们将这些东西放进自己的身体,又通过我们的身体将阳光的能量、空气的能量、水和食物的能量转化成为自己的能量,就这样,我们一天天长大了。每个人都是这样成长起来的,那么为什么有的人会长得健壮而有的人却长得赢弱呢?那是因为在这个不断地壮大的过程中,有的人摄取得恰到好处;而有的人则是乱摄取,不是摄取多了,就是摄取少了,甚至是摄取错了。会摄取的人所摄取的食物都是身体需要的,所以身体可以好好利用,从而使身体更健康;不会摄取的人所摄取的食物多是身体不需要的,不能被身体利用甚至还会增加身体的负担,因而身体就得不到很好的照顾甚至会生病。比如一个脾胃虚寒的人如果选择了生姜和南瓜,因为南瓜和生姜都是属阳的食物,吃进去以后,就正好可以协调虚寒的脾胃,但如果他选择的是性质寒凉的西瓜,那么就会寒上加寒,加重脾胃虚寒的程度。所以说,会吃的人能用食物的阴阳来调理身体的阴阳,而不会吃的人则是用食物的阴阳搞乱了身体的阴阳。

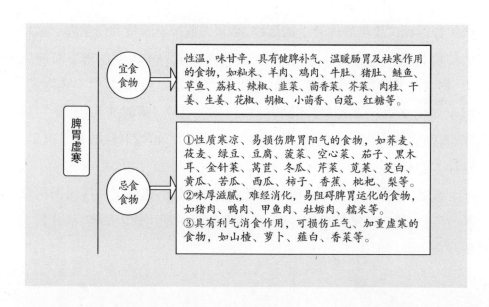

脾胃虚寒

宜食食物 → 性温，味甘辛，具有健脾补气、温暖肠胃及祛寒作用的食物，如籼米、羊肉、鸡肉、牛肚、猪肚、鲢鱼、草鱼、荔枝、辣椒、韭菜、茴香菜、芥菜、肉桂、干姜、生姜、花椒、胡椒、小茴香、白蔻、红糖等。

忌食食物 → ①性质寒凉、易损伤脾胃阳气的食物，如荞麦、莜麦、绿豆、豆腐、菠菜、空心菜、茄子、黑木耳、金针菜、莴苣、冬瓜、芹菜、苋菜、茭白、黄瓜、苦瓜、西瓜、柿子、香蕉、枇杷、梨等。
②味厚滋腻，难经消化，易阻碍脾胃运化的食物，如猪肉、鸭肉、甲鱼肉、牡蛎肉、糯米等。
③具有利气消食作用，可损伤正气、加重虚寒的食物，如山楂、萝卜、薤白、香菜等。

　　有一位三十多岁的女士，长得十分漂亮，在一家外企上班，是个典型的白领丽人，美中不足的是脸上总会莫名其妙长出一些痘来，为此她也曾去看过几次医生，吃过一些药，每次吃药以后都会好几天，不过，过不了多久，脸上的痘又会冒出来。面对恼人的痘痘，在几番失败之后，她都失去了与之"斗争"的勇气。有时好友们在一起探讨美容的秘诀时，偶尔会拿她脸上的痘痘调侃一番，说她的痘痘就像小草一样生命力顽强，"野火烧不尽，春风吹又生"。为此她也非常苦恼。

　　有一次她参加朋友的聚会，认识了一位医生，便向医生询问有没有办法可以治得了她脸上的痘痘。医生给她看了看，发现她的身体偏向于阴虚火旺，也就是说她身体内阴少了，阳多了，阴阳失去了平衡。像这种状况，如果吃点清凉败火的药的话，应该很容易就可以调理好，但为什么总是不能断根呢？后来经过一番详细询问才知，原来她非常喜欢吃麻辣烫，还特别爱吃烤羊肉串。麻辣烫里的辣椒、花椒是属阳的食物，羊肉也是属阳的食物，她身体内的阳本来就很旺了，再吃进这些属阳的食物，无异于火上浇油，她脸上的痘痘会生生不息也就不足为怪了。那位

49

医生告诉她："要治好你脸上的痘痘，必须先戒掉麻辣烫和烤羊肉。你脸上的痘就像一锅沸腾的水，你吃进去的麻辣烫和羊肉就像锅下面的柴火，你以前的治疗都是往锅里加凉水，加了凉水以后，锅暂时不沸腾了，但下面的柴火仍在，温度不断升高，过不了多久，锅就又会沸腾了，所以，要彻底解决你脸上的痘，就必须釜底抽薪，不再吃麻辣烫和羊肉了，这样才能根治。"

最后，这位女士终于放弃了自己的饮食习惯，选择了一些属阴的食物，经过一段时间的简单调理后，她体内的阴阳就达到了平衡，从此脸上的痘痘也彻底消失了。

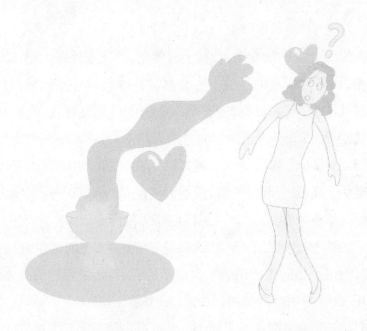

可见，运用食物的阴阳属性来调理身体的阴阳是多么行之有效的方法。人体阴阳的兴旺盛衰，有赖于食物的这种阴阳属性来调节和维持，因此，人们在选用食物或食疗时，应分清阴阳，科学搭配，以保身体健康。

◎ 分清体质阴阳挑食物

在生活中，同样面对着鸡鸭鱼肉、各色佳肴，有些人甘之如饴，有些人却味同嚼蜡，甚至吃后还会大病一场。这是为什么呢？中医素有"药食同源"之说，意思就是说食物和药材一样也有温阳泻火、补阴祛邪的特性，如果我们没弄清自己的体质属性，"乱下筷子"，就会吃出病来。

这个世上的所有一切，都可以分为阴性和阳性，人的体质也一样有阴性和阳性之分。当然，除了"阴性体质"和"阳性体质"之外，还有一种"中性体质"。"中性体质"按照字面意思就是指处于"阴性"和"阳性"之间的体质，中医认为身体若保持中性的话，就不会生病。

不管是阴性体质还是阳性体质，身体状况都是靠近阴或阳两个极端，因此才会导致身体不适甚至患病。那么，怎样才能判断自己的体质是阴性还是阳性呢？请阅读测试表上的问题，回答"是"或者"不是"。回答"是"比较多的那一项，就是您的体质。

	阴性体质	中性体质	阳性体质
体型外观	□瘦	□一般	□有肌肉
	□脸色苍白	□脸色不红不白	□脸色红
	□白发	□头发正常	□秃顶
	□脖子细长	□脖子不长不短	□脖子粗短
	□大眼睛双眼皮	□小眼睛双眼皮、大眼睛单眼皮	□小眼睛单眼皮
	□驼背	□都不是	□姿势优美

身体状况	□体温低	□36.5℃	□体温高
	□食欲不振	□一般	□食欲旺盛
	□低血压	□血压正常	□高血压
	□怕冷	□都不是	□怕热
	□没有体力	□正常	□有体力
	□晚上精神	□白天精神	□早上精神
	□容易腹泻	□一般	□容易便秘
	□尿液颜色浅	□黄色	□尿液颜色深
	□贫血		
疾病倾向（易患疾病、正在治疗的疾病）	□胃炎、胃溃疡	□正常	□脑中风
	□过敏	□正常	□心肌梗死
	□风湿	□正常	□癌症（肺癌、大肠癌等）
	□精神疾患	□正常	□糖尿病
		□正常	□痛风
性格行动	□神经质	□都不是	□豁达开朗
	□经常烦恼	□都不是	□爽朗
	□消极	□都不是	□积极

　　人类随着季节、纬度、年龄、体质、职业、生活环境等的不同而各有其独特的个性。因此，人的体质及生活环境不同，食物养生时所选择的食物种类和分量也就有所不同。要想调理出好体质，就要从自身出发，针对自己的体质找对环境，吃对食物。那么，不同体质的人应该如何选择食物呢？以下三个原则可以作为参考：

原则一：阴阳互补原则

一般来说，体质属于阳性的人，应该多吃阴性食物；而体质为阴性的人，则应多摄取阳性食物。这是大自然所定的法则。摄取与体质相反的食物，就能够使身体活性化，提高免疫力。

事实上，阴阳互补原则也会让我们感觉到，那些为身体所需的食物更好吃。一方面，阴性体质的人一旦吃多了阴性食品，或者经常住在湿寒地区的人如果常吃苦瓜、黄瓜这类寒凉食物的话，身体就会发冷，易患神经痛以及风湿这类的寒性疾病。另一方面，阳性体质的人一旦吃多了阳性食品，或者经常住在燥热环境内的居民如果吃很多在寒冷地带生产、生长的食物，或者肥甘厚味的话，天长日久就会损害到肝脏，甚至还会累及其他的内脏器官。当然，这并不是说阴性体质的人就要彻底远离阴性食品，而是说阴性体质的人，其饮食中阳性食品的比重占多些会较好。阳性体质的人也是同样的道理。

况且，每个人的体质并不是一成不变的，它随时都会发生变化。例如，有些在平时是属于阴性体质的人，在剧烈运动（阳性）流了满身汗时，他会觉得凉开水（阴性）要比热茶（阳性）更好喝。同样，在平时属阳性体质的人，如果处在寒冷的地方（阴性），也会比较喜欢吃热腾腾的食物（阳性）。

原则二：变化原则

我们的饮食还应该随着季节、性别、年龄、工作特性、机体的个别差异而不断变化。比如，如果您居住在热带气候区，那么在炎热的夏季，要尽可能进食阴性食物；而与此相反，北方居民需要多摄入一些阳性食物。随着年龄的增长，当在机体内冷的能量开始积聚的时候，就应该转向阳性饮食。

原则三：当地原则

随着交通运输和保鲜技术的发达，我们现在可以随时吃上任何季节、任何地方的瓜果蔬菜。但是如果从健康、养生的角度讲，应该尽量选择你所处的气候带生长的食物，这是因为在不同地带生活的人、动物其体内的消化酶是不一样的。一般来说，我们人体内的消化酶，比较适合消化生长于当地气候和土壤的食物。而其他的一些酶可能没有或者数量比较少，这就是为什么很多人到了别的气候带，吃当地的食物会肚子疼得难受，引起水土不服的原因。

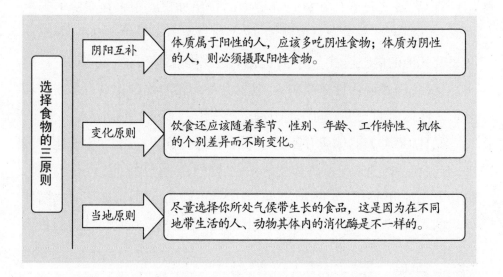

在摄取食物时，我们的身体会自动地辨别与自己的体质属性相合的食品而排斥与之相左的食品。如果某种食物与自身的体质相合，我们就会本能地感觉这个菜比较好吃，反之，则会觉得那个菜难以下咽。

例如：荞麦生长在寒冷的地方，相对于大麦而言，荞麦是阳性食品，所以在冬天（阴性）吃会觉得特别好吃，会使身体更耐得住寒冷，但在夏天（阳性）我们就会觉得素面（凉面，属阴性）比较好吃。在冬天我们会觉得土豆以及大葱这类食物（阳性）好吃，但在春天觉得最美味、最想吃的会是青菜类食品，通过摄取这类的食物，会使人体在冬天吃下的燥性物（阳性）移转成阴性，也可以弥补日光照射不足带来的问题。在夏天我们会觉得西瓜、梨、番茄（强阴性）这些食物十分美味，而对居住在热带地区的人（阳性）而言，生菜、水果（阴性）会更加美味。

通过这些调节可以让我们的身体更快地适应气候。比如在秋天的时候，随着天气越来越寒冷，我们会觉得根菜类、油质含量丰富的食物（如秋刀鱼、落花生）十分的美味，身体不由自主地会想要去摄取它们，因而也就会变得能够适应寒冷气候。

在烹调食物时，人们往往会比较在意食物的方便食用和营养美味，但是让食物最美味可口的窍门，却是让食用者摄取与其体质相宜的食品以达到阴阳调和，或是在食品中将阴阳属性的物质混合相配。例如，钾（阴性）含量丰富的水果以及叶菜类，如果以盐（阳性）调味，会十分可口，海藻（阳性）用醋（阴性）调味，虾子、肉类（阳性）以咖喱（阴性）调味会很对味。再者，就调味料而言，醋和酱油、醋和油等等这种阴性调味料和阳性调味料的混合使用，也会合味得不得了。像这样的阴性和阳性组合，可以创造出千百种新的味觉效果，可以让我们在吃出精彩的同时吃出健康。

◎ 不时不食，养生应顺时而为

"不时不食"，是一句老话，讲的是我们中华民族悠久的民俗传统：吃东西要应时令、按季节，到什么时候吃什么东西。最早提出"不时不食"的是我们的古圣先贤——孔子。孔子作为中国历史上著名的思想家、教育家，值得后人遵循的不仅仅是他的思想。

圣人孔子有着非常严谨的饮食态度，他在《论语·乡党第十》中提出了八不食："食钮而蚀，鱼馁而肉败，不食。色恶，不食。臭恶，不食。失饪，不食。不时不食。割不正，不食。不得其酱，不食。沽酒市脯，不食。"这八不食分为三类。第一，色味方面，食物变颜色了不吃，变味了不吃。第二，食物质量方面，粮食陈旧了不吃，鱼和肉不新鲜了不吃，不新鲜的蔬菜不吃。第三，制作方面，烹调不当的食物不吃，佐料放得不妥的饭菜不吃，从市场上买回来的酒和熟肉不吃。

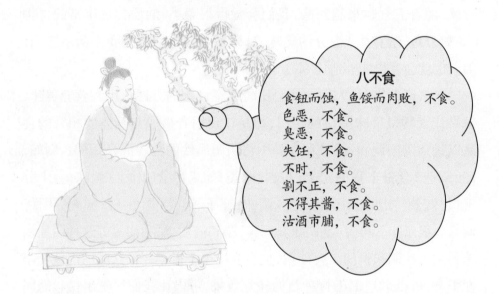

八不食

食钮而蚀，鱼馁而肉败，不食。
色恶，不食。
臭恶，不食。
失饪，不食。
不时，不食。
割不正，不食。
不得其酱，不食。
沽酒市脯，不食。

　　孔子主张吃应季的食物，"不时不食"，要遵循大自然的阴阳气采备药物、食物，这样的药物、食物得天地之精气，气味淳厚，营养价值高。在中医看来，食物和药物一要讲究"气"，二要讲究"味"，它们的气味只有在当令时，即生长成熟符合节气的时候，才能得天地之精气，否则，它就没有那个季节的特性，它的营养价值就会因此改变。

　　在春秋战国年代医疗卫生条件较差的情况下，孔子依然能得享73岁高龄，其长寿之道与他良好的饮食习惯是分不开的。

　　《黄帝内经》在谈到如何才能长寿时，也明确指出："智者之养生，必顺四时而适寒暑。"随着四季阴阳的消长变化，人体之阴阳消长、气机浮沉亦会发生相应的变化。故无论是我国传统医学，还是现代医学都非常提倡顺时养生，即按照一年四季气候冷暖变化的规律和特点，调节人体饮食起居，以达到增强体质，预防疾病，延年益寿的目的。

那么，在生活中，我们的饮食应该遵循哪些相应的原则和方法，才能兼顾时令季节的变化，真正做到"不时不食"呢？

春季

春季是阳气生发，万物复苏，生机勃勃的季节，天气由寒转暖，气温变化较大。故当顺应天时的变化，通过饮食调养阳气以保持身体的健康。春季饮食应当以辛甘、清淡为主，要多喝白开水，因为春季多雨、多风、多寒、多湿。中医学认为，辛能散风，清能去寒，淡能渗湿，甘能健脾。这样，人体就能抗御外邪侵袭，健脾益气。因此，春季饮食养生应遵循以下原则：

（1）主食中选择高热量的食物。就是说主食除了米面杂粮外，还要适量加入豆类、花生等热量较高的食物。

（2）保证充足的优质蛋白质。这是指奶类、蛋类、鱼肉、禽肉、猪牛羊瘦肉等。

（3）保证充足的维生素。青菜及水果的维生素含量较高，如西红柿、青椒等含有较多的维生素 C，维生素 C 是增强体质，抵御疾病的重要物质。

夏季

夏季阳气亢盛，气候炎热，人们常常会感到消化不良，食欲不振，四肢乏力。这是因为夏天的气候暑热兼湿，人的汗孔开泄，出汗较多；加之人们喜食生冷寒凉之物，更易伤脾胃。因此，夏季饮食养生应遵循以下原则：

（1）饮食以清淡为主，尽量少沾荤腥。

（2）保证充足维生素和无机盐的摄入。

（3）适量补充蛋白质。

（4）应避免黏腻碍胃、难以消化的食物。

（5）一定要注意饮食卫生。

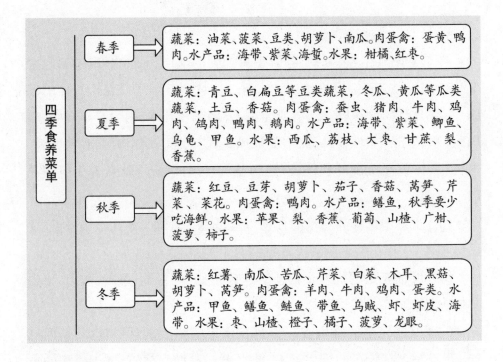

四季食养菜单

春季　蔬菜：油菜、菠菜、豆类、胡萝卜、南瓜。肉蛋禽：蛋黄、鸭肉。水产品：海带、紫菜、海蜇。水果：柑橘、红枣。

夏季　蔬菜：青豆、白扁豆等豆类蔬菜，冬瓜、黄瓜等瓜类蔬菜，土豆、香菇。肉蛋禽：蚕虫、猪肉、牛肉、鸡肉、鸽肉、鸭肉、鹅肉。水产品：海带、紫菜、鲫鱼、乌龟、甲鱼。水果：西瓜、荔枝、大枣、甘蔗、梨、香蕉。

秋季　蔬菜：红豆、豆芽、胡萝卜、茄子、香菇、莴笋、芹菜、菜花。肉蛋禽：鸭肉。水产品：鳝鱼，秋季要少吃海鲜。水果：苹果、梨、香蕉、葡萄、山楂、广柑、菠萝、柿子。

冬季　蔬菜：红薯、南瓜、苦瓜、芹菜、白菜、木耳、黑菇、胡萝卜、莴笋。肉蛋禽：羊肉、牛肉、鸡肉、蛋类。水产品：甲鱼、鳝鱼、鲢鱼、带鱼、乌贼、虾、虾皮、海带。水果：枣、山楂、橙子、橘子、菠萝、龙眼。

秋季

秋天，有利于调养生机，去旧更新，为人体最适宜进补的季节。因此，稍加滋补便能收到祛病延年的功效。在冬季易患慢性心肺疾病者，更宜在秋天打好营养基础，以增强体内的应变能力，在冬季到来之时，减少病毒感染和防止旧病复发。因此，秋季饮食养生应遵循以下原则：

（1）秋季饮食调养的首务为滋阴润燥，要注意用清淡滋润之品以防燥。

（2）饮食应该多温少寒。

（3）秋季是进补的最好季节，所以，可以适当地多吃一点补品。

（4）遵循"少辛增酸"的原则，少吃辛辣食品，宜食用一些含酸较多的食品。

冬季

冬季在五行中属水，阳气较衰，阴气旺盛，故气候寒冷。这一时期，人体阳气虚衰，阴气偏盛，阴精内藏，脾胃运化功能较为强健。因此，冬季饮食养生应遵循以下原则：

（1）适量进食高热量的食物。

（2）增加温热性食物的摄取。

（3）多补充含蛋氨酸、无机盐、维生素的食物。

（4）遵循"减咸增苦"的原则。

（5）多喝粥、汤，适当运动。

现如今，反季节蔬果早已把人们的胃口惯坏了，很难适应过去守着大白菜、土豆、萝卜过一冬的单调餐桌。但是从养生的角度来讲，"不时不食"的原则还是应该坚持。反季节蔬菜偶尔调剂一下倒也无妨，不过主次还是要分一分。比如，冬天餐桌上大白菜、土豆、萝卜应该唱主角，不妨烹调方式多样化；夏天瓜果丰盛，也需挑选大量上市的品种，抢先"尝鲜"则有害无益。其实，养生的道理不过如此：一切要遵循自然规律。反其道行之，自然与健康无缘。

◎ 吃水果也讲究阴阳调和

香甜可口的水果一直是人们喜爱的食物，也是人们心目中最健康的食品之一，有些人吃水果比主食还要多。但是不同的水果味道不同，属性不同,功效也不同,适合的人也不同。

一到夏季,便是榴莲热销之时。某女士十分相信民间"一只榴莲三只鸡"的说法,于是趁着榴莲上市一阵猛吃,心想这下可以好好补补身子了。不料,没过几日,这位女士就出现口腔溃疡、便秘、发热等诸多不适,到医院诊治,才知道是盛夏时节榴莲吃多了"上火"所致。还有一些女性因为爱美,听信别人介绍的减肥偏方,每天只吃菠萝、芒果、苹果等水果,没想到却因此导致口腔黏膜溃烂和肠胃功能紊乱。

可见,吃水果也是有讲究的,否则不仅无法达到保健的目的,反而会带来多种疾病。

人的体质有阴阳寒热之分,水果按其食物属性也可分为热性、寒性和中性。从中医的角度来看,吃水果也要讲究阴阳调和,体质偏热的人应多吃凉性水果,偏寒的人就应多吃温性水果,阴阳调和、体质不寒不热的人不管吃哪类水果,只要不过量,一般都不会影响身体健康。

榴莲、荔枝、菠萝、龙眼、水蜜桃等热量高、糖分高的水果性温偏热,适合阴性体质者食用;奇异果、西瓜、香瓜等热量低、富含纤维,含脂肪和糖都少的水果,属于寒性水果,适合阳性体质者食用;苹果、生梨、葡萄、香蕉等水果,则属于比较温和的中性水果,适合大多数人食用。

现在人们的生活水平在不断地提高着,各方面的生活条件也是越来越好了,人们几乎每天都会吃一些水果,但是吃水果除了要讲究阴阳调和外,还应从多方面注意,才能吃得更健康更营养。那么,我们应怎样选择水果才会吃得更有滋味、更有营养呢?

一是要看疾病吃水果

冠心病、高脂血症病人宜吃山楂、柑橘、柚子、桃、草莓等水果,因这些水果中含维生素 C 和烟酸,具有降低血脂和胆固醇的作用。

糖尿病病人宜吃菠萝、梨、樱桃、杨梅、葡萄、柠檬等水果，这些水果富含果胶，能改变胰岛素的分泌量，使血糖下降。

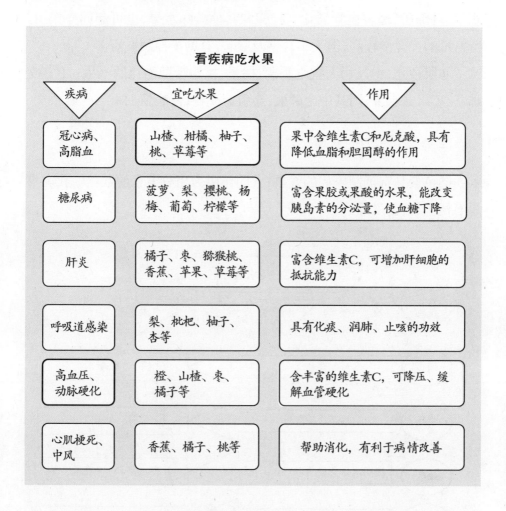

看疾病吃水果

疾病	宜吃水果	作用
冠心病、高脂血	山楂、柑橘、柚子、桃、草莓等	果中含维生素C和尼克酸，具有降低血脂和胆固醇的作用
糖尿病	菠萝、梨、樱桃、杨梅、葡萄、柠檬等	富含果胶或果酸的水果，能改变胰岛素的分泌量，使血糖下降
肝炎	橘子、枣、猕猴桃、香蕉、苹果、草莓等	富含维生素C，可增加肝细胞的抵抗能力
呼吸道感染	梨、枇杷、柚子、杏等	具有化痰、润肺、止咳的功效
高血压、动脉硬化	橙、山楂、枣、橘子等	含丰富的维生素C，可降压、缓解血管硬化
心肌梗死、中风	香蕉、橘子、桃等	帮助消化，有利于病情改善

肝炎病人宜吃富含维生素C的水果，如橘子、枣、猕猴桃、香蕉、苹果、草莓等。维生素C可增加肝细胞的抵抗能力，促进肝细胞的修复和再生及肝糖原的合成，改善新陈代谢；维生素C尚有结合细菌内毒素的作用，使之减少对肝脏的损害。

呼吸道感染病人尤其是那些伴有咽痛、咳嗽、痰多的病人，宜多吃梨、枇杷、柚子、杏等具有化痰、润肺、止咳功效的水果。

高血压、动脉硬化病人宜吃橙、山楂、枣、橘子等含丰富维生素 C 的水果，可降压、缓解血管硬化。柠檬和其他酸味水果，也可起同样作用。哈密瓜的钾含量较高，但又不含钠及脂肪，有助于控制血压。

心肌梗死、中风病人宜吃香蕉、橘子、桃等帮助消化的水果；不宜吃柿子、苹果等水果，因其中含鞣酸，会引起便秘，使病情加重。

二是要看颜色吃水果

橘色素具有抵制癌症的效果，它的作用为胡萝卜素的数倍。代表水果有橘子、哈密瓜等。

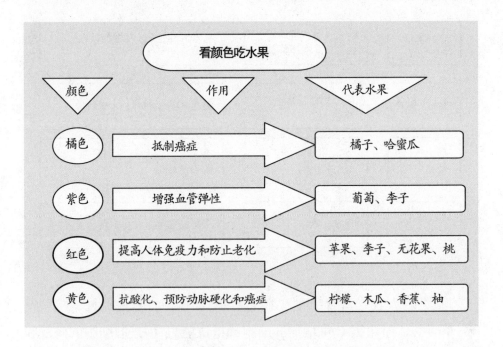

紫色来自对消除眼睛疲劳相当有效的原花色素，这种成分还具有增强血管弹性的功能。代表水果有葡萄和李子等。

红色的根源为类胡萝卜素，它能抑制促进癌细胞形成的活性氧，提高人体免疫力，还具有防止老化的作用。代表水果有苹果、李子、无花果、桃等。

黄色素是一种黄酮类，具有抗酸化的作用，对动脉硬化、癌症有预防效果。代表水果有柠檬、木瓜、香蕉、柚等。

三是看性质吃水果

苹果含有大量的糖类和钾盐，摄入过多不利于心、肾保健。患有冠心病、心肌梗死、肾病、糖尿病的人，不宜多吃。

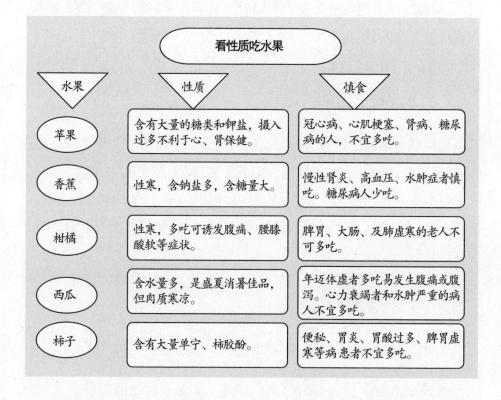

看性质吃水果

水果	性质	慎食
苹果	含有大量的糖类和钾盐，摄入过多不利于心、肾保健。	冠心病、心肌梗塞、肾病、糖尿病的人，不宜多吃。
香蕉	性寒，含钠盐多，含糖量大。	慢性肾炎、高血压、水肿症者慎吃。糖尿病人少吃。
柑橘	性寒，多吃可诱发腹痛、腰膝酸软等症状。	脾胃、大肠、及肺虚寒的老人不可多吃。
西瓜	含水量多，是盛夏消暑佳品，但肉质寒凉。	年迈体虚者多吃易发生腹痛或腹泻。心力衰竭者和水肿严重的病人不宜多吃。
柿子	含有大量单宁、柿胶酚。	便秘、胃炎、胃酸过多、脾胃虚寒等病患者不宜多吃。

香蕉性寒，含钠盐多，患有慢性肾炎、高血压、水肿症者尤应慎食。由于香蕉含糖量大，糖尿病病人亦应少吃。

柑橘性寒，脾胃、大肠及肺虚寒的老人不可多吃，以免诱发腹痛、腰膝酸软等症状。橘子性温，吃多了容易上火，引起口舌生疮、目赤肿毒，诱发痔疮。

西瓜含水量多，是盛夏消暑佳品，但肉质寒凉，年迈体虚者多吃易发生腹痛或腹泻。心力衰竭者和水肿严重的病人也不宜多吃。

连续大量地食用荔枝，会使人脸色苍白，产生头晕、心慌、出冷汗、打哈欠、乏力等症状，这是由于大量食用荔枝引起外源性低血糖反应所致，医学上称之为"荔枝病"。

柿肉含有大量单宁、柿胶酚。单宁收敛力强，故便秘患者不宜多吃。另外，空腹吃柿子或吃蟹后食柿子，易形成柿石。因此，胃炎、胃酸过多、脾胃虚寒等病人，及在空腹、劳累后最好不食或少食柿子。

◎ 十大属阴和属阳的食物

属阴的食物性寒性凉，味道偏苦，药性向下；属阳的食物性温性热，味辛气轻，药性向上。当人体内的阳气太盛，内火太大之时，食用属阴的食物可以使身体内的阳气下降，从而达到阴阳平衡；当人体内的阴气太盛，内寒太大之时，食用属阳的食物可以使身体内的阳气上升，起到温经散寒的作用。

下面我给大家介绍一下生活中常见的十大属阴和属阳的食物，以便有需要的朋友参照其属性进行选用。

十大属阴的食物

● 苦瓜 性寒，能泻心肝之火。如何才能知道自己的心肝有火呢？我告诉大家一个非常简单的诊断方法，如果你的左脸忽然冒出了痘痘，左边的牙龈开始疼痛了，这就说明你有肝火了。这是什么道理呢？因为人体内的气是上下运动的，肝气从左边升，人的左脸配肝，肝上有了火，左边脸上就会有所反应。这时，就可以多吃苦瓜。

● 空心菜　性寒，味甘，具有清肠胃之热，通大便的功能，非常适合胃肠积热、大便不通的人食用。大便通不通，自己当然知道，但胃肠有积热，该如何来诊断呢？方法也很简单，如果你感觉到自己有口臭了，这就说明你的肠胃有积热了，这时就应该多吃空心菜。

● 马齿苋　味酸，性寒，其清热作用是全方位的，肝、心、脾、肺、肾，不管何处有热，马齿苋都能清之。但是，如果要仔细划分，马齿苋清利肠道湿热的作用比较大，如果我们的肠道有湿热，比如有热性腹泻等，可以选择马齿苋当菜来吃。这里再告诉大家一个秘诀，肛肠病患者如果因热而大便出血的话，可以服用马齿苋，它具有清热止血的作用。

● 鱼腥草　性微寒，味辛，可以清热解毒，消痈排脓，还可以止血、止咳，适用于治疗流行性感冒，对脾胃湿热、便秘腹满的人，也很有效。夏天，鱼腥草还可以治痢疾。总之，鱼腥草对于解除实热、毒邪都是很有用的。

● 菠菜　菠菜非常耐寒，其性质比较寒凉。菠菜入肝、胃、大肠、小肠经，它可以润燥滑肠，清热除燥，专治头昏烦热和慢性便秘等。

● 苦菜　性寒，具有清热解毒，凉血止血的功效，对治疗感冒和扁桃体炎都有很好的作用。《滇南本草》说苦菜能"凉血热，寒胃，发肚腹中诸积，利水便"。意思是说，苦菜有祛除胃热和血热，排出腹中积滞以及通利小便的作用。如果用中医理论来分析，苦菜是入血分的，当血分有热的时候，多吃苦菜就可以解毒凉血，比如当我们的皮肤出现了疮疖疔肿的时候，就可以服用苦菜来解毒消肿。

● 莲子心　味苦，性寒，入心、肺、肾三经，它能由心走肾，使心火下通于肾，又能回环上升，使肾水上潮于心。莲子心不但可以清火，还可以安神，患慢性病导致的心烦失眠者，用它最好；对于发高烧而神志模糊的病人，莲子心也有奇效。除此之外，莲子心还有降压的作用，因高血压而心烦失眠的人可以用莲子心泡茶喝。

● 丝瓜　味甘，性凉，具有清热化痰、凉血解毒的作用，当人出现血热便血、痔疮出血、大肠燥结、大便不利时，就可以多吃丝瓜。

◎ 黄瓜　性凉，味甘，入肺、胃、大肠经，治疗的病症有：热病口渴，小便短赤，水肿尿少，水火烫伤等，非常适合热病患者吃。比如你的舌头很红，或者舌苔很黄，这个时候吃黄瓜就比较好。尤其是患了热性病，出现津液亏乏的时候，用黄瓜做食材，可以增液滋阴。

◎ 芹菜　性凉，味甘，入肺、胃、肝经，可以清热除烦，又能平肝气，清胃火，凉血止血。大便秘结和高血压的人都可以多吃。

十大属阳的食物

◎ 生姜　味辛、性温、气味芳香而轻，是典型的属阳的食物。生姜最大的功能就是行阳散气，人们常说："上床萝卜下床姜，不劳医生开药方。"意思就是，早晨是人体阳气上升的时候，姜是纯阳之物，这时，人吃了姜，就可以帮助阳气生发，推动气血运行，让人一天都精神振奋。不仅如此，由于生姜具有发散的作用，所以，当人们受了风寒之时，就可以用生姜熬水，来驱散身体表面的寒气。

◎ 韭菜　性温，味辛，有补肾起阳的作用，因此，民间又有"男不离韭，女不离藕"的说法。韭菜适合于寒性体质的人食用，但胃虚有热、阴虚火旺的人不适合吃韭菜。另春天肝木风动，阳气生发，吃韭菜有利于补脾胃之气，补脾胃之气也就是补全身之气，有利于使人在春寒料峭的天气保持身体的阴阳平和。

◎ 小茴香　味辛，性温，归肝、肾、脾、胃经。它能温肝肾、暖脾胃，理气和中。奇妙的是，它有温暖下腹的作用，如果女性朋友遇到寒凉导致的痛经时，也可以用小茴香煎水喝。小茴香一般是针对寒证，如果是胃、肾多火，小肠多热的人，使用了小茴香，反而会加重症状，因此，体内有热毒的人禁用小茴香。

◎ 花椒　味辛，性热，可以入脾、胃、肺、肾诸经，能够温脾胃，补命门，散阴寒，驱蛔虫，止疼痛，燥风湿，作用非常多。用花椒煮水泡脚可以燥湿驱寒，著名中医施今墨的养生习惯就是每晚必用花椒水泡脚，道理就是花椒水能祛湿散寒，温脾胃，补命门。

⚫ 胡椒 胡椒是辛热纯阳之物，对体内有热的人不宜，但对于体寒的人则是最好的药。胡椒能温中散寒，壮肾气，如果是胃寒、腹泻、虚冷的人，可以适当吃些胡椒。同时，胡椒具有开胃的作用，如果在某段时间胃口不好，尤其是受凉引起的，就可以在做菜的时候，放入一点胡椒粉，这样可以帮助我们打开胃口，增进食欲。

⚫ 南瓜 性温，味道甘美，入脾胃两经，可以补中益气，对于脾虚气弱的人有很好的补益作用。对于糖尿病患者，南瓜是一种很好的蔬菜，因为它可以阻止血糖的迅速升高与降低，有稳定病情的作用。但是一向体质偏热或有胃热的人应该少食。南瓜补气，所以，患气滞湿阻的人也要不吃或者少吃南瓜。

⚫ 香菜 辛温香窜，内通心脾，外达四肢，可以辟不正之气，行心脾正气。香菜的香味儿，有刺激性，可以解表散寒，尤其对外感风寒的人，能起到驱寒发汗的作用。但因为香菜能动气，所以是发物，吃了以后容易导致旧病复发。另外，特别提醒，有狐臭的人不能食用香菜，有口臭的人也不宜食用香菜，食用了以后，问题会加剧。就算是体质平和的人也不宜多吃，多吃会影响视力，并且损耗阴阳之气。

⚫ 栗子 性温，味甘，入脾、胃、肾三经。对于脾胃虚寒的人来说，它可以益气健脾，厚补胃肠。栗子还有补肾的功能，如果老年人因为肾虚导致腰酸背痛的话，也可以吃它来补益。

⚫ 洋葱 味甘，微辛，性温，入肝、脾、肾、肺经，具有温中通阳、理气和中、健脾进食的功效。不过，它最主要的作用还是发散风寒，如果你感冒了，觉得冷，可是又不出汗，这时就可以多吃点洋葱，用洋葱熬水喝也可以，你会发现，很快无汗和鼻塞不通的症状就能缓解。但是体热的人不适合吃洋葱。

⚫ 大葱 味辛，性微温，有发表通阳的作用。俗话说：葱辣眼，蒜辣心，辣椒辣两头。葱的味道很有刺激性，这种辛辣的气味可以帮助人体将表寒清透出去，从而解除感冒发冷的症状。

第3章　身体有寒热，绝招来调理

> 人体的阴阳平衡包含寒热平衡，寒热不调可以影响阴阳平衡，也易导致疾病。因此，当身体出现寒热不均时，一定要采取相应的措施进行调理。

◎ 暑热相蒸，补充阴津是关键

一到炎热的夏季，各地的高温天气就会持续不断，尤其是南方的一些城市，闷热的天气让人更是心烦意乱。在这个季节里，一些小儿还特别易与"暑热症"结缘。"暑热症"的主要症状有发烧、口渴、多尿、少汗或无汗。

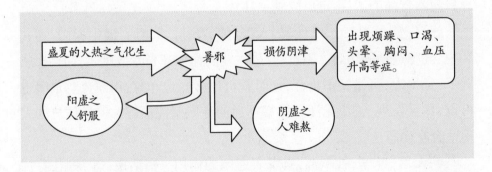

盛夏的火热之气化生 → 暑邪 → 损伤阴津 → 出现烦躁、口渴、头晕、胸闷、血压升高等症。

阳虚之人舒服

阴虚之人难熬

那么，在这种天气里，我们要注意些什么呢？又该如何安全度过这样的天气呢？

首先，我们要知道这种天气到底有哪些特点。热跟热是不同的，为什么呢？因为，中医对节气的变化很重视，同样是热，但随着节气的不同，会出现两个叫法，在夏至以前，那是温；在夏至以后，性质就变了，就叫暑了。《黄帝内经》说："先夏至日者为病温，后夏至日者为病暑。"所以，我们在定义外感六淫风、寒、暑、湿、燥、火的时候，对这个暑邪的定义就是："凡夏至之后，立秋以前，具有炎热、升散兼湿特性的外邪，称为暑邪。"

暑为阳邪，是盛夏炎热的火热之气所化，阳邪最容易伤害的就是阴津。这个时候阴虚的人就开始感觉不舒服了。而阳虚的人，因为他们体内原本阳气不足，所以反而会觉得很舒服。

阴虚的人在盛夏时会非常难受，因为体内的阴津本来就不足，此时又开始大量出汗，热气熏蒸，结果导致身体很不舒服，有的人开始脾气烦躁，有的人血压升高，本来有病的开始出现病情反复。

那此时我们该怎么办呢？该如何补充自己的阴津呢？首先当然是要补充水分，但是拼命喝水则是不可取的。这个时候，许多人大量喝水，觉得越多越好、越凉越好，结果导致自己体内水湿过剩，从而导致了一系列问题。

其实，补充津液的办法要巧，我们可以从食疗入手。在我们的日常饮食中，有很多种食物是可以滋补阴津的，将其巧妙搭配食用，不仅可以滋补阴津、消暑解热，还是绝妙的美食佳肴。下面就向大家推荐几款清暑解热的食品，以供选用。

丝瓜花绿豆饮

取绿豆 50 ~ 80 克，加水一大碗煮熟，将绿豆捞出，再加入新鲜丝瓜花 10 朵，煮沸即可。此方民间流传已久，每日常温服汤汁，连饮 2 日为一疗程。此款饮品具有清热解暑功效，特别适用于暑风（因热盛而出现昏迷抽搐症状）病症。

绿豆粥

将绿豆 60 克洗净浸泡半日,与 100 克淘洗干净的粳米共煮成粥。此方源于《普济方》,一般可作夏季早晚餐食用。此粥具有止烦渴、解热毒、防水肿之功效,适用于暑热烦渴、老年浮肿等病症,常食亦有预防中暑作用。脾胃虚寒者不宜服用。

莲叶汤

取莲叶梗 30 克,新嫩柳叶 6 克,葛根 6 克,扁豆 15 克同放锅中,加水 3 大碗煎煮至只余 1 碗汁为止。盛夏日服 2 次。此汤具有清热毒、止头痛之功效,适用于身热烦渴、头晕目眩、四肢抽搐等暑热病症患者。

荷叶粥

将新鲜荷叶两张洗净后煎汤,去渣留汤,加入 150 克左右粳米煮粥,粥熟后加入适量砂糖调味。此方源于《饮食治疗指南》,一般作为盛夏早晚餐食用,具有解暑热、疗水肿、散瘀血、降血压功效。此粥适用于夏季暑热引起的胸闷烦渴,头晕目眩及水肿病、高血压病患者。

乌梅汤

取适量乌梅在锅内煮汤,汤好后加入砂糖搅匀调味,静置放凉。此方民间经常使用,暑热时作为饮料随时饮用,连饮 2 日为一疗程。此汤具有清神爽气、解烦渴、解热毒功效,适用于伤暑引起的头昏脑涨,四肢乏力患者。

石膏绿豆粥

将新鲜竹叶 30 片与新鲜芦根 100 克洗净，加 40 克石膏煎煮，弃渣留汁，加入 30 克浸泡半日的绿豆和 100 克淘洗干净粳米共煮成粥，粥熟后加入适量白砂糖搅匀调味。此方源于《食疗百味》，温热服食，早晚各服 1 次。此粥具有生津益气、清热解暑之功效，适用于高热心烦、头痛多汗、口渴气粗中暑患者。脾胃虚或有内伤病人忌用。

藿香粥

取粳米 100 克淘洗净加水煮粥，九成熟时加入 10 克藿香末，用小火继续煮至粥熟，停火炮 2 分钟即可。如用新鲜藿香，宜先去根茎及花蕊，捣烂后将汁加入粥中。此粥宜温服，早晚各 1 次，连服 3 日为一疗程，具有清热解毒、养气润脾之功效，适用于暑湿困脾而导致的眼花耳鸣、头重胸闷、汗出无力等病症。

石膏粥

将生石膏 100 克捣碎，放入砂锅中煎煮，去渣留汁，加入淘洗干净的粳米 60 克煮成稀粥。此方源于《太平圣惠方》，温热服食，早晚餐各一次。此粥具有清热解暑、生津止渴功效，适用于高热不退、暑入阳明患者。脾胃虚弱及有内伤者忌用。

蜂蜜绿茶饮

蜂蜜 20 克，绿茶 1 克放入杯中，加适量开水，浸泡 5 分钟后饮用。日服 2 剂，随时饮用，连饮 2 日为一疗程。此茶具有清热止渴、润脾益气功效，适用于伤暑引发的头痛晕眩、口渴气粗、舌干少汗病症。

地黄雪梨粥

取莲子心3克，连心麦冬5克，竹叶卷心20支，灯芯草2支混合共煎，弃渣留汁；雪梨1个去皮后捣烂取汁；20克粳米淘洗干净后煮粥，水沸后加入药汁、50毫升生地黄汁，再煮一会儿后加入梨汁，粥熟后加入适量白砂糖搅匀调味即可。此方源于《食疗百味》，日服2~3次。此粥具有清心凉血功效，适用于伏暑发热日轻夜重、心烦不寐、体倦乏力患者。暑湿盛，胸闷厌食，脾胃虚者忌用。

冬瓜汁

冬瓜1个，洗净去瓤，切成小块，捣烂挤汁，或改用鲜藕挤汁亦可。尽量多饮。此汁具有解热毒、清神去痛功效，适用于暑热引起的四肢抽搐、头晕目眩、神志不清等症。

瘦猪肉炖莲藕

取瘦猪肉100克，莲藕100克熬汤，熬出来的汤作为佐餐汤来喝。猪肉可以滋阴，这是清朝温病学家王孟英发现的。他发现铁匠大夏天面对火炉子，挥汗如雨地干活，居然还不感觉口渴，很是疑惑。仔细一问，原来人家用瘦猪肉熬水，撇去上面的浮沫，然后喝汤，就能止渴。藕是凉血滋阴的，两者配合使用就有更强的滋阴效果。如果条件允许的话，还可以放入10克的生地黄，因为生地黄也是滋阴凉血的；还可以放入几片西瓜皮里面贴着绿皮的白瓤，这在中医里面叫西瓜翠衣，也是清暑的好东西。

◎ 畏寒怕冷，羊肉汤暖身又饱腹

在寒冷的气候环境中，有的人衣着单薄，却精神抖擞，精力旺盛，甚至年过花甲，还到江河冬泳。然而，也有的人年纪轻轻就特别怕冷，刚一入冬，就全身捂得严严实实，却还手脚冰凉，甚至缩手缩脚，冷得发抖。这是为什么呢？

中医学认为："阳虚则外寒"，也就是说，人体阳气衰微，气血不足，卫阳不固，不能温煦肌肉以抵抗外来寒邪的侵袭，人就特别容易怕冷。尤其是女性朋友，由于孕期和产期等特殊生理时期内分泌的改变以及经期失去部分血液，耐寒能力较差，就更容易畏寒怕冷。

有一位 30 多岁的女性生孩子时因胎位不正做了剖腹产，加上胎盘粘连，手术整整进行了近两小时。术后虽然各方面恢复良好，但却落下了怕冷的毛病，到了冬天，常常手脚冰冷，晚上如果不插电暖毯她就会冷得没法入睡，有时还会感觉腰部凉嗖嗖的，像有冷风在吹。她开始尝试着用中药调理。像她这种情况，如果光吃药那不是一天两天就能见效的，而且药吃多了不但有副作用，自身也会厌烦，因此最好的方法就是进行食疗。

只要让身体温暖起来，让气血运行正常起来，这样就能够抵抗寒冷了。有一个食疗方——干姜羊肉汤，非常适合她。就是每天取羊肉二两，里面放一些干姜、胡椒粉等温热的调料熬汤，然后趁热喝汤吃肉。

羊肉汤为什么有这么好的效果呢？据《本草纲目》记载：羊肉具有"暖中补虚，开胃健力，滋肾气，养肝明目，健脾健胃、补肺助气"等功效。因此，常吃羊肉可以去湿气、避寒冷、暖心胃、补元阳，对提高人的身体素质及抗病能力十分有益。在寒邪严重的时候，正气不足的人很容易受寒，因此，必须补足正气，也就是增加体能才能抵抗外邪入侵。肉汤里加入干姜，是用干姜来振奋脾阳，使体内温暖，加入胡椒粉也是这个作用。

这个食疗方的御寒效果很好，一般喝下去后，全身温暖，精力变充足，可以有效抵御寒邪的侵袭。不过需要注意的是，如果在畏寒怕冷的同时还伴有舌苔干黄、痰黄、鼻涕黄、咽喉红肿热痛的症状时，就需要配合清热解毒来处理了，不能单纯以此肉汤来调补。

有的人不太喜欢羊肉的膻味，那你也可以用牛肉或狗肉来代替。中医认为，牛肉性味甘、平，有补气血、健脾胃、强筋骨的效果，适用于体弱消瘦、气短乏力、脾虚纳呆、腰膝酸软、下肢无力、水肿萎黄等症。炖牛肉时加适量生姜，不但味道鲜美，而且可增加温阳祛寒的作用。牛肉与韭菜、姜、桂皮、辣椒合用会增进祛寒生热的作用，因此热性病者应少用。

狗肉也是养阳首屈一指的食品。民间一直有"阳虚怕冷，常吃狗肉"的说法，每年一到冬天，大街小巷就会冒出很多狗肉煲。有的地方将狗肉称为"香肉"，《水浒传》里面的花和尚鲁智深对狗肉就是一往情深，足见狗肉的美味。狗肉对脾阳虚和肾阳虚者最适宜。《本草纲目》中载，狗肉能滋补血气，专走脾肾二经而瞬时暖胃祛寒，"补肾壮阳"，服之能使气血溢沛，百脉沸腾。故此，中医历来认为狗肉是一味良好的中药，有补肾、益精、温补、壮阳等功用。民间也有"吃了狗肉暖烘烘，不用棉被可过冬""喝了狗肉汤，冬天能把棉被当"的俗语。

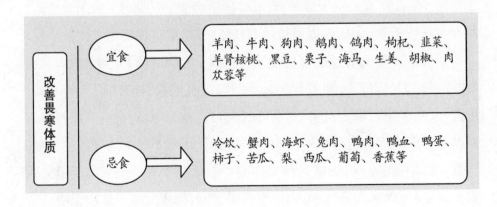

改善畏寒体质

宜食 → 羊肉、牛肉、狗肉、鹅肉、鸽肉、枸杞、韭菜、羊肾核桃、黑豆、栗子、海马、生姜、胡椒、肉苁蓉等

忌食 → 冷饮、蟹肉、海虾、兔肉、鸭肉、鸭血、鸭蛋、柿子、苦瓜、梨、西瓜、葡萄、香蕉等

阳虚体质者要想消除怕冷的感觉，除了进行饮食调理外，最重要的是要进行耐寒锻炼。适当运动不但可以强壮肌肉，改善激素分泌，促进新陈代谢，还会帮助把热量输送到身体的各个部分。运动健身应根据每个人的年龄、体质和环境条件，选择适合自己的运动项目。此外，每天早晨用冷水洗脸、洗鼻子、擦身，也可使机体抵御寒冷的能力逐渐增强。耐寒锻炼，最好从夏天开始，要循序渐进，持之以恒。

抵御寒冷还要注意及时增减衣服，其中要特别重视头部、腹背与足部的保暖。着装的基本原则是：上装稍薄而下装厚，衣服鞋袜要宽松、保暖性能好。应避免穿过于紧身的衣裤，以免妨碍血液循环。

对年老体弱而又阳虚者，中医多采用益气助阳之法，用黄芪、人参、炙甘草、当归、陈皮、升麻、柴胡、白术等组成的补中益气汤为主方，加防风、干姜等治疗，多可取得良效，可以减少感冒等疾病的发生。

◎ 高热不退，生石膏退热最快最有效

发热是身体的一种防御性反应，有利于歼灭入侵的病菌。但高热时（39℃以上）应在医生指导下退热。退热的最好办法是物理降温，如冷敷、酒精擦浴等。如物理方法不能使体温下降时，可使用一味退热的灵药——生石膏。

祖国医学中，用生石膏治疗疾病的历史已很悠久。《神农本草经》一书上载生石膏为清解气分实热的首选药。因其气味辛甘大寒，临床又被列为峻药和猛药。清代名医陆懋修云："药之能起死回生者，唯有石膏、大黄、附子、人参。有此四药之病一剂可以回春。舍此之外则不能。"陈士铎在《本草秘录》中指出："石膏救死之药也，用石膏能变死为生。"医圣张仲景在《伤寒杂病论》中应用石膏组方有 20 方，最大剂量为 1 斤（约合现在 250 克），广泛用于外感及杂病。此后历代医家多秉承前贤经验

而各有发挥。

著名的中医学家张琪教授就曾运用生石膏来退热获得了极好的疗效。1953年夏天，牡丹江市发生了一起大的火灾，烧伤数百人。省卫生厅立即组织了一个医疗队前去救援，他作为唯一的一名中医也参加了这次大规模的救援活动。当时伤员中因伤口感染而发高烧的十居七八。由于伤员人数太多，打消炎针也没有收到预期的效果。在这种情况下，他用大铁锅熬柴胡石膏汤给发热的患者服用，每人每次一碗，一日服三次。结果出现了奇迹，大多数患者在三天内都退了烧。从此以后，张教授就用柴胡石膏汤加减治疗各种发热性的疾病，都获得了良好疗效。可见，生石膏熬汤的确为退热之良方。

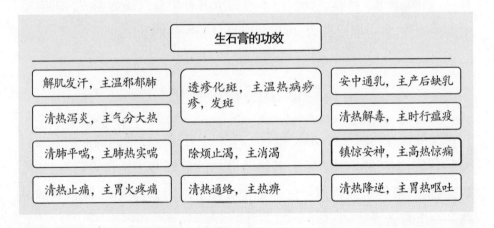

民国时期，中医大师张锡纯使用生石膏退热的故事也广为流传。张锡纯的长子七岁的时候患了感冒风寒，四五天之内身上大热，舌苔黄而带黑，这是热盛的缘故。因为孩子小，不愿意服药，身为名医的张锡纯也有点束手无策。但是这样下去也不是办法，张锡纯想来想去依孩子的症候，应该使用生石膏。但是历来医家都说这个生石膏是大寒之药，给小孩子用能行吗？那时，张锡纯对生石膏也不是很了解，所以心里也没底。后来他记起中医中有这么一个名句"有是证则用是药"，意思是说不管如何危险，只要有这个症候，就应该使用对证的药物，即使有的时候乍看上去，这个药很威猛霸道，但是也应该用。在这个思想的指导下，于是就用了生石膏一两煎汤，趁着温热，给孩子分三次慢慢服用了下去，结果孩子的病情就开始好转了。张锡纯一看见效了，于是，又用了生石膏二两熬汤，还是慢慢地给孩子喝下去，结果孩子的病情继续好转。接下来，他又用了生石膏三两熬汤，给孩子喝了下去。结果，孩子的病立刻就痊愈了。张锡纯最有心得的一味药，就是这个生石膏了，他在本草中写得最多的就是这味药。对于生石膏他还曾指出：其凉而能散，有透表解肌之力。外感有实热者，放胆用之直胜金丹。

这就是生石膏这味药的主要功能，它能够把体内的邪热向外透发，古代好几位名医都擅长这味药。不过张锡纯对生石膏的应用之广泛，是以前的医家所不及的，他曾指出"生石膏治温病初得，其脉浮而有力，身体壮热；并治一切感冒初得，身不恶寒而心中发热者"。其具体方法就是用生石膏二两压成细末，粳米二两半，用水三碗熬至大米熟烂即可，将汤汁趁热喝下，借着这个热气，让身上出汗。方中的生石膏是透里热的，能够把热邪从里面清透出去，粳米是用来和胃气的，目的是不让生石膏伤胃气，同时可以使得生石膏的药性逗留于胃中，更长时间地发挥作用。患者喝下这个热汤后，出一身汗把体表的寒邪散出去了，这个病自然就痊愈了。张锡纯在军队里当军医时，也曾多次用生石膏和粳米等份熬粥给生病的士兵喝，喝完这个粥后，他们的烧都退了，病也就好了。

过去医疗条件不好，大家有病都扛着，所以到看病时，往往病已经很重了。但是，现在我们不需要用这么大的量，一般10～15克就可以了。如果发烧严重的朋友想要使用生石膏退热的话，应请医生帮忙斟酌一下用量。大家注意除了喝这个退烧的石膏粳米汤，医生开的药还要继续吃。有时医生会告诉你生石膏先煎，这是误区。生石膏如果煎得时间长了，有效成分会被破坏，所以不用先煎。还有一点就是，虚热引起的发烧是不能用生石膏的。生石膏一定是实热的时候用。老人年龄大了，身体虚弱，即使是有高热用生石膏时也要慎重，或是与党参、人参等配合使用。

另有一点要特别提醒大家注意的是，生石膏不是煅石膏，煅石膏是受外伤时用的，它有助于肌肉的恢复。煅石膏不能口服，生石膏可以口服，切不可将此二味混为一谈。

◎ 感冒发冷，苏叶泡水代茶饮最有效

感冒乃百病之母，说起感冒，可以说没有哪个人不熟悉的。因为感冒是在人们日常生活中发病率最高的一种常见病。人生一世几乎没有人未患过感冒，只不过感冒时各自的症状不一而已，有的人感冒了会打喷嚏、流眼泪；有的人感冒了会头晕头痛；还有的人感冒了会发热或是发冷。

感冒了有发热症状时，首要的就是要退热；那么感冒了发冷时，当然就是要让身体立刻温暖起来了。加件衣服或是盖厚一点的被子当然都是保暖的好方法，但这些都不能从根本上解决问题。要从根本上解决问题最有效的方法是喝苏叶水，也可以用苏叶水泡脚，只要身体一出汗，驱散了外寒，发冷的症状也就消失了。

苏叶又叫紫苏叶，全国几乎任何地方都有。煮鱼的时候，将苏叶洗干净了放在鱼汤里，一锅鲜美的鱼汤因为有了苏叶的点缀不但非常好看，味道还十分鲜香。时至今日，紫苏叶的浓烈气息，对很多人来说是一股萦回不去的童年记忆，在脑海中飘扬着。其实，紫苏作为鱼的指定调味品，从西汉时期就已开始，汉代枚乘在其名赋《七发》中即开列了"鲤鱼片缀紫苏"等佳肴。

紫苏泡水代茶饮，在古代也极其盛行。《本草纲目》中记载，大宋

皇帝宋仁宗昭示天下，评定汤饮，其结果是紫苏熟水第一。熟水即饮品，也就是说，在宋代，紫苏茶获得最高殊荣。

紫苏的功效	紫苏叶能散表寒，发汗力较强，用于风寒表症，见恶寒、发热、无汗等症，常配生姜同用。
	苏叶能行气安胎，常配砂仁、陈皮同用，治疗妊娠恶阴、胎动不安。
	苏叶辛温，能解鱼蟹毒，中鱼蟹毒后可用单味紫苏煎服，或配合生姜同用。

苏叶不仅是做菜时极好的佐料，还是一味极佳的药材。相传古代的药草学家将紫苏视为神圣的植物，不洁之人必须保持距离，采摘者要身穿干净衣物，举办繁琐仪式后才可摘取。说起苏叶的药用功效，还有这么一个有趣的故事：

相传，华佗一天在江南某地的河边上采药，无意中发现一只水獭正在贪婪地啃着螃蟹，没过多久，这只水獭在地上打起滚来，可能是吃多了。华佗心想，倒要看看它是否有自救办法。水獭沿着河滩爬，待爬到一片紫色的草前就吃了起来，尔后又躺了一会儿，竟然没事了。

华佗把这些草采了回去，亲自品尝，苦苦思索后，豁然有所悟，认为此草能解凉性螃蟹之毒，定属温性。此后每当螃蟹上市时，有些人因多食蟹而发生腹痛，求医于华佗，华佗就用采集回来的这些紫色草煎汤给患者喝，效果十分灵验。于是，华佗把这种紫草命名为"紫舒"，至于现在人们把"紫舒"称做"紫苏"，是由于音近的缘故，还是记载上有误，无从考证。后来，华佗又进一步发现这种紫草还有表散之功，可以益脾、理气、和中、宣肺、止咳、化痰，能治多种病症。

紫苏叶是属阳的药物。那么,我们该怎么利用它来养生呢?《药品化义》中说:"紫苏叶,为发生之物,辛温能散,气薄能通,味薄发泄,专解肌发表,疗伤风伤寒……凡属表证,放邪气出路之要药也。"这段话说出了苏叶的一个重要用途。人在受寒时,身上会感觉发冷,流清鼻涕,打喷嚏,这都是肌体要防御但力不从心的状态。这个时候怎么办呢?就要立刻动员身体的防御体系,振奋体表的机能。用什么来动员呢?这时就可以用苏叶,每次取 3~5 克,用开水泡几分钟,然后喝下去。在苏叶的刺激下,人体的气血开始活跃起来,就会产生足够的抵抗力把外邪给控制住。所以喝下苏叶水不多久,你就会感觉身子开始发热、微微冒汗,这时感冒的症状也就会慢慢消失了。

苏叶对于治疗感冒发冷症状的效果之所以这么好,主要是苏叶所含的挥发物质在起作用,所以我们不能长时间地熬苏叶,这样会破坏挥发物质。通常是用开水泡,或者开锅两三分钟就可以了。还有一点要注意的就是不能空腹服用苏叶水,因为空腹时人体的元气不足,无法发汗,一定要在腹中有食物的时候,才能用发汗的方法来调理。

感冒发冷时,除了喝苏叶水外,还可以将苏叶放入盆中以热水冲泡后泡脚,这样身体会温暖得更快。这个方法我告诉了很多人,很多朋友都因此受益。

◎ 体内有寒,艾姜煮蛋胜似灵丹妙药

在生活中,有不少人常常感到怕冷,手脚或小腹等发凉,不喜欢吃冷东西,而喜欢喝热水或热饮料。出现这种情况,就是中医里讲的体内有寒。人体内的"寒"可以由感受寒邪而致,也可以由机体自身阳虚阴盛而致。

由于"寒"的病因与病位不同,又可分出几种不同的证型。如感受

寒邪，有的侵犯肌表，有的直中内脏，所以就有了表寒、里寒之别。内寒的成因有的是因寒邪入侵所致，有的是因自身阳虚所致，所以又有实寒、虚寒之分。

中医将那种曾经受寒、四肢冰凉的寒，叫做"实寒"；而那种似乎没有受寒经历、只有怕冷感觉或喜欢热饮的体内之寒，称之为"虚寒"，也就是中医所说的阳虚。可以想象：人体内似太阳一样温暖的"阳气"虚弱了，身体自然就会虚寒了。

在生活中，有相当一部分女性朋友都有痛经的毛病，而其中有一部分人的痛经找不到原因，又顽固不化，很有可能就是体内有寒的缘故。说实在的，痛经可算得上是女人一辈子的内心隐痛，不少女性从中学开始，就和痛经"情谊深长"，乃至于很多女人都不怎么把它当成病了，因为它太常见，就像普通的感冒、咳嗽、鼻炎一样。除非到了疼痛十分厉害、不能忍受的时候，否则不会轻易去医院就诊。

李女士每个月都会痛经，月经前就开始感觉四肢冰凉，小肚子冰凉，还不敢使劲按，按了就疼，看过西医说是没什么毛病，试过多种偏方也不奏效，后来在朋友的建议下才去看中医。医生给她诊了一下脉，她的脉摸起来有种沉紧的感觉，说明体内有寒；再看舌苔，明显发白，说明没有热；通过问诊，知道这位女性月经量少，颜色暗，有血块。这都说明体内有寒，是最常见的寒性痛经。

在有痛经的女性中，十个人里有七八个是这种类型，她们的典型症状是：月经前后感觉四肢冰凉，小肚子冰凉；月经量少，颜色暗，有血块。寒性痛经通常是由于女性朋友平时常吃凉东西，什么冷饮、雪糕、冰激凌、朝鲜冷面什么的，或者常待在空调开得很足的环境造成的。可能有的人会说："我平日很注意避开凉的东西，很少吃雪糕、吹空调，连洗手、洗脸我用的都是温水。但医生还说我是寒性痛经，这又是为什么呢？"不要奇怪，也许你没有常见的让人致寒的生活习惯，但是如果你比较喜欢吃寒凉性质的食物,如西瓜、梨等水果,或是喜欢吃莲藕、苦瓜等食物的话,那也是很容易致寒的。

中医认为,没有无缘无故的疾病。倘若是寒邪致病,如果没有外界之寒(如寒冷天气、空调冷气)侵入,则必有内在之寒(寒性食品、冷饮等)产生。西瓜和苦瓜都是典型的寒性食物,如果体质偏寒的人吃了,就特别容易"雪上加霜",酿成寒性疾病。

当然,对一般人来说不会因为大夏天多吃了几块性属寒凉的西瓜就致寒了,吃多了寒凉性质的食物会致寒往往还与个人的体质有关。打个比方说,每天的天气变化不定,有时寒,有时热,有时湿(雨、雾),有时燥……绝大多数人都不觉得怎么样,但是个别体虚之人就会因为天气变化而经常感冒。吃西瓜致寒也是同样的道理,绝大多数人都没有问题,但如果你体质偏于寒性,又特别钟情于西瓜、苦瓜这类寒性食品,那么,寒邪就会积少成多,乘虚而入。所以说,有的女性虽然在月经前很注意不喝冷饮、沾冷水、吹空调,但是,饮食上如果没有刻意避开寒性食物,那么西瓜之寒、苦瓜之冷,就会趁机偷偷进入体内,让你痛经的毛病屡犯不止。

因寒而引起的痛经,中医称之为"宫寒痛经"。所谓宫寒自然是阴冷,阳气不足,统管了宫的经络内寒气阻滞经脉,气血运行不畅受阻,而发生剧烈疼痛,这种痛经是所有痛经中疼痛程度最重的一种。这时,止痛药或许有效,但毕竟不是从根本上来治疗。正确的办法应该是增强子宫和周边重要脏器——肾的阳气,然后利用具有温热效能的阳气来感化寒冷,才能根治痛经。

对于寒性痛经的女性来说,到底该如何来驱散体内的寒邪呢?下面教大家一个既能养生治病,又美味解馋的好方法——艾姜煮蛋。到中药店买一点儿艾叶、干姜,到商店买来鸡蛋、红糖。每次的比例是艾叶10克,干姜15克,鸡蛋2个,红糖适量。此食疗方做起来非常简单,将干姜切片,和洗净的艾叶、鸡蛋一同放进锅里，加适量清水，先用文火把鸡蛋煮熟；然后把煮熟的鸡蛋剥壳，再放进锅里的药汁中煮10分钟，加进红糖。这样，一道热气腾腾、火力十足的"艾姜煮蛋"就做成了。吃蛋喝汁，美味可口，但功效完全相当于苦口的中药。

这个食疗方子来源于古代名方中的艾姜汤，其中艾叶能暖气血而温经脉，专治女性气血寒滞、腹中冷痛；干姜能去脏腑之沉寒，最擅治下焦虚寒、胃部冷痛；而在艾姜汤中加入鸡蛋和红糖，则能补血活血、扶正祛邪，让人尽享"热情"的美味。

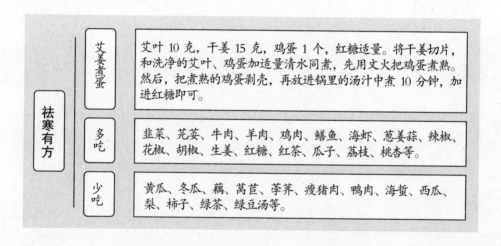

祛寒有方	艾姜煮蛋	艾叶10克，干姜15克，鸡蛋1个，红糖适量。将干姜切片，和洗净的艾叶、鸡蛋加适量清水同煮，先用文火把鸡蛋煮熟。然后，把煮熟的鸡蛋剥壳，再放进锅里的汤汁中煮10分钟，加进红糖即可。
	多吃	韭菜、芫荽、牛肉、羊肉、鸡肉、鳝鱼、海虾、葱姜蒜、辣椒、花椒、胡椒、生姜、红糖、红茶、瓜子、荔枝、桃杏等。
	少吃	黄瓜、冬瓜、藕、莴苣、荸荠、瘦猪肉、鸭肉、海蜇、西瓜、梨、柿子、绿茶、绿豆汤等。

艾姜煮蛋不仅能治常见的寒性痛经，更能扫净女性体内的诸多恶寒症状，比如经常怕冷、手脚冰凉、唇舌青紫、小便清长、大便稀而不成形、肚子冷痛、月经紫暗夹血块等。这类寒痹病症虽然名目杂多，但都可以靠"得温则舒"，"得温痛减"这条准则来辨别。

正如《黄帝内经》上所说，"寒者热之，热者寒之"，对于寒性疾病，只需用热性药物或者热性食物进行调理就可以了。内寒一去，气血自通，整个人就会由无精打采变得神采飞扬。

其实祛寒又何止艾姜煮蛋这一味，但凡热性、温性的中药乃至食物，都是清扫体内寒证的灵丹妙药。有寒性疾病或体质偏寒的人在饮食中应注意做到少吃生冷寒凉的黄瓜、冬瓜、藕、莴苣、荸荠、瘦猪肉、鸭肉、海蜇等食物,少吃西瓜、梨、柿子等水果,少喝绿茶、绿豆汤等饮品。多吃性属温热的韭菜、芫荽(即香菜)、牛肉、羊肉、鸡肉、鳝鱼、海虾等食物,多放葱、姜、蒜、辣椒、花椒、胡椒等热性调料,多喝生姜红糖水、红茶等饮料。喜欢吃零食的女性朋友,还可以多吃点瓜子、荔枝、桃杏等小吃。只要你用心留意,生活中处处都有"驱寒妙药"。

第4章 气血不畅，调理有方

中医认为，气血流通是人体的正常生理功能。人体为一小天地，有一小循环，五脏六腑，三焦经络，气血流通，循环不息。当气血周流不畅时，人体就会出现气虚、血虚、气滞、血瘀等病症。

◎ 补气不上火，首选生脉饮

俗话说：人活着就是一口气。过去人们检查一个人是死是活，通常摸一摸这个人还有没有气，可见气对于人体是多么重要。事实上也确实如此，祖国医学认为：人身三宝精、气、神。气是生命活动的根本和动力，是人体的能量，它充满全身，运行不息，关系着人体的健康与寿夭。气虚就是这种能量的缺乏，就是能量比较低下的状态。

气虚之人常感到倦怠无力，语言低微、懒言少动，动则气短或气喘、呼吸少气、面色发白、头面四肢浮肿、饮食不香、肠鸣、消化不良、多汗自汗，动辄易患感冒，脉搏虚弱无力、舌质淡、舌体胖大、舌边齿印等。

气虚的调理原则就是要补气。提到补气，人们就会情不自禁地想到人参。记得曾经看过一部影视剧，剧中的一个女孩子受了伤，气血不足。男主人公为了救治她，就把她带到了长白山，挖山中的野人参给她煮汤喝，结果生命垂危的女孩子奇迹般地活过来了。这虽然只是一部影视剧，但是从中也可以看出人参的补气作用是相当强的。

在生活中，人们采用的最方便的补气方法就是用人参泡酒喝。取两根生晒参，放在五十度左右的酒里，这样人参的药力在泡的过程中会不断释放进酒里，泡两个月左右，就可以喝了。用人参补气的效果虽好，但也存在一个问题，就是容易上火。有的人食用人参之后会流鼻血就是上火所致。

那么，对于气虚的人来说，如果服用人参容易上火流鼻血的话，是不是就得对人参忍痛割爱了呢？其实不然，我们只需换一种方式就仍然可以利用人参来补气，那就是选用生脉饮。

生脉饮，也叫生脉散，是我国金元时代名医李东垣创立的著名药方，由人参、麦冬、五味子三味药物组成。方中的人参归心、肺、脾、肾经，为君药，功效为益气固脱、大补元气。麦冬归心、肺、胃经，为臣药，功效为养阴润肺、清心除烦。五味子归肺、心、肾经，为佐药，功效为宁心安神、收敛固涩。方中人参善补气，麦冬能清气，五味子可敛气，三药相伍，一补一清一敛，可益气养阴，敛阴止汗，使气复津生，气充脉复。

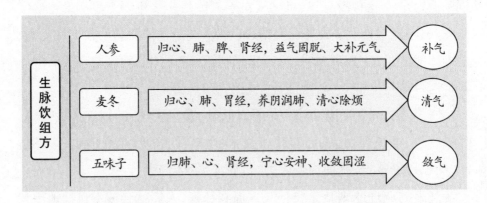

夏天的时候，如果天太热，人的心气和心阴受到影响，气阴两虚，就可以用这个方子补充气阴，帮助身体恢复。所以，在夏天天热的时候，大家如果觉得心烦口渴、四肢无力、自汗不止，就可以买一盒生脉口服液，

按照说明书喝一点,症状很快就会得到缓解。此外,除了夏天热伤元气,其他的季节,如果我们因为劳神过度,损伤了心气,出现心烦心慌、口干舌燥、四肢无力、动辄出汗、面色发白等情况,这也是心的气阴耗伤过大的症状,这时候,也可以服用一点生脉饮来补养一下。

乾隆皇帝就是这样,他每天要处理很多政务,所以御医们及时地给他配了生脉散。乾隆服用以后,认为非常好,于是常年服用。有的时候,他把方子里面的五味子也去掉,只留人参和麦冬。乾隆使用生脉这个方子主要是保健。乾隆活了八十九岁,是中国所有皇帝中寿命最长的一位,虽然他长寿的原因很多,但是其中也少不了生脉饮的一份功劳。

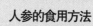

人参的食用方法

炖服	将人参切成2厘米薄片，放入瓷碗内，加满水，封密碗口，放置于锅内蒸炖4~5小时即可服用。
嚼食	将2~3片人参含于口中细嚼，可生津提神且甘凉可口，是最简单的服用方法。
磨粉	将人参磨成细粉，每天吞服，用量视个人体质而定，一般每次1~1.5克。
冲茶	将人参切成薄片，放在碗内或杯中，用开水冲泡，闷盖5分钟后即可服用。
泡酒	将整根人参切成薄片装入瓶内用50~60度的白酒浸泡，每日斟情服用。
炖煮	人参在食用时常常伴有一定的苦味，如果将人参和瘦肉、小鸡、鱼等一起烹炖，可消除苦味，滋补强身。

王大姐是个一天到晚闲不住的人，白天黑夜地忙。早上起来先是准备好一家人的早餐，然后自己急急忙忙吃点东西就跑去上班了，下班之后又是忙着做饭，又是收拾屋子，有时候直到深夜还在忙乎。由于过度的劳累，王大姐时常出现心烦心慌、口干舌燥、四肢无力的现象。在家人的建议下她去看了中医，医生给她诊脉后，发现她的情况主要是由于气虚导致的，于是建议她服用生脉饮来调补一下。没过多久，她已是一副红光满面、精神饱满的派头。

可见，生脉饮的补气效果的确很好。生脉饮到任何一家药店都可以买到。由于可以迅速地补足心气，稳定病情，因此在一些心脏疾病的救治中生脉饮还是救急的良方。

现在市面上的生脉饮一般有两种，一种是用人参（通常是红参）来制作的，这个药性稍微大一些，效果比较好，主要是症状严重时用；另外一种是用党参制作的，这个在外包装上会说明，它药力平缓一些，用于保健时选用党参制作的就可以了。

不过值得注意的是，不论你是使用生脉饮还是直接使用人参来补气，服用期间最好不要吃萝卜。这是为什么呢？因为人参补气，萝卜泄气，一同食用将影响人参的药效，所以在人参的药效期间最好不要食用萝卜。

◎ 补血选枸杞，长寿与天齐

干燥的秋冬，有些花草枯萎凋零了，有的却像没事儿一样，其最根本的原因在于植物体内的水分充足与否。人也和植物一样，以水为本，而我们体内的水分就是血液。它在体内没有固定位置，正因为如此，也无所不在，上通下达，伸展到每一个需要它的角落。在内，五脏六腑皆得滋补，在外，皮毛筋骨全赖濡养，以致目能视，脚能走，掌能握，心明眼亮，龙精虎猛。

人体是"血肉之躯"。只有血足，才显得皮肤红润，面有光泽；只有肉实，才能肌肉发达，体型健美。血液更是美丽之本，世上没有任何一种化妆品，能像血液这样体贴肌肤。它了解肌肤细胞的需要，提供的是可以直接吸收和利用的营养，而且顺便帮皮肤做了清洁（皮肤排毒就是排到血液中），只有血足才会有皮肤红润，才会有青春美貌。

血液被赋予了这么多的重任，尤其是对于女性来说，女性的月经、怀孕、生产、哺乳四个生理特点都要耗损体内的血液。因此，我们体内的血液偶尔也会有些过劳，损耗太多时就会出现一系列的血虚症候，如容易出现面色萎黄、唇甲苍白、肤涩、发枯、头晕、眼花、乏力、气急等症。

因此，补血养血对于我们每一个人来说都是不可少的，尤其是对于女性而言。那么，我们应怎样进行养血补血呢？在生活中，可用于养血补血的药食可谓是名目繁多，不过在众多的补血养血药食中，有一味颇值得推崇的食物——枸杞子。

枸杞子又叫杞果，是老百姓非常熟悉的补益中药。《本草纲目》记载："枸杞，补肾生精，养肝，明目，坚筋骨，去疲劳，易颜色，变白，明目安神，令人长寿。"枸杞子最突出的功效是养血、美容、明目、抗衰老。相传在战国时，黄河南岸有一青年农夫，乳名狗子，以农耕为业。他娶妻杞氏，杞氏勤劳而贤惠。夫妻日出而作，日落而息，奉养老母，倒也能勉强度日。后来，狗子被召戍边，归来时已是满脸皱纹。他路见家乡田园荒芜，正闹饥荒，路人讨吃，众乡邻面带菜色，孩子们嗷嗷待哺。狗子非常担心，不知老母与妻子现状如何。待到家时，见老母发丝如银，神采奕奕，妻子面色红润，不像路人饥饿之状，甚感惊讶。妻子告诉他，"去今之年，蝗灾涝害，颗粒无收，吾采山间红果与母充饥，方免其饿"。母亲也说，"吾若非尔媳采红果食之，命已殒矣"。狗子高兴得哭了，对妻子也更加疼爱。邻居听说了，也都争相采食。后人发现狗子妻杞氏所采山间红果有滋阴补血、养肺健胃之功效,遂采之入药,改名"枸杞子",专门治疗阴血亏虚所致的疲乏无力、头晕耳鸣、遗精不孕、视力减退、面色萎黄等症。

枸杞子味道甘美,色泽鲜艳,是药膳食疗的常用中药。在做鸡鸭、猪肚类煲汤的菜品时,放一些枸杞子,不但可以起到保健的作用,而且煲出来的烫也非常亮丽可人。下面我就给大家介绍几款与枸杞有关的药膳:

杞子红枣煲乌鸡

每次用枸杞子20克,红枣8枚,乌鸡1只。将乌鸡宰杀后,去毛、内脏及爪;将枸杞子、红枣、乌鸡一同放入煲内,加入鲜汤,置火上烧沸,再用文火煲1小时左右,加入盐、味精、胡椒粉即成。此汤滋阴润肺、补脾胃、益气血、美容颜。

杞菊粥

枸杞子30克,白菊花6克,粳米100克,冰糖适量。先将粳米洗净,放入锅中,加适量水煮粥,旺火煮开后改用文火,粥将成时,倒入开水冲泡的枸杞子、菊花药汁,继续用文火煮至粥成,再加入适量冰糖即成。分两次空腹服。此粥益精明目,滋阴润肺,适用于肝肾不足之头晕目眩、腰膝酸软、视力模糊或眼目昏花、遗精、消渴、虚劳咳嗽等症,亦可用于高血压、高脂血症、脂肪肝等症。

枸杞炖乳鸽

枸杞子30克,乳鸽1只,调味品适量。将乳鸽洗净后放入锅内,加水适量,煮至鸽肉将酥烂时,再倒入温水浸泡后的枸杞子,稍煮片刻后,加调味品即成。饮汤,吃鸽肉及枸杞子。此汤益精明目,益气补虚,适用于久病体虚、肝肾不足、气短乏力、头晕目眩,腰膝酸软、视力减退、遗精、消渴及妇女闭经、月经量少等症。

当然，枸杞子还可以用来泡水或是泡酒，其养生的功效也是非常好的。不过，枸杞子还是直接嚼着吃的效果更好。这是因为，用枸杞子泡水或煲汤时，由于受水温、浸泡时间等因素的影响，枸杞子中只有部分有效成分能释放到水或汤中，而直接嚼食，可以更加充分地吸收其营养成分。

枸杞子的食用方法	
嚼食	早晚各取20~30粒嚼食，长期食用，养颜明目，延年益寿。
泡水	取枸杞子30~40粒，泡于茶中，碧茶红果，色香俱佳，清香醇和，生津止渴，坚持饮用，益肝补肾。
煮粥	煮八宝粥时放入适量枸杞，和胃补肾，滋肝活血，老人最宜。
煲汤	炖肉时，出锅前10分钟放入枸杞60粒，身瘦体弱者食之最宜。

枸杞子不但具有很好的补血养血功效，在增强性功能方面还具有独特的作用，我国民间流传甚广的"君行千里，莫食枸杞"的名言，就是讲枸杞具有很强的激发性功能的作用，对离家远行的青年男女不宜。但是，对于在家的男女和那些性功能减弱的人来说，多食枸杞或其制品，又是非常必要的。对于肾虚的人，枸杞子无疑是最受欢迎的美味与妙药，更是一种不可多得的保健营养品。大诗人陆游到老年，因双目昏花，视物模糊，常吃枸杞治疗，因此而作"雪霁茅堂钟磬清，晨斋枸杞一杯羹"的诗句。可见，枸杞子是古今养生的最佳选择，有延年益寿之功。

枸杞子虽然具有很好的滋补和治疗作用，但也不是所有的人都适合服用的。由于它性质偏温，因此，正在感冒发烧、身体有炎症、腹泻的人最好别吃。最适合吃枸杞子的是体质虚弱、抵抗力差的人，而且一定要长期坚持，每天吃一点，才能见效。枸杞子一年四季均可服用，但每次服用量不宜过大。一般来说，健康成年人每天20克比较合适。若用于治疗，每天可用30克左右。

◎ 气滞又血瘀，疏肝理气是根本

前面讲过，用阴阳学说来解释，气属于阳，血属于阴。气与血之间具有阴阳相随，相互依存，相互为用的关系，一旦气血互根互用的功能失调，临床主要表现为气滞血瘀、气不摄血、气随血脱、气血两虚、气血失和等几方面的症状。

气滞血瘀，是指气滞和血瘀同时存在的病理状态。一般多先由情志不舒引起气的运行不畅，然后引起血液的运行瘀滞，是先有气滞，由气滞而导致血瘀；也可由离经之血等瘀血阻滞，影响气的运行，这是先有瘀血，由瘀血导致气滞；也可因闪挫等损伤而气滞与血瘀同时形成。

中医认为，人体"气"的运行主要靠肝的调节。肝主疏泄而藏血，具有条达气机，调节情志的功能，情志不遂或外邪侵袭肝脉则肝气郁滞，疏泄失职，故情绪抑郁或急躁，胸胁胀痛，走窜疼痛；气为血帅，肝郁气滞，日久不解，必致瘀血内停，故渐成胁下痞块，刺痛拒按；肝主藏血，为妇女经血之源，肝血瘀滞，瘀血停滞，积于血海，阻碍经血下行，经血不畅则致经闭、痛经、舌质紫暗或有瘀斑等。因此，要解决气滞血瘀所引起的种种不适，就要从根源着手，只有疏肝理气，才能行气活血，使身体恢复健康状态。

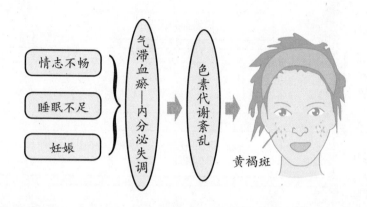

气滞血瘀者如果是想采用食疗的方法进行疏肝理气的话，那么就宜选用有行气、活血功能的饮食，例如白萝卜、柑橘、大蒜、生姜、茴香、桂皮、丁香、山楂、桃仁、韭菜、黄酒、红葡萄酒、洋葱、银杏、柠檬、柚子、金橘、玫瑰花茶、茉莉花茶等。此外要少吃盐和味精，避免血黏度增高，加重血瘀的程度。不宜吃甘薯、芋芳、蚕豆、栗子等容易胀气的食物；不宜多吃肥肉、奶油、鳗鱼、蟹黄、蛋黄、鱼子、巧克力、油炸食品、甜食，防止血脂增高，阻塞血管，影响气血运行；不宜吃冷饮，避免影响气血运行。

若是想采用药物调理的话，则宜选用行气、活血药进行调理，如柴胡、香附、郁金、当归、川芎、红花、薤白、枳壳、桃仁、参三七、银杏叶等都有助于改善气滞血瘀体质。著名的理气、活血化瘀方剂如柴胡疏肝散、血府逐瘀汤、失笑散，应根据气滞血瘀部位的不同灵活选用。中成药麝香保心丸、复方丹参滴丸，可用于心血管瘀阻初起，出现胸闷、胸痛等症状时服用。胃腹胀痛、嗳气、大便不爽或便秘，可用木香、陈皮、砂仁、槟榔、豆蔻、厚朴、大腹皮、莱菔子、大黄、神曲、山楂、谷麦芽、鸡内金等，或用保和丸、木香槟榔丸行气、止痛、消食、通便。

气滞血瘀调理	
饮食调理	宜选用有行气、活血功能的饮食，如白萝卜、柑橘、大蒜、生姜、茄香、桂皮、丁香、山楂、桃仁、韭菜、黄酒、红洋葱、银杏、柠檬、柚子、金橘、玫瑰花茶、茉莉花茶等。
药物调理	宜选用行气、活血药，如柴胡、香附、郁金、当归、川芎、薤白、枳壳、桃仁、参三七、银杏叶等。
生活调理	应保持愉快的情绪，这样将有助于改善气血运行。避免大怒、惊恐、忧思等不良情绪对气血运行的影响。平时要多坚持体育锻炼，多饮水。老年人宜坚持"快步走"运动。还要注意衣被保暖，在寒冷环境待的时间也不宜过久。

气滞血瘀体质如有情绪抑郁，应以心理疏导为主，配合疏肝理气解郁药物，如柴胡、郁金、青皮、香附、川芎、绿萼梅、八月札等。中成药逍遥丸、越鞠丸等，均有较好的解郁作用。

有研究发现，人体长期处于气滞血瘀状态，组织缺血，细胞处于"饥饿"状态，会加快衰老。因此，对气滞血瘀体质而言，行气活血有预防衰老的功效。

气滞血瘀体质者平日里除了食用具有行气、活血功效的食物或药物进行调理外，在生活上，还应保持愉快的情绪，这样将有助于改善气血运行。避免大怒、惊恐、忧思等不良情绪对气血运行的影响。平时要多坚持体育活动，运动量可因人而异。每次运动锻炼应达到微微出汗的程度。此外，还要多饮水。因为体内的水分会通过呼吸、皮肤蒸发和大小便排出。如不及时补充水分，可使血液中水分减少，导致血黏度增高，血行缓慢。所以，气滞血瘀体质平时宜多饮水，每天摄入量不低于2000毫升（约8杯水）。

老年人因元气的推动功能减退，容易导致气滞血瘀，宜坚持"快步走"运动。据测试，快步走时所吸入的氧气，是人体安静状态下的 8 倍，能大大改善血瘀状态。

中医认为："寒则气滞""寒则血凝"，因此气滞血瘀体质要注意衣被保暖，在寒冷环境的时间也不宜过久。冬季室温应不低于 20℃。夏季使用空调降温时，室温也不宜过低，一般宜保持在 25 ～ 26℃左右。每天用热水泡浴，有利于改善全身气血运行，如能定期进行药浴、按摩，则效果更好。

改善气滞血瘀还可从养肝护肝着手，养肝可从以下几个方面进行：

（1）早睡觉，在 23 点之前必须睡，使血液回肝解毒。

（2）多吃绿色的食物，因为青色入肝经，可以起到养肝护肝的作用。

（3）保持良好的情绪。"肝在志为怒"，也就是在情志上表现为怒，肝失衡会影响情绪，使人烦躁；反之，情绪烦躁也会影响到肝。

（4）不要长时间地在电视、电脑前工作，要适当换个姿势，按摩按摩眼睛。"肝开窍于目"，眼睛过分疲劳也会影响到肝。

◎ 产后化瘀血，生化汤是高手

人体要想健康，气血首先要足。气血不足，抵抗力不够，外邪就会乘虚而入。此外，气血的畅通也很重要，就像一个国家，道路是必须重视的基本建设。气血是人体物质运输的主要工具，气血畅通，就能把营养运输周身，运输到脏腑组织器官及周身的皮肤毛发。倘若气血不畅，营养物质无法及时运送到各个器官组织，就会影响各组织器官的正常运行，从而导致一系列的不适。

女性在分娩的过程中由于失血过多、长时间用力、剧烈疼痛和创伤，都会导致产妇气、血、津液的耗损，同时，分娩时胞宫（即子宫）的脉络被损伤,通常都存在气血运行不畅的情况。产后气血不畅就会导致脉络淤阻不通、旧血停留、经气郁滞,从而可能会出现腹痛、小腹硬满、恶露不尽等瘀血停滞的症状。因此,女性在产后最首要的事情就是要搞好"生血化瘀"的工作,以使气血能够畅通无阻地运行,从而让身体能够尽早回复能量满盈、正常运转的状态。

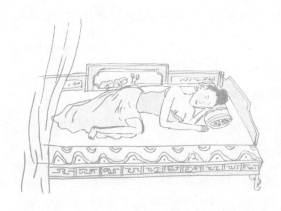

产后调理

· 寒温要适宜:为了避免风吹,将房间里封闭得严严实实,致使室内空气很差,这是不可取的;为了避免着凉,过多地增加衣服也是不可取的,特别是夏天这样容易中暑。产妇室内一定要通风透气,保持空气的清新,但产妇也不能坐卧当风,不避风寒、受风容易引起周身疼痛、偏头痛等疾病。

· 劳逸要适度:产妇要充分休息,保证睡眠时间,劳动不宜过早过累,但也不能一天至晚躺在床上一点也不下地活动,这样不利于气血流通和恶露的排出,也不利于身体的恢复。

在众多生血化瘀的方剂中,生化汤是一帖不退流行的产后药补方,在部分地区此方是妇女产后的必服之剂。生化汤由当归、川芎、甘草(炙)、焦姜、桃仁五味中药组成,早在 17 世纪,明末清初著名的医学家傅青主就已经在《傅青主女科》一书中记载了生化汤的药方,经过历代医家的修改、验证,演变成如今基本的药方组成:当归 24 克,川芎 9 克,桃仁(去皮尖)6 克,干姜(炮黑)2 克,炙甘草 2 克。一般是从产后第三天开始,水煎服,或酌加黄酒同煎。每日 1 剂,分 2 次服,连续服用 3 ~ 7 剂即可。方中重用当归,补血活血,祛瘀生新为君;川芎行血中之气,桃仁活血祛瘀为臣;黑姜入血散寒,温里定痛为佐;炙甘草调和诸药为使。

生化汤之所以成为妇女产后常用方剂,是因为它同时具有"生新血、化瘀血"的药用功效。中医认为由于分娩时失血耗气,所以产后多血虚,寒邪乘虚而入,寒凝血瘀,容易致使恶露不能畅行,瘀血凝滞,引起小腹冷痛。这种产后腹痛是因血虚、血瘀夹寒引起的,在治疗上,用药的基本原则应是补虚、化瘀、散寒,生化汤就是针对这种情况而设的。

生化汤中当归味甘、辛,性温,能补血活血,温经祛寒,化瘀生新,正合病机,且在方中用量最大,为方中主药;川芎,辛温走窜,不仅能活血化瘀,又能行气,为"血中气药";桃仁能活血化瘀;炮姜辛温,能入血散寒,温经止痛,又兼有止血作用;炙甘草能益气健脾,又能协调药性;黄酒能温通血脉以助药力。诸药相配共成养血祛瘀、温经止痛之剂,可补虚、化瘀、散寒,从而达到化瘀止痛的治疗目的。

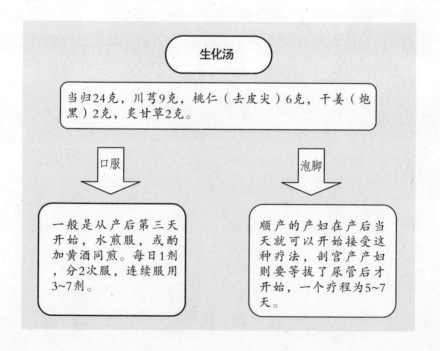

生化汤

当归24克,川芎9克,桃仁(去皮尖)6克,干姜(炮黑)2克,炙甘草2克。

口服

一般是从产后第三天开始,水煎服,或酌加黄酒同煎。每日1剂,分2次服,连续服用3~7剂。

泡脚

顺产的产妇在产后当天就可以开始接受这种疗法,剖宫产产妇则要等拔了尿管后才开始,一个疗程为5~7天。

妇女产后,体质多虚寒,出血与瘀血多并存。对产后寒凝血瘀腹痛之证,若单纯或过量应用温热、活血化瘀之药,恐有耗气伤血之虑。所以本方虽重在温通化瘀,但其药物配伍特点为"温中寓补,补中寓通,通中寓塞"。炮姜、甘草、当归同用,是温中寓补;当归、桃仁、川芎同用,是补中寓通；川芎、桃仁、炮姜同用是通中寓塞（止血）。生化汤兼顾了产后体质虚寒，出血与瘀血并存的病理机制，故可补不留瘀，活不伤血。

不过，产后仍然表现出火热症状体质的产妇，未必适合服用生化汤，所以服用前一定要咨询中医。也有一些新妈妈不习惯吃中药，在这种情况下，就可以试试用生化汤沐足的方法。

中医有"经脉所过，主治所及"的说法，沐足治疗的过程中药液可以通过局部皮肤吸收，沿经络到达相关脏腑，因此把生化汤的药方经过加减，制作成沐足方药，对产妇也有良好的保健治疗作用。顺产的产妇在产后当天就可以开始接受这种疗法，剖宫产产妇则要等拔了尿管后才开始，一个疗程为5~7天，一般在住院期间就可以结束。

生化汤的药性偏温，产妇应在医生指导下对证施药、随症加减。切不可不分寒热虚实，盲目使用。

第5章　法于阴阳，和于术数

　　所谓"法于阴阳"，就是按照自然界的变化规律而起居生活，如"日出而作，日落而息"，随四季的变化而适当增减衣被等。所谓"和于术数"，就是根据正确的养生保健方法进行调养锻炼，如心理平衡、生活规律、合理饮食、适量运动、戒烟限酒、不过度劳累等。

◎ 睡觉也分阴阳

　　阴阳学说认为，宇宙间的万事万物都存在阴阳对立的两个方面，宇宙间的一切事物都有阴阳之分。宇宙间的阴阳平衡是自然界一切事物发生、发展、变化及消亡的根本原因。我们人体也好似一个小宇宙，体内的五脏六腑、经脉气血也都有阴阳之分。我们体内的阴阳是随着自然界阴阳的变化而变化的，因此人生活于阴阳的万千变化之中，就必须学会适应，只有这样，才能达到机体内部和外部阴阳双方的平衡。

　　那么，人体要如何适应自然界的阴阳变化呢？具体来说就是要顺应四时寒暑的变化和昼夜的更替。适应四时寒暑的变化就是要顺应春生、夏长、秋收、冬藏的变化规律；而顺应昼夜的更替就是要掌握科学的睡眠时间。

　　睡眠是平衡人体阴阳的重要手段，更是消除疲劳、走出亚健康的养生第一良方。睡觉对于人体的重要作用,民间有好多俗语来形容,如"一夜好睡,精神百倍;彻夜难眠,浑身疲惫。""睡个好觉,有如吃个母鸡。"那么,如何才能顺应阴阳的变化睡好觉呢?

在古代的养生之道中,睡好"子午觉"一直为人们所推崇。《黄帝内经》上有"阳气尽则卧,阴气尽则寐"的论述,所强调的就是"子午觉"的重要性。

一般来说,子时是指晚上 11 点至凌晨 1 点,此时人体阴气最盛,而阳气衰弱。午时则指中午 11 点至下午 1 点,此时阳气最盛,阴气衰弱。祖国的传统医学认为,子时和午时都是阴阳交替之时,应入于安静以适应自然变化,以此维持体内阴阳平衡。古人云:"子时不睡耗其阴,午时不睡伤其阳",说的就是这个道理。

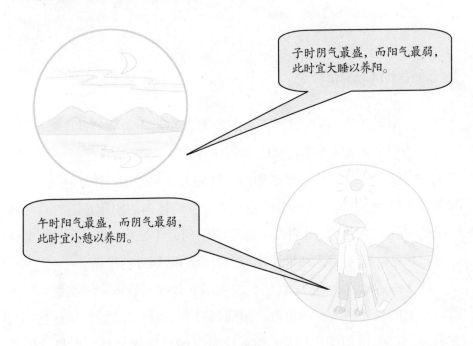

子时阴气最盛,而阳气最弱,此时宜大睡以养阳。

午时阳气最盛,而阴气最弱,此时宜小憩以养阴。

所谓"子午觉",就是指人在子时、午时段,应该暂且丢弃一切杂念,安然入睡。"子午觉"最重要的作用就是调整阴阳,它能够使人的肌体得到充分的休息和恢复，从而焕发精神，增强免疫能力。

　　"子午觉"的正确方式是子时大睡，午时小憩。所谓子时大睡，是因为这一时段的睡眠的效果最好，质量也最高。子时是阴极而阳生的时候，此时人体的气血流注胆经，胆气开始生发。胆是少阳之火，子时这种初生的阳气虽然很小，但它是维持整个人体生命活动不断进行，并欣欣向荣的力量。子时有足够优质的睡眠就可以保证胆经获得充足的能量，少阳之火就能够不断壮大。子时是胆经当令的时候，此时如果不休息，就会大伤胆气。中医认为，胆为中正之官，主决断。人如果在子时前就寝，胆汁便可得到正常的代谢。胆的功能正常，大脑决断的能力也就强了。反过来，如果你总爱熬夜加班，胆汁不能及时代谢，就会变浓结晶，久而久之，易形成结石类的病症。最重要的是，胆气的生发也会受到影响，从而造成胆气虚，决断能力也会大打折扣，第二天起床后也总会感到头脑昏昏沉沉的，工作效率自然也就大大降低了。因此，哪怕工作再忙，也一定得保证子时的睡眠。

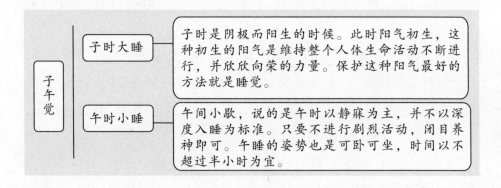

　　午时小憩，说的是午时应以静寐为主，并不以深度入睡为标准。只要不进行剧烈活动，闭目养神即可。午睡的姿势也是可卧可坐，时间以不超过半小时为宜。有人认为夏季午睡比较重要，其他季节便有所忽视。其实不然，因为任何季节的午时都是阳气减退，阴气渐盛的时段。只有保持长久的阴阳平衡,才能顺应自然界的多端变化。

睡觉看起来是一种最简单不过的事情,但是要做到拥有高质量的睡眠却并非易事。尤其是对于奔波劳作的职场人士来说,生活和工作的双重压力,经常会让他们夜夜辗转反侧,"午觉"不是被忙碌偷走,也是被烦恼占据。

睡好"子午觉"除了要求在每天的子时、午时按时入睡外,还要有良好的睡眠质量。为了保证良好的睡眠,睡前需要做到"五不":

(1)不过饱:中医讲"胃不和则寝不安",因为晚上人要休息,脾胃也需要休息,晚餐吃得过饱会加重脾胃的负担,扰动脾胃的阳气,从而影响睡眠。因此,晚餐宜吃七八分饱,并且尽量清淡,以顾护脾胃清阳之气。

(2)不过动:睡前不宜剧烈运动而扰动阳气,包括睡前看电视、说话聊天等扰动心阳的活动,而且电视、音响等电器本身的辐射会干扰人体的自律神经。因此,睡前半小时不宜做剧烈运动、看电视、聊天等。

(3)不过思:脾主思,多思伤脾,且多思易扰动心神。思、动为阳,静、眠为阴。因此,睡前宜静养心神,做到"先睡心后睡眼",助阳入阴以利于睡眠。

(4)不过点:晚上 11 点后胆经开,阳气动,人容易变精神而睡不着,且极易耗散肝胆之气,引动外邪侵入体内。因此最好在 21 点,最晚不要超过 22 点半睡觉。午觉只需在午时(11 点 ~ 13 点)休息 30 分钟即可,因为这时是"合阳"时间。

(5)不受风:风为百病之始,无孔不入。晚上睡觉开窗、开空调等会吹散卫护体表的阳气,吹散以后阳气再生,再生以后又被风吹散,这样一夜过去就会把人的阳气掏干,第二天反而更加疲惫。因此睡前应关门窗和空调,以保护体表的阳气。

◎ 春夏要养阳，秋冬要养阴

"春夏养阳，秋冬养阴"是顺应四时阴阳变化的养生之道的总原则，是根据自然界和人体阴阳消长、气机升降、五脏盛衰的不同时间的特定状态而制定的四时养生法则。四时的养生只有根据这一原则进行才能顺应季节的变化，预防或少生，甚至不生疾病，如果违背了这自然界的客观规律，就会影响健康，引起疾病。所以，《素问·四气调神大论》中说："夫四时阴阳者，万物之根本也。所以圣人春夏养阳，秋冬养阴，以从其根，故与万物浮沉于生长之门。逆其根，则伐其本，坏其真矣。故阴阳四时者，万物之终始也，死生之本也，逆之则灾害生，从之则苛疾不起，是谓得道。"

那么，春夏为什么要养阳，秋冬为什么又要养阴呢？

首先，"春夏养阳，秋冬养阴"是为了顺应自然规律。春生夏长，秋收冬藏，是生物变化的总规律，而养生者必须遵循这个规律。春夏之时，自然之阳气升发，万物生机盎然。养生者就应该顺时而养阳，保护体内阳气，使之充沛，不断旺盛起来。这个时段，凡有耗伤阳气及阻碍阳气的情况都应该避免。秋冬之时，万物敛藏，这个时候养生就应顺应自然界收藏之势，收藏阴精，使精气内聚，以润养五脏，抗病延年。"春夏养阳，秋冬养阴"的目的在于顺应四时，养护阴阳，以供人体生生不息之用。

其次，"春夏养阳，秋冬养阴"是为了调节阴阳虚实。张志聪在《素问集注》中指出："春夏之时，阳盛于外而虚于内；秋冬之时，阴盛于外而虚于内。故圣人春夏养阳，秋冬养阴，以从其根而培养之。"此一论述是很符合实际的。在日常生活中，人们就常说夏季不可贪凉冷饮，冬季也不可过着厚衣锦裘。正如谚语所说："夏有真寒，冬有真火。"夏季确有阳虚内寒泄泻之病，冬季不乏阴虚内热盗汗之症。一般来说，有余之病易治，不足之症难调，所以养春夏之阳，育秋冬之阴既可防其过盛，又可避其不足，实在是养生良法。

此外，春夏是阳长阴消的阶段，顺应阳长的气化趋势养阳，效果就会比其他时候要好，所以春夏要养阳。秋冬是阴长阳消的阶段，顺应阴长的气化趋势养阴，效果就会比其他时候要好，所以秋冬要养阴。而阴阳是互根互补的，按照阴阳的关系，阴根于阳，阳根于阴。阴为阳之基，无阴则阳无以化；阳为阴之动力，无阳则阴无以生。所以秋冬养阴，也就是为了春夏的阳有根基；春夏养阳，那么秋冬的阴才有动力。

具体来说，春夏秋冬四季的阴阳养生可按以下方式进行：

春天是阳长阴消的开始，要以养阳为主。春天主生发，万物生发，肝气内应，养生之道在于以养肝为主，如果伤了肝气，就会降低适应夏天的能力。所以，《黄帝内经》提出：春三月，要"夜卧早起，广步于庭，披发缓行，以使志生"。精神调养上可结合踏青、春游等室外活动使人精神愉快，阳气畅达；起居则宜晚睡早起，初春乍暖还寒之际要注意衣着保暖，防止感冒；饮食则宜辛甘微温之品，辛甘发散助阳气升发，温食以护阳气；选择轻柔舒缓的户外锻炼项目，动形以养生，以利于人体的吐故纳新，气血调畅。

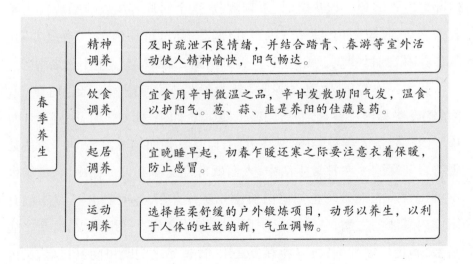

	精神调养	及时疏泄不良情绪，并结合踏青、春游等室外活动使人精神愉快，阳气畅达。
春季养生	饮食调养	宜食用辛甘微温之品，辛甘发散助阳气发，温食以护阳气。葱、蒜、韭是养阳的佳蔬良药。
	起居调养	宜晚睡早起，初春乍暖还寒之际要注意衣着保暖，防止感冒。
	运动调养	选择轻柔舒缓的户外锻炼项目，动形以养生，以利于人体的吐故纳新，气血调畅。

夏天是阳长阴消的时期，夏天主长，万物茂盛，心气内应，养生应以养心为主。因为夏天属阳，阳主外，所以汗多。要使气得泄（当汗出就汗出），否则伤了心气就会降低适应秋天的能力。正如《黄帝内经》所说：夏三月，要"夜卧早起，无厌于日，使志无怒，使气得泄，若所爱在外"。精神调养上要求神清气和，快乐欢畅，使人体气机宣畅；起居则宜晚睡早起，中午暑热最盛之时适时午睡；饮食宜清淡爽口，易于消化，切忌贪凉饮冷，注意保养阳气；运动要适度，应安排在傍晚或清晨进行，以避暑热，防止阳气津液消耗过大。

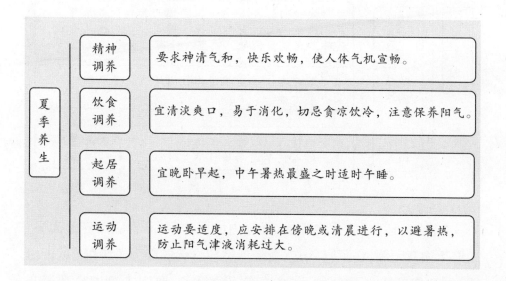

夏季养生	精神调养	要求神清气和，快乐欢畅，使人体气机宣畅。
	饮食调养	宜清淡爽口，易于消化，切忌贪凉饮冷，注意保养阳气。
	起居调养	宜晚卧早起，中午暑热最盛之时适时午睡。
	运动调养	运动要适度，应安排在傍晚或清晨进行，以避暑热，防止阳气津液消耗过大。

秋天是阴长阳消的时候，所以要以养阴为主。秋天主收，万物收敛，肺气内应，养生应以养肺为主。如果秋天不注意收敛神气，伤了肺气，那么就会降低适应冬天的能力。所以《黄帝内经》说：秋三月，要"早卧早起，与鸡俱兴，使志安宁，收敛神气"。精神调养上要注意培养乐观情绪，保持安宁的心境，使神气收敛。起居宜早睡早起，衣着应根据气温增减，可以让机体适当"冻一冻"，可以避免因多穿衣服产生的身热汗出、汗液蒸发、阴津伤耗、阴气外泄等情况，顺应秋天阴精内蓄、阴气内守的养生

需要。秋燥季节，要注意保持环境湿润，饮食要防燥护阴，要多吃些滋阴润燥的食物，如银耳、甘蔗、燕窝、梨、芝麻、藕、菠菜、鳖肉、乌骨鸡、猪肺、豆浆、饴糖、鸭蛋、蜂蜜、龟肉、橄榄。此外还可适当食用一些药膳，如参麦团鱼、蜂蜜蒸百合、橄榄酸梅汤等。秋令的特点以收为主，阴精阳气也处在收敛内养阶段，所以秋季运动项目不宜过猛，宜静功锻炼。

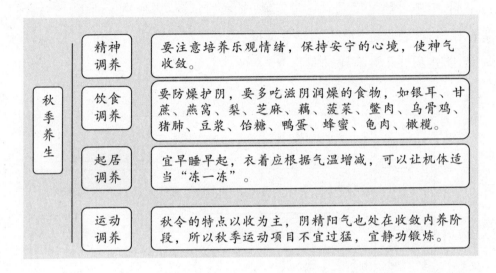

秋季养生	精神调养	要注意培养乐观情绪，保持安宁的心境，使神气收敛。
	饮食调养	要防燥护阴，要多吃滋阴润燥的食物，如银耳、甘蔗、燕窝、梨、芝麻、藕、菠菜、鳖肉、乌骨鸡、猪肺、豆浆、饴糖、鸭蛋、蜂蜜、龟肉、橄榄。
	起居调养	宜早睡早起，衣着应根据气温增减，可以让机体适当"冻一冻"。
	运动调养	秋令的特点以收为主，阴精阳气也处在收敛内养阶段，所以秋季运动项目不宜过猛，宜静功锻炼。

冬天，大地收藏，万物皆伏，肾气内应而主藏，养生应以养肾为主。如果不注意闭藏，伤了肾气，就会降低适应春天的能力。所以《黄帝内经》说："冬三月，万物闭藏，水冰地冻，无扰乎阳，要让神气内守，要避寒就温，少出汗。必待日光"。精神调养要着眼于"藏"，即要保持精神安静，应注意情绪不要过于波动，以免扰动阳气。起居宜早卧晚起，起床的时间最好在太阳出来之后。因为早睡可以保养人体阳气，保持温热的身体，而迟起可养人体阴气。待日出再起床，就能躲避严寒，求其温暖。衣着要注意保暖，尤其要注意头部、背部和脚部的保暖。饮食宜热食，以护阴潜阳为原则，燥热辛辣之品也不应过食，以免化热伤阴。冬季运动锻炼，运动强度要安排得当，特别是跑步的速度要由慢到快地逐渐增加，运动

量的大小要因人而异,循序渐进,尤其是年老体弱多病者和少年儿童,运动强度一定不可过大。

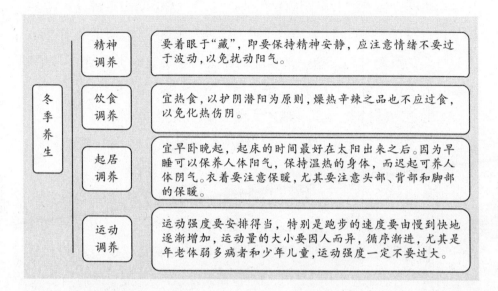

冬季养生	精神调养	要着眼于"藏",即要保持精神安静,应注意情绪不要过于波动,以免扰动阳气。
	饮食调养	宜热食,以护阴潜阳为原则,燥热辛辣之品也不应过食,以免化热伤阴。
	起居调养	宜早卧晚起,起床的时间最好在太阳出来之后。因为早睡可以保养人体阳气,保持温热的身体,而迟起可养人体阴气。衣着要注意保暖,尤其要注意头部、背部和脚部的保暖。
	运动调养	运动强度要安排得当,特别是跑步的速度要由慢到快地逐渐增加,运动量的大小要因人而异,循序渐进,尤其是年老体弱多病者和少年儿童,运动强度一定不要过大。

　　人与自然界是息息相关的,随着四季气候的不同变化,人体的生理活动和病理变化也随之而改变,所以一个人要懂得养生,就一定要注意随着季节的变化安排自己的各种活动。

◎ 房事乃阴阳养生之大道

　　阴阳平衡是万物得生的根本,宇宙间的万事万物皆要以阴阳为法则来分析和认识。人生活在天地之间,天为阳地为阴,男为阳女为阴,我们的一切活动也都要符合阴阳的规律,男女之间的房事活动,即人们的性生活亦是如此。

　　男女之间的相互吸引就是阴阳的相互吸引,男子以阳刚之气拥揽妻子,女人以阴柔之美吸引丈夫。夫妻之间刚柔相济,如同天地间的风调雨顺,带给万物勃勃生机。现代科学也证明,夫妻关系融洽的,双方身体的免疫力都很好,如果夫妻在房事活动中不和谐,对身体的破坏力是很大的,很有可能会给双方带来疾病。

房事活动体现了一个阴阳整体的观念。古人以阴阳思辨自然,以阴阳剖析自身,东方哲学认为,男女、阴阳、天地,统成一体。所谓阴阳之道,乃是性爱的真髓、核心,这一基本理论和法则是研究人类生活的一大需要。孔夫子认为男女关系是"人伦之始""五代之基",《孟子·告子》谓:"食色,性也",《礼记·礼运》谓:"饮食男女,人之大欲存焉"。把性欲和食欲并举说明了它是不可抗拒的自然法则,"保存自己"和"繁衍种族"是生物的两大使命。因此,食色乃为动物的自然属性。

人类的繁衍昌盛亦从男女阴阳规律而来,元代李鹏飞在《三元延寿参赞书》中说:"男女居室,人之大伦,独阳不生,独阴不成,人道有不可废者。"一阴一阳之谓道,偏阴偏阳之谓疾。男女相需好比是天地相合,若男女两者不合,则违背阴阳之道,犹"若春无秋,若冬无夏。因而合之,是谓圣度,圣人不绝和合之道"。《玉房秘诀》中亦谓:"男女相成,犹天地相生,天地得交会之道,故无终竟之限。人失交接之道,故有夭折之渐,能避渐伤之事而得阴阳之道也。"由此可见,房事生活本乎自然之道,这是养生延寿的重要内容之一,是健康长寿的基础。

正常的房事生活是人类天性和生理之需,也是生活情趣上不可缺少的。禁欲既是违反自然规律的,也是违背人类天性和生理规律的。如果不适当地抑制性功能,会引起一定的病理变化,带来许多疾病。《素女经》上说:"天地有开合,阴阳有施化,人法阴阳,随四时。今欲不交接,神气不宣布,阴阳闭隔,何以自补?",又指出,"阴阳不交,则生痈疮之疾,故幽、闲、怨、旷多病而不寿"。《千金要方》中亦说:"男不可无女,女不可无男,无女则意动,意动则神劳,神劳则损寿,若念真正无可患者,则大佳长生也,然而万无一有,强抑闲之,难持易失,使人漏精尿浊以致鬼交之病,损一而当百也。"《三元延寿参赞书》指出:"若孤阳绝阴,独阴无阳,欲心炽而不遂,则阴阳交争,乍寒乍热,久而为劳",这些观点都是反对禁欲的。

男女相互依存,正常的性生活可以协调体内的各种生理功能,促进性激素的正常分泌,有利于防止衰老。良好的房事生活可以增进夫妻和谐、婚姻的情趣和家庭幸福。男女房事,实乃交换阴阳之气,固本还元,只要行之有度,对双方都有益处。马王堆出土的竹简《十问》中,有房事影响寿夭的记载,其大意是说,夫妇间的性生活如能遵守一定的法度,做到心安不放纵,形气相和谐,保精全神,勿使元精竭乏。这样,体虚的人可以逐渐充盈,体壮的人更能健实,年老的人也可因此而长寿。

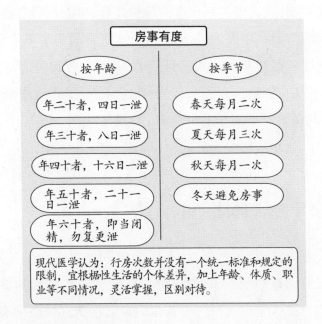

房事要有度,所谓有度,即适度,就是说不能恣其情欲,漫无节制。这个"度"所要解决的实际上就是一个数量的问题。但这个"度"也不是一个绝对概念。《素女经》认为:"人年二十者,四日一泄;年三十者,八日一泄;年四十者,十六日一泄;年五十者,二十一日一泄;年六十者,即当闭精,勿复更泄也。若体力犹壮者,一月一泄。凡人气力自相有强盛过人者，亦不可抑忍；久而不泄，致痈疽。若年过六十，而有数旬不得交接，意中平平者，可闭精勿泄也。"古人认为不同的季节，度的标准也不相同，应遵循"春二、夏三、秋一、冬无"的原则，即春天每月两次，夏天每月三次，秋天每月一次，冬天避免房事。孙思邈还指出，"人年四十以下，多有放恣"，若不加节制，"倍力行房，不过半年，精髓枯竭，唯向死近，少年极须慎之"。

古人关于两性生活的观点，虽然包含着合理的科学成分，但现代医学认为，行房次数适度的掌握，并没有一个统一标准和规定的限制，宜根据性生活的个体差异，加上年龄、体质、职业等不同情况，灵活掌握，区别对待。新婚初期，或夫妻久别重逢的最初几日，可能行房次数较频，而经常在一起生活的青壮年夫妇，每周 1 ~ 2 次正常的房事不会影响身体健康。行房适度一般以第二天不感到疲劳为原则，觉得身心舒适，精神愉快，工作效率高。如果出现腰酸背痛、疲乏无力、工作效率低，说明纵欲过度，应当调整节制。对于青壮年来说，房事生活一定要节制，不可放纵；对于老年人，更应以少为佳。

◎ 经络是平衡人体阴阳的大药

中医认为，经络是运行气血、联系脏腑和体表及全身各部的通道，是人体功能的调控系统。说到人体经络，最先让人想到的就是萌芽在 2500 年前的一部医学巨著——《黄帝内经》，因为在该书中有不少篇幅对于经络做出了系统的论述。《黄帝内经》认为，所谓经络，即是指人体内气血运行通路的主干和分支，包括经脉和络脉两部分。其中纵行的干线称为经脉，由经脉延伸的分支称为络脉。在《灵枢·经脉篇》中就有这样的记载："经脉十二者，伏行分肉之间，深而不见；其常见者，足太阴过于外踝之上，无所隐故也。诸脉之浮而常见者，皆络脉也。"

《灵枢·本藏篇》还指出："经脉者，所以行气血而营阴阳，濡筋骨，利关节者也。"意思是说经络将气血输送到全身的各个部位，"内溉脏腑，外濡腠理"，从而使人体体表和内里脏腑都得到气血的滋养和润泽，筋骨得以濡润，关节得以通利，使人体的生理功能更加的协调，从而更好地维持人体正常的生命活动。同时又由于经络"内属于脏腑，外络于肢节"，使气血能通过经络的输送，流注于人体的内外、上下、前后、左右、脏腑和表里之间，使人体的经络能够多层次地联系且能保持人身体内外环境的阴阳平衡。

一个国家的发展、一个城市的发展都离不开通讯、交通的适度密集与畅通，同样，对于人体而言，想要获得健康，想要阴阳平衡，也离不开经络系统。经络系统就是身体这个国家所有的交通系统和通讯系统。经络可以联络脏腑肢节，可以沟通上下内外，可以运行气血，可以协调阴阳。经络将人体的各部分连接成有机的、与自然界阴阳密不可分的整体。

经络也有阴阳之分。经属阴，络属阳，而经之中又有阴经与阳经，络之中又有阴络与阳络。按人体内外侧来分阴阳，以位于人体躯干背面的和四肢外侧的为阳，而以位于前面的和内侧的为阴；按人体上下分阴阳，那么上半身为阳，下半身为阴。十二经脉的命名就是以经脉所属的脏腑名称、循行部位的上下内外以及其阴阳属性命名的。我们知道，脏为阴、腑为阳，凡是隶属于脏的经脉为阴经；隶属于腑的经脉为阳经。这十二经脉包括：手三阴经（包括手太阴肺经、手厥阴心包经、手少阴心经）、足三阴经（包括足太阴脾经、足厥阴肝经、足少阴肾经）、手三阳经（包括手阳明大肠经、手少阳三焦经、手太阳小肠经）、足三阳经（包括足阳明胃经、足少阳胆经、足太阳膀胱经）。

十二经脉的阴阳五行属性表

五行	阴经（所属）	阳经（所属）
金	手太阴肺经（肺）	手阳明大肠经（大肠）
火	手少阴心经（心）	手太阳小肠经（小肠）
相火	手厥阴心包经（心包）	手少阳三焦经（三焦）
土	足太阴脾经（脾）	足阳明胃经（胃）
水	足少阴肾经（肾）	足太阳膀胱经（膀胱）
木	足厥阴肝经（肝）	足少阳胆经（胆）

　　人体经脉除有十二正经之外，还有奇经八脉。所谓奇经，就是指别道奇行的经脉。即督脉、任脉、冲脉、带脉、阴跷脉、阳跷脉、阴维脉、阳维脉。奇经八脉在经络系统中占有极为重要的位置，它对十二经脉、经别、络脉起广泛的联系作用，并主导调节全身气血的盛衰。《难经·二十九难》曾以湖泊与河流的关系作譬喻："比于圣人图设沟渠，沟渠满溢，流于深湖，故圣人不能拘通也。而人脉隆盛入于八脉而不环周，故十二经亦不能拘之。"李时珍的《奇经八脉考》中也说："其流溢之气，入于奇经，转相灌溉，内温脏腑，外濡腠理。"说明奇经有溢蓄调节十二经气血渗灌于周身组织的作用。

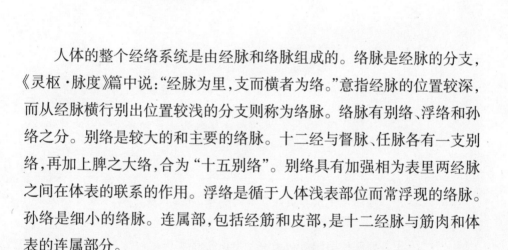

在每天中午，选取中指指甲根部两侧，每侧各找到一个最痛的点，按揉三分钟，力度不要太大，以微痛可忍受为度。午时是心经值班，阳气最盛，此时按摩心经可以畅通人体气血，对心慌、气短、胸闷不舒有调养作用，可达到缓解上述不适症状之效。没有症状也可作为保健之用。

　　人体的整个经络系统是由经脉和络脉组成的。络脉是经脉的分支，《灵枢·脉度》篇中说："经脉为里，支而横者为络。"意指经脉的位置较深，而从经脉横行别出位置较浅的分支则称为络脉。络脉有别络、浮络和孙络之分。别络是较大的和主要的络脉。十二经与督脉、任脉各有一支别络，再加上脾之大络，合为"十五别络"。别络具有加强相为表里两经脉之间在体表的联系的作用。浮络是循于人体浅表部位而常浮现的络脉。孙络是细小的络脉。连属部，包括经筋和皮部，是十二经脉与筋肉和体表的连属部分。

　　人体的五脏六腑、四肢百骸、五官九窍、皮肉筋骨等组织器官，之所以能保持相对的协调与统一，完成正常的生理活动，均是依靠经络系统的联络沟通而实现的。如果经络不通，脏腑之间的功能活动就会失去平衡，久而久之，就会导致疾病的发生。故在《灵枢·经脉》有"经脉者，所以决死生，处百病，调虚实，不可不通"的记载。

　　经络可以调整体内阴阳平衡，可以主宰人的生命。生，经络则通畅；病，经络则堵塞；死，经络也就不存在了。从经络的角度来看，经络阻塞是疾病形成的重要原因,而疾病的痊愈和康复则是经络畅通的结果。因此,要调阴阳、治百病先要疏通经络。

			手三阴经	手太阴肺经、手厥阴心包经、手少阴心经
经络系络	经脉	十二经脉	手三阳经	手阳明大肠经、手少阳三焦经、手太阳小肠经
			足三阴经	足太阴脾经、足厥阴肝经、足少阴肾经
			足三阳经	足阳明胃经、足少阳胆经、足太阳膀胱经
		奇经八脉	任脉	联络和调节十二经脉
			督脉	
			冲脉	
			带脉	
			阴跷脉	
			阳跷脉	
			阴维脉	
			阳维脉	
		十二经别	加强十二经脉中相为表里的两经之间的联系	
	络脉	十五别络	从十二经脉和任脉、督脉各自别出一路,加上脾之大络,加强表里两经在体表的联系和渗灌气血的作用	
		浮络	浮于体表的络脉	
		孙络	细小的络脉	
	十二经筋	十二经脉之气濡养筋肉骨节的体系,联络四肢百骸、主司关节屈伸		
	十二皮部	十二经脉的功能活动反映于体表的部位		

生活中,疏通经络的方法有很多,刮手指就是一种简单有效的方法。刮手指类似于民间的刮痧疗法,而刮痧疗法就是循经走穴,刺激有关的穴位和经络,激发经气,使经络畅通,有利于气血循环,从而起到治疗疾病的作用。例如,常刮拇指健大脑;常刮食指可养胃;常刮中指可强心;常刮无名指肝得和;常刮小指壮双肾。你还可以买一块牛角刮板,每天坚持刮

手指。早上用刮板在每个手指的背上刮 50 下左右，左手刮好了再刮右手。

此外，一些药膳也有助于调节人体的经络，如生地粥：取鲜生地 50 克（干品 10 克），洗净，加适量水，煎煮 1 小时，去渣，再加入淘净的粳米 100 克，煮烂成粥，每日晨服，能够滋阴补肺。

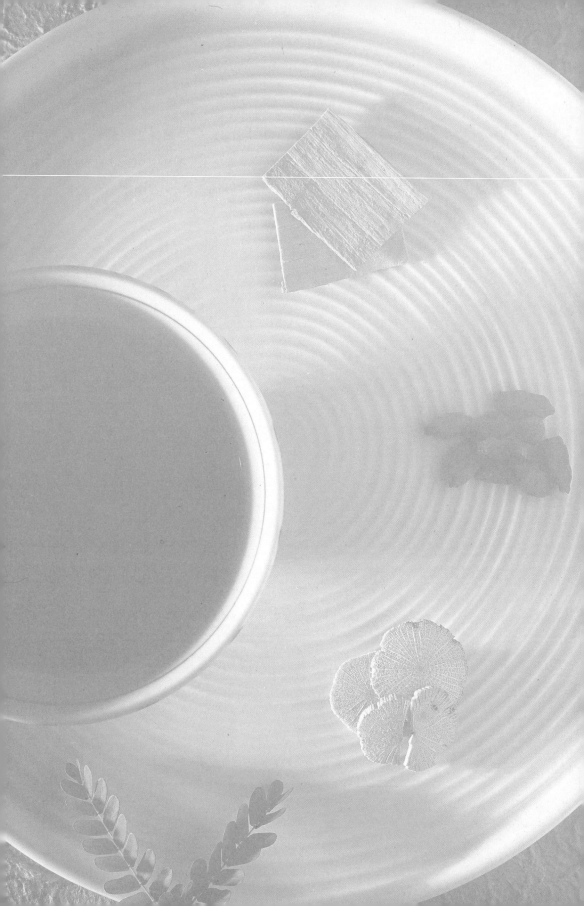

第6章 善用五行保健康

> 人的健康、长寿与五行密切相关，这里的五行包含两个概念：一是先天的五行，二是后天的五行。先天的五行就是你的命理八字中所含的五行情况，八字五行蕴含了先天的健康和疾病因素。后天的五行，就是后天你的五行均衡程度调理情况。先天因素是不能更改的，但是后天的五行生克的平衡比例却是可预见和调节的。在生活中，只要我们懂得五行的相生相克，并善于运用五行的生克关系来养生，那么我们就能掌握好自己的健康。

◎ 懂得五行，善用五行的人才能真正健康长寿

从古到今，无论皇室宗亲、达官显贵还是平民百姓，都希望能健康长寿。但是健康长寿要靠什么呢？是吃得好、营养丰富就可以健康，还是多锻炼多活动就能长寿？其实，一个人的健康长寿与他先天在娘胎里的生长情况就密切相关，与他后天的阴阳五行也密不可分，一句话：他健康与否、长寿与否都与五行密切相关。

到底什么是五行呢？"五行"一词，最早出现在《尚书》的《甘誓》与《洪范》中，在《甘誓》中说，"有扈氏威侮五行，怠弃三正，天用剿绝其命"。《洪范》中则指出，"鲧堙洪水，汩陈其五行；帝乃震怒，不畀洪范九

畴……鲧则殛死,禹乃嗣兴,天乃锡禹洪范九畴,彝伦攸叙……五行:一曰水,二曰火,三曰木,四曰金,五曰土……"

在《洪范》中"五行"已被明确为水、火、木、金、土,而且被认为是首要之事。书中所提到的"五行"具有一定的象征的意义。"行"所指称的无非是一种自然的"运行",是依循着本身之为呈现所固有的一种规则而持续的运动,是一种自然的作为。古人认为,不顺"五行"而行,将会受到上天的惩罚。这个说法虽然有点唯心之嫌,但也不无道理。遇事依循自然,因事而治,一定会比盲目胡为要来的顺畅。

而中国中医大家郝万山却是这么讲述五行的:

"孙悟空修炼了那么多年,总想'跳出三界外,不在五行中',但为什么如来佛还是拿手把他抓住了。如来佛告诉他,你仍然要受大自然的支配。想想看,咱们中国名山大川有多少,为什么偏偏要把这猴子扣在五行山下呢?孙悟空想不通——我这么大本事,我怎么还逃脱不了大自然的支配呢?实际上这个手并不是如来佛的手,而是代表五行。人类为什么长五个手指头?为什么有五官,这是大自然的造化啊。所以五行非常有意思,它就是这样地把人和自然联系起来。"

那么,五行与人的健康长寿又有什么关系呢?《黄帝内经》上说:"五行者,金木水火土,更贵更贱,以知生死,以决成败。"在大自然中,一个事物的出现,总有令它产生的因素,但同时总会出现另一因素来制约它。这就是五行相生相克的道理。养生治病的道理也是如此,你生病了,总有一个使你生病的因素存在,同时也会有一个制约它、令你疾病消失的因素存在。正如毒蛇存在的地方,附近必定会有解蛇毒的草药存在一样。

人的健康、长寿与五行密切相关,这里的五行包含两个概念:一是先天的五行,二是后天的五行。从先天的五行看,就是你的命理八字中所含的五行情况,八字五行蕴含了先天的健康和疾病因素;因此,从你一出生,就可以透过五行看出你的健康所在、寿元如何。这是先天的健康基因问题。从后天的五行来看,就是后天你的五行均衡程度调理情况,这是人为的后天因素,也是我们可控制的。先天五行和后天五行这两大因素就决定了人健康的基本因素。

大家都知道先天因素是不能更改的,但是后天的五行生克的平衡比例却是可预见和调节的,这也是更重要的。假设一个人从命理八字算出来能长寿,还要看后天五行是否平衡,平衡才能付诸长寿的命理实践;相反来说,假设某人命理先天虽然八字"短命",但是却能通过努力,使后天的五行达到平衡,那么,健康长寿也是有望实现的。

那么,五行相生相克到底是怎么一回事呢?要如何才能使自己的五行达到平衡呢?

下面我们先来看一下五行相生相克的关系。所谓相生是指相互滋生、促进、助长的关系。例如:木生火,火生土,土生金,金生水,水生木。相克是指五行之间存在的相互制约、抑制、克服的关系。例如:木克土,土克水,水克火,火克金,金克木。相生相克密不可分,没有生,就没有长,即便是孙悟空,也得有块石头;而没有克,大家都不受约束,就会疯长无限。所以相生相克的平衡拿捏得好,万物才能正常存在,身体才可良顺安康。

五行对应关系表

五行	五脏	五腑	五体	五官	五味	五色	时令	情志
木	肝	胆	筋	目	酸	青	春	怒
火	心	小肠	脉	舌	苦	赤	夏	喜
土	脾	胃	肉	口	甘	黄	长夏	思
金	肺	大肠	皮毛	鼻	辛	白	秋	悲
水	肾	膀胱	骨	耳	咸	黑	冬	恐

"天有五行，人有五脏，在天成气，在地成形"，也就是说，大自然有木、火、土、金、水五行，在人体内分别对应肝心脾肺肾五脏，五脏又分别配胆、小肠、胃、大肠、膀胱等五腑，而五脏又分别配合筋、脉、肉、皮毛、骨这五体。

春天，和风煦日，万物复苏，正是草木生发的时机。春天对应的脏腑是肝胆，肝胆在行属木。我们在工作过于辛苦时第一要维护的就是肝脏。因为肝是身体里集中藏血的器官，你拼命工作它就得拼命储血。五行是按肝→心→脾→肺→肾这个方向相生的，肝过劳虚弱，心、脾、肺、肾就都会受牵连，而且过劳积累的怒气也会伤肝。所以如非十分必要，尽量不要加班熬夜，如果必须加班不妨准备一些酸味的零食，比如话梅。如果五行对应为木的某个器官感觉不舒服，可以多吃一些青色食物，它们对应人体的肝脏及胆。如白菜、卷心菜和菠菜等各式叶菜，含有大量的叶绿素、维生素及纤维素，能协助器官加速排出体内的毒素。

夏天是一年中最热的季节，对应的脏腑是心和小肠，心在五行属火，火性很热而且向上蔓延。这时候容易上火，心绪不宁，心跳加快，给心脏增加负担，所以夏季最重要的是养心。除了多吃养心食物之外，根据五行相克原理，肾克制心火，在冬季好好补养肾气是个有远见的方法。养心最好吃些赤色食物，如红豆、红枣、胡萝卜、西红柿等。通常这种颜色给人的感觉就是温、热，它们对应的是同为红色的血液及负责血液循环的心脏，气色不佳、四肢冰冷的虚寒体质人更可以多吃一些。

长夏对应的脏腑是脾胃，脾胃在五行属土。这个季节多雨，是一年中最湿的时期。湿气过多会伤害脾胃，脾胃受伤会影响食欲，所以盛夏时节我们总是感觉没有胃口。这时候在饮食上就要"多甘多苦"，多吃甜的食物能补充脾气；按五行来讲，属火的心滋养属土的脾，多吃苦味强心的结果也是健脾。如果五行对应为土的器官出现问题，就要选黄色的食物，如橙、南瓜、玉米、黄豆、甘薯等，这些食物是滋养脾胃的，脾胃调理好了,气血就会旺盛。

善用五行养生

五行	五脏	季节	五色	推荐食物
木	肝脏	春季	青	白菜、包心菜和菠菜各式叶菜
火	心脏	夏季	红	红豆、红枣、胡萝卜、红辣椒、西红柿等
土	脾脏	长夏	黄	橙、南瓜、玉米、黄豆、甘薯等
金	肺脏	秋季	白	洋葱、大蒜、梨、白萝卜、山药、杏仁、百合、银耳等
水	肾脏	冬季	黑	黑豆、黑芝麻、蓝莓、香菇、黑枣、桂圆、乌梅等

秋天对应的脏器是肺,因此在这个季节最应该保养的是肺,最容易出现的病痛是咳嗽,这是五行中的精神影响。秋天草木开始枯萎,很容易让人感时伤月,心情抑郁。悲属金,跟肺同源,过度悲伤就会造成肺损伤。养肺应选白色食物,如洋葱、大蒜、梨、白萝卜、山药、杏仁、百合、银耳等。它们性偏平、凉,能健肺爽声,还能促进肠胃蠕动,强化新陈代谢,让肌肤充满弹性与光泽。

冬季万物伏藏,冷气袭人,冰封大地,与水性相合。肾在五行属水,故冬季是养肾的季节。此时应该多吃黑色食物,如黑豆、黑芝麻、蓝莓、香菇、黑枣、桂圆、乌梅等。这些食物对应的是肾脏及骨骼,常吃能帮助和肾、膀胱、骨骼关系密切的新陈代谢正常,使多余水分不至于积存在体内造成体表水肿,有强壮骨骼的作用。

在生活中,只要我们懂得五行的相生相克,并善于运用五行的生克关系来养生,那么我们最关心的健康和长寿也就在我们的掌握之中了。

◎ 五行与五脏的配属关系

五行学说用五行之间的生、克关系来阐释事物之间的相互关系,认为任何事物都不是孤立、静止的,而是在不断的相生、相克的运动中维持协调平衡的。五行系统有着自我控制的调节机制,一般来说,五行之间的一时性失调,都可以通过这种自我调节机制而得到平衡。在人体,也正因为存在着这种调节机制,生命才得以健康地发展。

早在春秋战国时期,中国的先哲们就将五行学说运用到养生领域,并在养生、治病等方面都取得了不少成就。五行学说被引入养生活动后,将人体各部分(五脏、六腑、五官、形体、情志、五窍、五声、五神、五荣、五液等)与五行联系起来,用以说明人体与外环境之间的相互联系的协调性和统一性,并运用五行辩证的生克关系来阐释人体的生理、病理变化及治疗方法。

五行学说在中医学的应用,主要是以五行的特性来分析研究机体的脏腑、经络、生理功能的五行属性和相互关系,以及阐释它们在病理情况下的相互影响。

中医将人体的五脏归属五行是根据五脏的性质与五行的特性相类比得出的。例如:

肝具有畅达情志、疏泄气机(指气的运动状态)的作用,与木生发的特性相类似,故以肝属木;心具有推动血液的运行和温煦机体的作用,与火阳热的特性相类似,故以心属火;脾具有运化饮食精微、造血、免疫等功能,是人体各组织器官营养物质的来源,与土生化万物的特性相类似,故以脾属土;肺具有呼吸、交换物质以及沉降气机的作用,与金清肃、收敛的特性相类似,故以肺属金;肾具有排泄小便,调节人体水分平衡的作用,与水润下的特性相类似,故以肾属水。

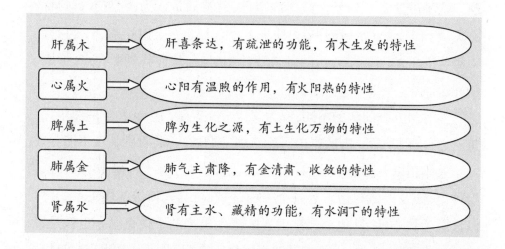

五脏配五行,最早出现在古代的祭礼中。《吕氏春秋》记载古时祭祀,以春配脾,夏配肺,秋配肝,冬配肾,在夏秋之间则配心。这一配法与现在中医所用的不同,但它是按照五行的配属逻辑得出的。在五行学说形成过程中,四方、四季与五行配属都是比较早定形的。其中方位与方向的相配,是先秦时作图的习惯,以南为上,以北为下,相应地左为东,右为西。

根据这一逻辑,将五脏在人体中的解剖位置(上下左右)相对照,于是有了《吕氏春秋》等书记载的五行五脏配法:

肝位右→西→秋→金

脾位左→东→春→木

心居中→中→长夏→土

肾位下→北→冬→水

肺位上→南→夏→火

而现在中医所用的肝木、心火、脾土、肺金、肾水配法,在汉代才出现。这种配法的逻辑反而缺乏确定性,通常只是认为,它与五行的特性有关。《尚书》说:"水曰润下,火曰炎上,木曰曲直,金曰从革,土爰稼穑。"中医将五脏的功能与五行的各自特性相对应,从而找到配合点,形成了新配法。

五行与五脏配法的不同,成为汉代古文经学与今文经学两派争论的焦点之一。但是后一配法是中医所必须遵循的法则,否则临床不能奏效。

人体是以五脏为中心的。五行配人体有脏、腑、体、液、窍、声、神、志等种类,涉及肉体与情志等各个方面,但五行与人体的配属关系始终是以五脏为核心的,其他全部是由五脏派生出来的下位概念。也就是说,腑、体、液、窍、声、神、志等多是随所属之脏来配五行的,其生克也是以五脏为中介的。因此,在五行养生的理论中,养好五脏是最为关键的。

在前面已经讲到,养好五脏应根据季节的不同而各有侧重,同时应选择相应颜色的食物。这里我再给大家介绍一套补养五脏的健身操。

健脾操

立正站好,双臂同时向一个方向摇摆。手摆向左侧,头要转向左侧,意念从胸至左足;手摆向右侧,头亦向右,意念从胸至右足,反复做30次。

健肺操

双手掌心向前,俯身擦足3次,反复做10次。

健肾操

双手握拳,紧抵左右腰部,身体向两侧摇摆30次;双臂伸直下垂,右手盖在左手上,身体向两侧摇摆30次。

健肝操

两手置于身体两侧,交替下按,意念达到掌心及指尖,各做30次。双手置于胸前,手心向前推,意随手走,反复做3次,再以双手向身体两侧平推,意念把身体的浊气通过手推至体外。

健心操

左手轻握右手背部,置于胸前,然后沿胸壁移动,向右移时左臂贴胸,向左移时右臂贴胸,各做10次。随后,将双臂交替前伸与后甩,各做10次。

人到老年,身体各脏器功能减弱,抵抗力下降,易患各种疾病。此套健身操,老年人常做可起到预防疾病的作用。

◎ 五脏之间是如何相生相克的

在大自然中,木、火、土、金、水五行并不是孤立的,它们之间存在着紧密的联系,与五行对应的人体五脏也不是单独存在的。五脏要完成正常的生理功能,必然和其他脏器、组织以及体内各种物质之间发生各种密切的联系,我们如果无视这种联系的存在,而将五脏孤立起来,作为五个单独的器官来研究,那么我们对五脏的认识往往是不全面的,甚至会出现错误。

而在中医学中,五脏的概念也并不等同于解剖学上五脏的概念,中医的肝、心、脾、肺、肾并不单单指这五个脏器,而是包括了和这五个脏器有关联的各个系统的功能。可以这么说,中医所称的五脏,实际上就是五个有着各自功能特性的系统。比如说中医学上的"肝"实际上包括了现代医学部分神经系统、消化系统、循环系统等的功能,"心"实际上包括了部分神经系统和循环系统等的功能，"脾"实际上包括了消化系统的功能，"肺"实际上包括了呼吸系统和淋巴系统等的功能，"肾"实际上包括了内分泌系统、运动系统等的功能。

五行之间存在着密切关联又不可分割的两个方面——相生和相克。所谓相生，是指这一事物对另一事物具有促进、助长和滋生作用。所谓相克，是指这一事物对另一事物的生长和功能具有抑制和制约作用。五脏归属于五行，五脏之间的关系也是以五行之间的相生、相克关系来相互联系、相互制约从而达到整体动态平衡的关系。

五行之间的相生关系是：木生火、火生土、土生金、金生水、水生木。将这相生关系对应到五脏就是：肝生心、心生脾、脾生肺、肺生肾、肾生肝。五脏的相生关系使得各脏器能得到其他脏器对它的资助和营养，从而可以发挥出最佳的功能状态。换句话说，肝好心就好，心好脾就好，脾好肺好，肺好肾就好，肾好肝更好。用中医的语言来说呢，就是肝（木）藏血以济心（火），心（火）之热以温脾（土），脾（土）化生水谷精微以充肺（金），肺（金）清肃下降以助肾（水），肾（水）之精以养肝（木）。

中医将生的一方称为"母"，而被生的一方称为"子"，拿"脾生肺"来讲，"脾"就是"母"，而"肺"则是"子"。五脏的相生关系决定了母脏和子脏之间存在着相互依存、相互补充的关系，"母"旺则"子"实，"母"虚则"子"弱，所以中医常通过"补母"的方法来治疗子脏虚弱性的疾病，称为"虚则补其母"；又通过"泻子"的方法来治疗母脏有余、亢进性的疾病，称为"实则泻其子"。五脏之间的相生关系正常，则各脏器可以发挥最大的功能，相生作用不足，则子脏就会因为失去母脏的协助而出现功能衰退或障碍，从而影响人体正常的动态平衡，产生各种疾病。

五脏之间的相生关系，简单来说，其实就是一种互帮互补的良性循环关系。

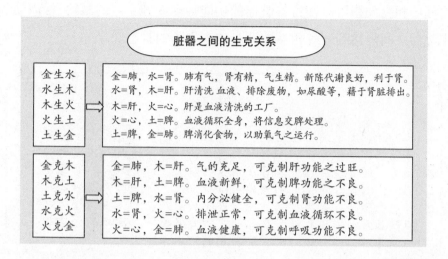

有不少人可能都有这样的经历,有一段时间老是咳嗽,去医院检查,是肺有点问题,后经医治咳嗽是好了,但是没过多久,晚上开始频繁地起夜。在中医看来,这就是肾出问题了,实际上就是肺给拖累的。肾有问题为什么要怪到肺的头上呢?用中医的五行生克之理来分析:肺与肾的关系本来是金生水,肺是肾的母亲,也就是说肺本来是一直给肾提供帮助的,但是现在肺有病了,母病及子,连自己都顾不过来了,自然就不能很好地照顾肾,肾自然也就出现问题了。

这时候,如果不懂得肺与肾之间这种相生的关系,一味地去补肾,效果不一定好。想要治好夜间尿频,就必须想办法肺肾同补。

说完了五脏之间的相生关系,我们再来看看五脏之间的相克关系又是如何的呢?

五脏其实是"五权分立"的关系,它们既相互帮助,又相互约束,这样才能达到体内五行的和谐。如果说相生是一种你好我好,相互帮助的关系,那么相克首先是一种相互制约的关系。

五行相克关系是:木克土、土克水、水克火、火克金、金克木。五行相克对应到五脏就是:肝克脾、脾克肾、肾克心、心克肺、肺克肝。五脏之间的相克关系可以使得各脏器的功能活动受到一定的制约,从而使各个脏器之间能达到一种相互协调和动态平衡的状态。

脏器相克

肝(木)的生理功能如果失常,会影响脾胃(土),并导致消化功能紊乱,即肝气犯胃。治疗胃不适时,不单针对肠胃,还要疏肝理气。肾属水,心属火,水火不容;若肾水不足,心火相对便旺盛,以致心跳加速,肾上腺素激增,精神过度活跃,表现出来的症状是无故心跳、心慌,但心脏功能却正常。中医称这种现象为"心肾不交",医治的方法是加强肾水,以扑减心火,即所谓的"滋水制火"。

肺气清肃下降,可以抑制肝阳上亢,即金克木;肝气条达,可以疏泄脾土的郁滞,即木克土;脾的运化,可以避免肾水的泛滥,即土克水;肾水的滋润,能够防止心火的亢烈,即水克火;而心火的阳热,可以制约肺金清肃得太过,即火克金。

相克关系是一个系统对另一系统的制约,根据其制约的程度,往往会产生三种结果:一是平衡,二是不及,三是太过。制约平衡是制约关系的最佳结合点,在这种状态下,各脏腑之间处于一种动态平衡、相互协调的关系,是各脏腑发挥最大工作效率的一种状态。制约不及,则会导致被制约方的功能过于旺盛,甚至会导致被制约方反过来克制制约方的情况(这在中医上称为"反侮"),从而使整体平衡受到破坏。比如说,脾属土,肾属水,正常情况下,脾对肾有克制作用,使水分在体内能正常代谢,顺着自身的通道排出体外,如果脾功能不足,对肾的克制不足,则会导致水湿在体内泛滥而出现水肿、小便不通、呕吐清水等疾病。制约太过,则会导致被制约方功能过度抑制,也会影响整体平衡的正常状态。比如说,肝克脾,当肝的功能过于旺盛,就会过度抑制脾的功能。在日常生活中很多人可能都有过这样的体会,生气或发怒往往会使食欲下降,甚至会出现胃脘胀闷、嗳腐吞酸等消化不良的症状,这是因为生气或发怒是肝木过度旺盛的表现,肝木过旺则对脾土克制过度,导致脾的运化饮食功能下降,从而出现上述症状。这时候,应该先好好调调肝,脾胃就能恢复正常。

通过五行之间的相生相克,五脏就不再是五个独立的系统,而是构成了一个动态的、生生不息的平衡整体。我们若是懂得了五行的生克之道,掌握了五脏的生克规律,那么就是打开了通往健康的大门,可以尽情享受健康的幸福生活。

◎ 了解季节的五行属性,收获四季健康的大礼

自古至今,关于养生的理论和方法颇多,"顺四时而适寒暑"是其中最重要的一条原则,也可以说是长寿的法宝。所谓顺四时,就是要顺应春夏秋冬四季的变化,以自然之道,养自然之生,取得人与自然的整体统一,才能避免灾病的侵袭而健康长寿。

要顺应四季的变化来养生,首先就要了解每一个季节的特性。五行学说认为季节与五行存在着以下的对应关系:春季在五行为"木",夏季在五行为"火",长夏在五行为"土",秋季在五行为"金",冬季在五行为"水"。

春天,树木花草生长茂盛,树木的枝条向四周伸展,养料往枝头运输,所以春属木。夏天,各种植物向上生长,长势迅猛,火的特点就是向上,所以夏属火。秋天,人们储蓄粮食为过冬作准备,金的特点是稳固,所以秋属金。冬天,万物休眠,为春天蓄积养料,水往低处流,所以冬属水。在夏天和秋天之间还有一个长夏,长夏是夏秋更替的过渡段,土的特点是平稳、承载,所以长夏属土。

五行	五季	五脏	易患病症	养生方法
木	春	肝	中风、高血压、眩晕	多吃青色食物，早睡早起，常梳头
火	夏	心	心脑血管病、卒中、脑出血	多吃红色食物，静心安神晚睡早起
土	长夏	脾	泄泻、呕吐	多吃黄色食物，按摩健脾
金	秋	肺	气管炎、肺炎、咳嗽	多吃白色食物，常按迎香、叩肺俞以健肺养肺
水	冬	肾	肾衰、肾炎、水肿	多吃黑色食物，运用冷面、温齿、热足三法养肾

在五行上讲，四季的春属木，人体的肝属木，在春季是人们易患肝病的季节，如中风、高血压、眩晕等。因此，春季养生保健，以养肝最为重要。那么，如何养肝呢？首先，在饮食上要以清淡平和、营养丰富为宜，同时要避免多吃油腻、油炸、辛辣食物，否则会导致肝脏功能的失调。此外，青（介于蓝色和绿色之间）色食品是保肝、养肝的最佳选择，可以促进肝气循环，舒缓肝郁、保护视力。因此，春季应多食用一些青色食物，如黄瓜、芹菜、菠菜、花椰菜、海带等。其次，要早睡早起，晚上11点前必须睡觉，使血液回肝解毒。如果你是夜猫子，肝血无法得到调养，口干舌燥等不适症便会产生。春天风光明媚，适合早起，可以做做身体舒展和扩胸运动，这些都有助于顺应春天生发之气而养肝。再次是勤梳头，中医认为头发的养分来自于肝脏，经常梳头有助于通畅血脉，不易早生华发。

一年四季中，夏天属火，火气通于心，火性为阳，阳主动。加之心为火脏，两火相逢，所以心神易受扰动而不安，出现心神不宁，引起心烦；心烦就会使心跳加快，心跳加快就会加重心的负担，那就易引发各种心病，如现代医学上的心脑血管疾病。所以，夏天首先要养心。

养心首先要心静。俗话说："心静自然凉"，静则生阴，阴阳协调，就能保养心脏。如何才能做到心静呢？第一，要清心寡欲。少一分贪念，就会少一分心烦。还要善于调节心情，尤其不能大喜大悲，中医有"过喜伤心"之说。第二，多闭目养神。有空就闭目养神，闭目可帮助我们排除杂念。第三，多静坐。静则神安，哪怕5分钟都可见效。可在树荫下或屋内静坐15～30分钟，也可采取听悠扬音乐、看优美图画、钓鱼、打太极拳等方法入静。其次，在起居方面，要做到晚睡早起，晚睡以适应夏热的气候，早起以顺应昼长的规律；在饮食方面，要少吃热性的食物，平时多吃桑葚、枸杞、胡萝卜、番茄、苹果、牛肉等红色食物。此外，还可以选择养心安神的食品，如茯苓、麦冬、小枣、莲子、百合、柏子仁等。

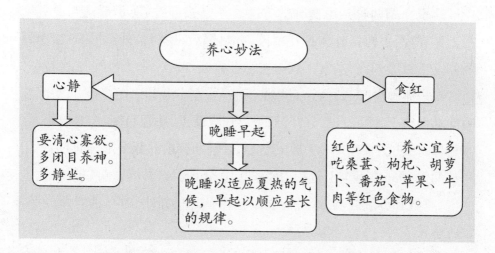

长夏是指小暑到立秋这段时间，即暑热刚过去，刚开始下秋雨的时候。长夏在五行属土，人体的脾属土，在长夏季节人们最易患的是脾病，如泄泻、呕吐等。故此时最宜养脾。日常生活中养脾可以多吃一些黄色食物，黄属土，与脾相对，如黄豆、南瓜等都有健脾、增强胃肠功能的功效。此外，还可以采用按摩的方法健脾。

按摩健脾的方法是：仰卧于床，以脐为中心，顺时针方向用手掌旋转按摩腹部21次，然后用右手指从胸骨至耻骨上，边顺时针方画小圈边向下按摩21次，伴有胁肋痛的人，可用双手从乳房外侧按摩身体两侧，长期坚持，必获奇效。

秋季是收获的季节，也是重要的养生季节。秋季是气候由热转寒，阳气渐收、阴气渐长，由阳盛转变为阴盛的过渡时期，人体阴阳也应随之由"长"到"收"。秋季在五行属金，人体的肺也属金，在秋季最易患的是肺病，如气管炎、肺炎、咳嗽等。因此，秋季养生最重要的就是要养肺。秋季养肺可以多吃一些白色的食物，如百合，可润肺止咳，对呼吸道的调养效果最好。此外，白萝卜、银耳、白芝麻等也有生津润肺的功效。此外，还可以坚持做一些按摩以健肺养肺。

这里介绍两种按摩健肺的方法。一是按迎香穴（鼻唇沟与鼻翼交接处）。将两手拇指外侧相互摩擦，有热感后，用拇指外侧沿鼻梁、鼻翼两侧上下按摩60次左右，然后，按摩迎香穴20次，每天早晚各做1～2组。二是叩肺俞穴（背后第三胸椎棘突下，左右旁开二指宽处）。每晚临睡前端坐椅上，两膝自然分开，双手放在大腿上，头正目闭，全身放松，意守丹田。吸气于胸中，两手握成空心拳，轻叩肺俞穴数十下，同时抬手用掌从两侧背部由下至上轻拍，持续约10分钟。这种方法可以舒畅胸中之气，有健肺养肺之功效，并有助于体内痰浊的排出，且可通脊背经脉，预防感冒。

冬季气候寒冷，寒气通于肾，就是说寒邪首先侵袭人的肾。冬季在五行属水，为肾主令，人体五脏中，肾为阴脏，属水，寒气又通于肾气，所以冬季人们最易患的是肾病，如肾衰、肾炎、水肿等。因此冬季养生最重要的是要养肾。冬季养肾，在饮食上要少食咸、硬、生冷的食物，多食黑色食物，如黑芝麻、黑豆等。黑色入肾，黑色食物能够在冬季滋补肾气，帮助你健体强身。此外，还有冷面、温齿、热足三种方法是养肾的妙法。

冷面 即用冷水洗脸。冷水是指水温20℃左右的水。冷水洗脸，可提神醒脑，早晨以冷水洁面，可使大脑兴奋，还可以促进面部血液循环,增强机体抗病能力。冷水的刺激可以改善面部组织的营养供应,增强面部皮肤的弹性。

温齿 中医认为"齿为肾之余",保护好牙齿就是保护好肾。温齿,即用温水刷牙和漱口。温水是指水温35℃左右的水。牙齿和牙龈在35℃左右的温度下,才能进行正常的新陈代谢。

热足 即临睡前用热水洗脚泡脚。热水是指水温在45℃~50℃的水。常言道"寒从脚下起",就是说双足供血不足,热量较少,保温力差。所以,每晚应坚持用热水洗脚泡脚,促进全身的血液循环,增强防病能力,消除疲劳和改善睡眠。

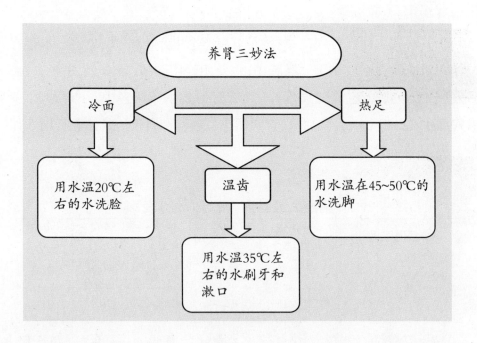

了解了五季与五行的对应关系,也了解了五季的气候特征和易患疾病,就可以选择食用与之对应的五行食物及养生保健方法,这样做到有备无患,就可以收获四季健康的大礼。

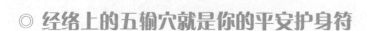

◎ 经络上的五输穴就是你的平安护身符

讲到经络，大家都知道我们人体有十二条正经，在每一条经脉上都有数量不等的穴位。那么何为五输穴呢？所谓"五输穴"是指十二经脉各经分布于肘膝关节以下的五个重要输穴，即井穴、荥穴、输穴、经穴、合穴。如果说人体的十二条正经就像一个城市的十二条重要干道，那五输穴就是每条道路上五个最关键的路口。遇到交通堵塞的时候，疏通关键路口是快速恢复交通顺畅的关键。由此可知，五输穴对于疏通瘀堵、畅通经络起着非常重要的作用。所以说，经络上的五输穴就是我们的平安护身符。

五输穴也称五行穴位，既然是五行，当然就与木、火、土、金、水存在相互对应的关系。在十二经脉中，六条阴经中，井穴属木，荥穴属火、输穴属土，经穴属金，合穴属水；在十二经脉的六条阳经中，井穴属金，荥穴属水，输穴属木，经穴属火，合穴属土。经脉和穴位的具体五行属性如下表：

阴经之五输穴（五行穴位）表

经脉名称	井穴（木）	荥穴（火）	输穴（土）	经穴（金）	合穴（水）
足厥阴肝经（木）	大敦	行间	太冲	中封	曲泉
手少阴心经（火）	少冲	少府	神门	灵道	少海
足太阴脾经（土）	隐白	大都	太白	商丘	阴陵泉
手太阴肺经（金）	少商	鱼际	太渊	经渠	尺泽
足少阴肾经（水）	涌泉	然谷	太溪	复溜	阴谷
手厥阴心包经（相火）	中冲	劳宫	大陵	间使	曲泽

阳经之五输穴（五行穴位）表

经脉名称	井穴（金）	荥穴（水）	输穴（木）	经穴（火）	合穴（土）
足少阳胆经（木）	足窍阴	侠溪	临泣	阳辅	阳陵泉
手太阳小肠经（火）	少泽	前谷	后溪	阳谷	小海
足阳明胃经（土）	厉兑	内庭	陷谷	解溪	足三里
手阳明大肠经（金）	商阳	二间	三间	阳溪	曲池
足太阳膀胱经（水）	至阴	通谷	束骨	昆仑	委中
手少阳三焦经（相火）	关冲	液门	中渚	支沟	天井

有的朋友可能会问："你说这个穴属火，那个穴属水，这是什么意思呢？这属水属火的究竟是怎么规定的呢？"按照五行学说，肺、大肠属金，心、小肠属火，肝、胆属木，脾、胃属土，肾、膀胱属水，心包、三焦也属火。每条经络上的穴位，一方面同属于这条经络的属性，如肺经的穴都有肺经的"金性"；另一方面，每条经还依五行（木、火、土、金、水）各自构成五个特定穴（井、荥、输、经、合），叫"五输穴"。"输"就是传导的意思，古人最善比喻，把经络的传导比喻为水流从小到大，从浅入深的变化过程。《灵枢·九针十二原》指出："所出为井，所溜为荥，所注为输，所行为经，所入为合。"这是对五输穴经气流注特点的概括。下面给大家简单说一下五输穴各自的含义。

井穴多位于手足上端，喻作水的源头，是经气所出的部位；荥穴多位于掌指或跖趾关节之前，喻作水流尚微，尚未成大流，是经气流行的部位；输穴多位于掌指或跖趾关节之后，喻作水流由小到大，由浅注深，是经气渐盛的部位；经穴多位于腕踝关节以上，喻作水流宽大，畅通无阻，是经气正盛的部位；合穴位于肘膝关节附近，喻作江河水流入湖海，是经气由此深入，进而汇合于脏腑的部位。

五输穴以"井、荥、输、经、合"来说明经气由四肢末端向心脏方向流注于肘膝关节，经气由微至盛，由浅入深，汇入脏腑的过程。

有的朋友可能会说："五输穴的这些属性这么复杂，怎么记得住啊？"其实大家根本不需要去记。五输穴在一条经络中的功能，就像是一个公司里不同部门主管的作用，中医经典《难经》上说："井主心下满，荥主身热，输主体重节痛，经主喘咳寒热，合主逆气而泄。"

井主"心下满"，心下满是指胃脘部痞满，郁闷之症。五脏六腑皆有可能成为心下满的原因，如果因脾胃不和引起，可刺激脾的井穴"隐白"，胃的井穴"厉兑"；若因肝气郁结引起，可刺激肝经的井穴"大敦"；若因大便不通引起，可刺激大肠经的井穴"商阳"。

荥主"身热"，身热可理解为"上火了"，如发烧，咽喉肿痛，可选肺经荥穴"鱼际"；口疮，小便短赤，可选小肠经荥穴"前谷"；口臭，大便燥结，可选胃经荥穴"内庭"；心烦不眠，五心烦热可选心经荥穴"少海"；牙龈肿痛，眼红赤，可选三焦经的荥穴"液门"。各经络的荥穴可以配合使用，祛热效果更佳。

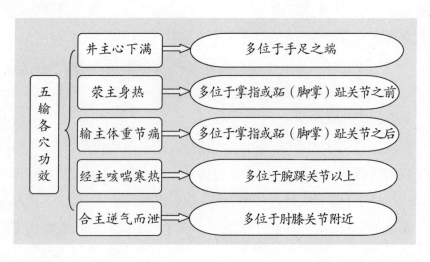

输主"体重节痛"，体重节痛是指浑身酸懒，身体倦怠，关节疼痛。如膝关节肿痛，行走困难的，可选肝经输穴"太冲"，胆经输穴"足临泣"；上肢关节痛，可选肺经输穴"太渊"，心包经输穴"大陵"；白天倦怠嗜卧，无精打采，可选脾经输穴"太白"，肾经输穴"太溪"；若是感冒引起的肢体酸痛，可选膀胱经的输穴"束骨"，胃经的输穴"陷谷"。输穴具有健脾祛湿，舒筋活络，祛风止痛的功效。

经主"咳喘寒热"，咳喘寒热是说经穴善治咳喘之症，且无论是寒性、热性还是阴虚、发热的咳喘，都可选择经穴治疗。《内经》上说："五脏六腑皆令人咳，非独肺也。"如外感咳嗽，可选肺经的经穴"经渠"和膀胱经的经穴"昆仑"；肾虚的咳喘，可选肾经的经穴"复溜"；肝火旺引起的咳嗽可选三焦经的经穴"支沟"；肺气不足的咳喘，可选脾经的经穴"商丘"。经穴有清肺化痰、理气镇咳之效，平日可作为保养肺脏和预防咳喘的要穴。

合主"逆气而泄"，若胃气上逆则呕吐，可选胃经合穴"足三里"；胆汁上逆则嘴苦，可选胆经合穴"阳陵泉"；肺气上逆则咳喘，可选肺经合穴"尺泽"；脾虚便溏腹泻，可选脾经合穴"阴陵泉"；肾虚遗尿，遗精，可选肾经合穴"阴谷"。《灵枢·四时气》中说："邪在腑取之合"；《内经·咳论》说："治腑者治其合"，都是在强调合穴善治脏腑之病。

五输穴的效用非常广泛，这里只是简单地略述其一二，让大家有一个简单的印象。知道了穴位的五行，就可以试着用在日常保健上了。

第7章　心脏之五行养生

心脏是人们最重要的器官，心跳不停，我们追寻生活健康的脚步就不能停。想要过健康舒适的生活，首先就要先学会养护我们的心脏，在保养好心脏的同时，我们还要重点保养好肝和肾。因为在五行中，心属火，肝属木，养好了肝，肝木就能生心火。另外，肾属水，水克火，肾养好了水火才能交融平衡。

◎ "面子"好全是心脏的功劳

在丰富的中文词汇里"面子"一词是一个古老的概念，大凡人们提到此二字都是指某人的尊严、人格和威望而言的。但凡是人，骨子里就都存在爱面子的天性，谁都想让别人在背后夸个好，谁都担心被别人戳脊梁骨。所以人们千方百计地维护自己的形象，保护自己的面子。

这个"面子"虽然代表着作为一个人的人格和尊严，但大多数时候也与虚荣联系在一起，需要许多物质的东西作支撑。在这里我所要讲的这个"面子"主要是指人们可以看得见的那张脸，而不是指看不见，摸不着的脸面。

看不见的"面子"需要物质作支撑，那么摸得着的"面子"又需要什么来维护呢？中医讲"心其华在面"，"华"就是光彩的意思，也就是说人的脸是心的代言人，心脏有一丁点儿毛病，脸就会毫无遮拦地"说"出来。人体的面部是血脉比较丰富的体表部位，从面部色泽的变化，可以测知心气的盛衰。所以说，我们的脸就像一面镜子，通过它我们可以将心的情况一览无余。心的功能正常，血脉充盈，循环畅通，面部色泽就表现为红润而有光泽。如果心气虚弱，鼓动乏力，或心血不足，血脉不充，则面色就会变得淡白无华；心血瘀阻，血行不畅，又常见唇面青紫，心血暴脱，气随血亡，则面部色泽改变更为明显，正如《灵枢·决气篇》所说，"血脱者，色白，天然不泽"。可见，"面子"好坏的问题，其实就是心脏好坏的问题。如果"面子"差，那就是心脏的罪过，如果"面子"好，那也全是心脏的功劳。

有一个好"面子"，不但是健康的标志，更是每一个人的愿望，尤其是对于女性来说，面色红润有光泽就会让其更加妩媚动人，令其魅力大增。因此，想要有一个好"面子"，就要重视心脏的保养。

保养心脏我们先要了解心脏的结构和功能。心脏是在胸腔之中，肺下膈上，隐藏在脊柱之前，胸锁关节，胸骨柄、胸骨体、剑突等骨骼之下的一个重要的脏器。心脏呈尖圆形，色红，中有孔窍，外有心包络围护，心居其中。《难经·四十二难》说："心重十二两，中有七孔三毛，盛精汁三合。"这里所说的"七孔"，是指四个心腔和主动脉、肺动脉，上下腔静脉汇合的静脉窦等七个孔腔。"三毛"，是指乳头肌与瓣膜之间的腱索。"盛精汁三合"，是指心腔中的容血量。《灵枢·胀论》中说："膻中者，心主之宫城也。"这里所说的"膻中"，是指人体胸腔之中，两乳之间的部位。"心主"是指围护心脏的心包络。《医宗必读》中说："心象尖圆，形如莲蕊……心外有赤黄裹脂，是为心包络。"这进一步说明了心、心包络、膻中的部位和形象。可见心脏之外有心包络围护，心与心包络的外面，有膻中为之宫城。

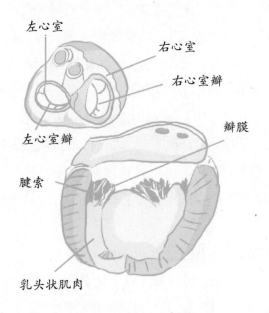

左心室

右心室

右心室瓣

瓣膜

左心室瓣

腱索

乳头状肌肉

心脏的横切面

脏象学说里的心，除了指上述主持人体血液循环的实质性心脏之外，还把脑接受和反映外界事物，进行意识、思维、情志等精神活动，也归属于心。前人为了对二者加以明确的区分，便将前者称之为"血肉之心"，而把后者叫做"神明之心"。如《医学入门》说："有血肉之心，形如未开莲花，居肺下肝上，是也。有神明之心……主宰万事万物，虚灵不昧，是也。"

中医认为，心的主要功能有二：一是心主血，为人体血液循环的枢纽和动力；二是心藏神，为人体生命活动和进行意识、思维、情志等精神活动的中心。

心脏是人们最重要的器官，心跳不停，我们追寻生活健康的脚步就不能停。想要过健康舒适的生活，首先就要先学会养护我们的心脏，到底养心要怎么做呢，下面我给大家介绍几个好方法。

适宜运动

运动对心脏的保健有重要作用。有氧运动的目的在于增强心肺功能,增加心肺的耐力。有氧运动时,血液可以供给心肌足够的氧气,氧气能充分分解体内的糖分,增强和改善心肺功能,还能预防骨质疏松,调节心理和精神状态。快步走和太极拳都是不错的运动方式。

（1）快步走

每天步行约3公里,时间在30分钟以上。每周运动5次左右。这样坚持运动可以提高心肌收缩力,消退冠状动脉粥样硬化,同时控制血压,调节血脂,调控血糖。

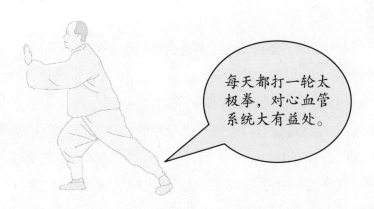

每天都打一轮太极拳,对心血管系统大有益处。

（2）太极拳

太极拳的重点在于"呼吸调整,全身放松"。每天都打一轮太极拳,对心血管系统大有益处。太极拳是大小腿肌肉群的高功能运动,使人体如同增加了许多小水泵,帮助心脏工作,即减轻了心脏负担。由于太极拳重视人体下盘功力训练,有利于气血下行,调整人体上盛下衰的状态,有防治血压高、抗衰老的功能。

以德养心

养生始于养德,那些人际关系处理得好,随时随地都乐于做好事,肯牺牲自己利益,肯于助人为乐者,比那些为蝇头小利而争吵不休,为人固执、性格孤僻,斤斤计较的人,更为长寿。专家说,良好的心理和精神状态能促进体内分泌更多的有益激素、酶类和乙酰胆碱等,这些物质能把血液的流量、神经细胞的兴奋性调节到最佳状态,使心脏和血管保持良好的功能。

心态平和

无论对什么年纪的人来说,不良的情绪都是非常不利的。人的情绪一旦紧张、激动,会使得交感神经兴奋,儿茶酚胺含量增加,结果使心跳加快,血压升高,心肌耗氧量亦明显增加,加重冠心病、心衰患者的病情。更严重的是,这些变化有时会导致致死性的心律失常,引起心脏骤停。

大喜大怒都是忌讳的。中医学认为,暴喜伤心,心气涣散,会出现一系列心气不足的症状,如心悸、乏力、胸闷气短、脉结代等;严重者则会出现冷汗不止,四肢不温,脉微欲绝及心悸、胸闷、胸痛等心阳欲脱的症状。此种变化类似于冠心病心律失常、心源性休克等。相反,怒则气逆,气的运行受阻。气为血之帅,气行则血行,气滞则血瘀,气滞血瘀的结局是不通,不通则痛。大怒导致的一系列反应,类似于冠心病心绞痛或急性心肌梗死等。由此可见,保持健康的心理状态对我们每个人都十分重要。

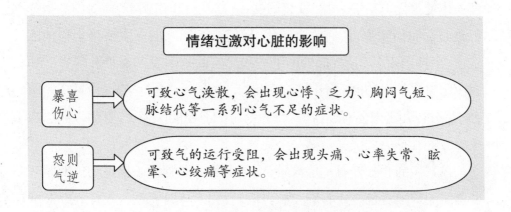

古人提倡"和喜怒而安居处,节阴阳而调刚柔"。这可以说是保养心脏的座右铭。生活中,要经常与人交往,通过交谈、来往,了解社会,了解环境,体会到自己是社会中的一员。老年朋友还可根据自己的爱好,种花、养鱼、下棋、书画,以此陶冶性情。

此外,练一练静坐吐纳功也可以调养心神,稳定情绪。其具体做法是:

端坐,挺胸收腹,下颌内收,将右手放于左胸的心前区,闭合双目,使精神进入宁静状态。慢慢地调节呼吸,使呼吸速度缓慢而深沉,右手顺时针地轻摩心脏,一呼一吸为一息,一息按摩一圈,共按摩 36 圈。此法可稳定情绪,运行气血,调养心神。

在保养好心脏的同时,我们还要重点保养好肝和肾。因为在五行中,心属火,肝属木,养好了肝,肝木就能生心火。另外,肾属水,水克火,肾养好了水火才能交融平衡。

◎ 心包经上的五输穴是护心的卫士

心脏号称君主之官,作为一家之主、一国之君,压阵五脏,统合生命。

使人体能够随时应答自然、社会的变化,并及时作出调节、应对的总指挥就是心。我们知道,任何一个朝代、任何一个国家的君主要想坐稳他的王位,主持国家的朝政,都少不了一些忠实的护卫者的支持和保护。如同中国象棋护卫帅府的不仅有能攻能守的"车""马""炮",而且在内圈有"相",在九宫内还有贴身的"士"专司护卫职能。那么,身为人体总指挥的心脏其护卫之臣又是哪一个呢?

在我们的心脏外有一层薄膜,中医上称此薄膜为心包。心包就像一个忠实的护卫者包裹着心脏,当有外邪侵犯人体时它就要代替心脏去承受侵袭。因为心包保卫着心脏,能够代心受过,替心受邪,所以心包经也理所当然地成为人体十二经脉中的一条护心大脉。

中医认为,"邪气犯心,必先犯心包",也就是说病邪要想侵犯你的心脏,必须先过心脏的"贴身侍卫"——心包经这一关。心脏如果有这样那样的毛病,一般都是先反映在心包经上。所以,中医在调理心脏的病症时,通常也是先启用心包经上的穴位。尤其是心包经上的五输穴,个个都身手不凡。

心包经上的五输穴对于我们养护心脏到底都有哪些作用呢?下面为大家来逐个介绍一下。

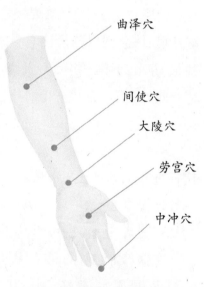

曲泽穴

间使穴

大陵穴

劳宫穴

中冲穴

心包经五输穴穴位图

中冲穴(井穴)

中冲穴是手厥阴心包经的井穴,具有苏厥开窍,清心泄热的功效。该穴定位在手中指末节指端中央,也就是我们平时说的中指尖的位置。

"中"与外相对,指穴内物质来自体内心包经。"冲",冲射之状也。该穴名意指体内心包经的高热之气由此冲出体表。本穴物质为体内心包经的高热之气,在由体内外出体表时是冲射之状,故而得名。本穴属木。属木是指本穴气血运行变化表现出的五行属性。本穴物质为体内心包经外出体表的高热之气,此气外出体表后急速散热降温。这个穴位可以用指甲掐,效果非常明显。中冲是泻心火的要穴,长口疮了,心火旺了,就可以揉它。中冲穴还是急救的要穴,心脏病发作时,来不及服用速效救心丸或硝酸甘油时,按摩中冲穴可以为急救争取时间。

中冲穴的作用

清心泻热

苏厥开窍

中冲穴可以用指甲掐,此穴是是泻心火的要穴,长口疮了,心火旺了,就可以揉中冲穴;用力要轻柔,次数不限。

劳宫穴(荥穴)

劳宫穴是手厥阴心包经的荥穴,五行属火,具有清心火,安心神的作用,善于清心胃之火,开窍醒神,安神宁心,健脑益智,主管心脏,控制血压。劳宫穴,位于手掌的中间,是运动最多的地方。取穴时,微握拳中指尖下压的地方即是。"劳宫"有劳累以后到宫殿里休息的意思,所以劳宫穴还是给心脏补足气血十分快捷的穴位。如果觉得心里有点劳累了、有点慌乱了、有点紧张了,也可以揉揉劳宫穴。在古时候,当读书的学生在学习时打瞌睡或是不认真学习的时候,私塾先生常用打手板的方式来教导学生,学生因此也会特别警醒,实际上就是与刺激了手心的劳宫穴有关。劳宫穴还是治疗失眠的一个要穴。尤其是心理压力比较大而引起失眠时,要多揉劳宫穴。劳宫穴还可以调节心律,心跳快的它可以减缓,心跳过慢的它又可以增加心律,具有双向调节的作用,所以它对于人体的情志调节,心血供应调节都是一个很有功效的穴位。有些人在工作劳累的时候,会表现得烦躁不安、心情不好,这时指压劳宫穴就有去心烦的作用。

劳宫穴的作用

清心火

安心神

劳累了、紧张了、慌乱了、心烦了,揉揉劳宫穴很快就能缓解疲劳,平复心情。

大陵穴(输穴)

大陵穴为心包经的输穴,大陵,意为"大土山",是说此穴生土最多。此穴在五行属土,而土对应的脏腑是脾脏,由此可见,大陵还是健脾要穴。大陵穴的位置在腕横纹的中点处,掌长肌腱与桡侧腕屈肌腱之间。取穴时,仰掌,在掌后腕横纹正中取穴,以中指为直线与腕横纹交点,两筋之间凹陷中取穴。大陵穴善治口臭,口臭源于心包经积热日久,灼伤血络,或由脾虚湿浊上泛所致。

有的人嘴里老有味道,像口臭似的有点发腥,这通常是心血管有瘀血阻滞所致,并不是肠胃的问题,这个时候揉这个大陵穴就可以治疗口臭。按摩大陵穴还可以治疗头痛,比如最近工作太忙了,事情太多了,这种压力造成的头痛,揉揉大陵穴就很见效。

间使穴(经穴)

间使穴为心包经的经穴,间有臣使之意。因为心为君主之官,心包络系心主之脉,由心主宰,而间使穴对心与心包络,心包络与三焦之间,负有调和气血之使命,故称"间使"。间使穴在五行属金,有宁心、安神、宽胸的作用。心包经主血分病,间使穴为经金穴,偏主气分病,因此本穴为"血中之气穴",有明显的行气活血止痛效果,善于治疗气血深结之痼疾。间使穴位于前臂掌侧,腕横纹上 3 寸(也就是大陵穴上 3 寸的位置),在曲泽与大陵的连线上。

间使穴具有通畅心络、宁心安神的功效,临床常用于治疗心血瘀阻、心神不宁所致的病症,如心悸、心痛、癫狂、痫症等。间使穴长于行气散滞,故凡因情志不和、气机不畅所致的病症都可以按摩间使穴来改善。

曲泽穴(合穴)

曲泽穴是心包经的合穴,该穴位于肘横纹中,当肱二头肌腱的尺侧缘。取穴时,掌心向上,屈臂时在肘横纹处有一条筋,穴位就在紧贴这条大筋右边的凹陷处。在五行中心包经属火,曲泽穴属水,可达到降温去火,阴阳平衡之效。"肝风内动"之症如心胸烦热、头昏脑涨、筋肉痉挛、手足抽搐、高血压、冠心病等都可以通过按摩它来调节。如果您最近脸色苍白,皱纹突然多起来了,而且经常感到心慌,睡觉也不踏实,每天敲打曲泽穴(合水穴),可使心脏保持安宁,心血流通顺畅,面色就会变得红润水灵,皱纹就会减淡甚至退去。

曲泽穴的作用

降温去火

平衡阴阳

心胸烦热、头昏脑涨、高血压、冠心病等都可以通过按摩曲泽来调节。每天敲找曲泽穴(合水穴),可使心脏保持安宁,心血流通欢畅,而色红润水灵。

心包经上的五输穴就像是心脏身边最忠实的卫士，可以帮助心脏抵御外来邪气的干扰。因此，我们要养护好我们的心脏就要经常按揉心包经上的这些穴位，给心脏以力量，消除隐患，使心脏高枕无忧。说到这里，有的朋友可能有点着急，因为担心自己找不准穴位；也有的朋友不想花心思去记穴位的位置和具体功效。那这时应该怎么办呢？不必着急，我们不必费心去记穴位和找穴位，只需每天沿着心包经慢慢按压，找到最酸、最痛或摸着有疙瘩的地方，重点加以按揉、敲打、拔罐或刮痧就可以了。

大家要记住，越是按压的时候明显感觉酸痛、有疙瘩的地方，越要多多按揉或敲打。等到酸痛感和疙瘩消失，也就说明心包经通了，就像交通堵塞终于疏通了，那么心脏往身体各个部位供血的道路就畅通无阻了。

◎ 心经五输穴忠实护卫心脏的健康

现如今，追求健康长寿，提升生命质量已成为许多人的人生目标。心脏作为人体最重要的脏器，自然成为人们重点的养护对象之一。但是如何才能养护好我们的心脏呢？有的人说要吃对心脏有益的食物，有的说要多做运动，还有的说要保持平和的心态。当然这些方法对养护心脏的确都很有效。不过，还有一个最为有效的方法很多人却不知道。什么方法呢？那就是运用心经上的五输穴。

我们知道，手少阴心经是络于心脏的一条经脉，而中医认为心为"五脏六腑之大主"，是"主神"的，"神"可以简单地理解为"神智、精神"。所以，情志方面的问题，包括思虑方面的问题，神志方面的问题，睡眠方面的问题，还有感情纠葛方面的问题就都与心经直接有关系，所以心经是调节心理的一条经络，也是安心养神的一条大脉。

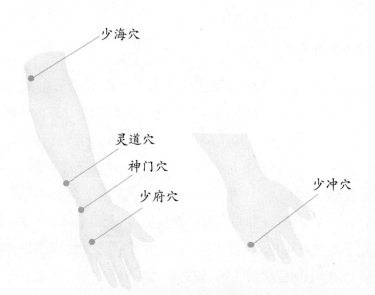

少海穴

灵道穴

神门穴

少府穴

少冲穴

心经五输穴穴位图

　　经常敲打心经不仅有安神的作用,对于维护心脏的健康也十分有利。如果循手少阴心经按揉可以放松上臂肌肉,疏通该经的经气;点揉和弹拨经脉上的重点穴位可以预防和主治心血管疾病,如冠心病、心绞痛、心动过缓等,还可以治疗神经及精神疾病(如失眠健忘、神经衰弱)以及经脉所过的肌肉痛。有的人手掌心老是发热,手掌出汗,敲打心经也可以调治。

　　心脏的健康关系着人体的生命,古代的中医将其比喻为一国之君。我们知道,古代的皇帝,都有御林军忠实地护卫他的安全,帮他防御外来之敌、对抗内部之乱、保卫皇室安全。我们的心经也和御林军一样,是心脏最忠实的护卫者,尤其是该经上的五输穴就像心脏的贴身护卫一样,可以帮助心脏抵御外邪内鬼,只要我们善于运用,那么心脏就可以长久地保持活力和健康。

　　心经上的五输穴到底都有哪些功效呢?下面我们来看一看心经五

输穴的具体作用。

少冲穴（井穴）

少冲穴在小指末节桡侧，距指甲角 0.1 寸处，是心经的井穴，井穴主治心下满。少冲穴为治疗痰盛不省人事的十井穴之一，临床用来急救中风不省人事、卒暴昏沉、心烦胸闷、舌强、发热。少冲穴五行属木，木生火。《黄帝内经》言："虚则补其母。"本穴可补益心气，宁神安志。当感觉有心悸、心痛、胸胁痛等症状时，以大拇指指甲尖按压在少冲穴上，食指按住小指另一方，拇指行顺时针揉按，由轻到重，反复几次。一般经 5 分钟后，前述之症状就可以得到缓解。如果用于中风急救，则用三棱针点刺放血法。先将小指揉搓数十次，使之充血。取少冲穴，常规消毒后，用小三棱针或 28 号毫针，针尖略斜向上方，刺入 1 分深。疾刺疾出，以出血为宜。若未出血者，医者可用拇指沿患者小指向少冲穴推压令其出血。值得注意的是，此法需专业人士方可操作。

少府穴（荥穴）

少府穴是心经的火穴，可以发散心经火气，所以一切心经的湿热症、火症都可以通过少府来调节。比如说舌尖上起了一个泡，而且小便黄赤，就是心火下不去了，通过揉少府就可以把心火降下去。少，阴也；府，府宅也，少府之名意指本经气血在此聚集，少阴也就是心脏，所以少府就是心脏之府，直接可以调节心脏的一个穴位。少府穴主治先天性心脏疾患，如果有先天性心脏问题，一定要经常按摩一下少府穴，而且按摩的时候你会感觉很痛，经常轻柔地去按摩它就可以增强你心脏的功能。少府这个穴位，怎么去找呢？咱们把手轻轻地攥拳，小指尖所对的地方就是少府的位置了。

神门穴（输穴）

神门这个穴位顾名思义,就是安定心神的一个门户。虽说整个心经都是用来安定心神的,但是神门穴用来安定心神的作用更强,通过刺激神门穴就可以增强你的睡眠。在临睡觉之前,点按神门就会有一种困意,为什么会有这样的情况出现? 因为这个穴是原穴,原穴穴性属土,五行当中火生土,脾在五行当中属于土。中医有句话叫"胃不和则寝不安",如果睡觉的时候胃肠的供血不足,消化力不足就会腹胀,就会引起睡眠不好,通过按摩神门,就可以把心脏烦热过多的气血补到脾胃上去,让脾胃气血充足,增进了消化的能力,觉也就能睡安稳了。同时,也能把心火泻掉了。

神门穴的作用

安定心神

泻除心火

整个心经都是用来安定心神的, 但是神门穴用来安定心神的作用更强, 通过刺激神门穴就可以增强你的睡眠。按揉此穴时, 力量不需要太大, 也不必追求酸胀感。

在生活中,有些人吃一点东西就觉得难以消化,这其实不是脾胃本身的问题,而是心脏给脾胃的供血差了,也就是胃动力不足,点按神门穴就可以把心脏的血液转到脾胃去。神门穴还有一个好的作用就是可以治疗晕车。肠胃功能弱的人坐车往往较易晕车,那是因为消化不下去,浊气上来了,这时候点按神门,把过多的血液补到肠胃上去,气血充足了,肠胃就能安定了,晕车的现象就会消失。神门有这么多功效,所以我们一定要记住这个穴位。神门穴的位置在手腕部位,手腕关节手掌侧,

尺侧腕屈肌腱的桡侧凹陷处。按揉此穴时,力量不需要太大,也不必追求酸胀感。

灵道穴（经穴）

灵道穴位于人体的前臂掌侧,当尺侧腕屈肌腱的桡侧缘,腕横纹上1.5寸（食指和中指并拢两横指就是1.5寸）。灵道穴最大的功效就是预防房颤、早搏,还可以减缓心律,比如心跳过速了,赶紧点按灵道,心跳就会趋于平缓。有的人心里很烦躁或坐立不安,这种情况多点按灵道就可起到平静心神的作用。灵道穴对于患有慢性心脏病的人来讲是非常重要的,平常要多揉一下进行保健。

少海穴（合穴）

少海穴是心经的合穴,合治内腑,所以它对心脏的整个调节非常有好处,而且它穴性属水,心经本身是属火的,肾属水,所以这个穴位是和肾相通的。有很多人夜里老睡不踏实,不是多梦就是睡眠很浅,这在中医有个名词叫心肾不交,心肾不交就会造成五心烦热,这个时候按摩少海穴就可以交通心肾。另外,心肾交通了,人体的气血就会变平和,也可以起到减缓心律和降低血压的作用。少海穴在肘横纹边缘处（肘横纹内侧端与肱骨内上髁连线的中点处）。

```
                        ┌─────────────────┐
                        │    少海穴的作用    │
                        └─────────────────┘

  ┌──────────┐      ┌────────────────────────────────────┐
  │  交通心肾  │      │ 少海穴是心经的合穴,合治内腑,所以它对心脏的整 │
  └──────────┘      │ 个调节非常有好处,而且它穴性属水,心经本身是属 │
                    │ 火的,肾属水,所以这个穴位是和肾相通的。      │
  ┌──────────┐      │                                    │
  │  减缓心律  │      │                                    │
  └──────────┘      └────────────────────────────────────┘
```

如果说心包经上的五输穴对于心脏有着很好的护卫作用的话,那么心经上的五输穴对于心脏来说就算得上是最贴身的保镖,最值得信赖的心腹。

◎ 小肠经是心脏健康的镜子

在五脏六腑中,心与小肠是互为表里的关系,它们彼此之间相互帮助,也相互影响。心为火性,小肠在五行里也属火。我们知道,小肠是腐熟水谷、吸收精微的主要地方。小肠为丙火,小肠的火是心传输给它的,心为君火,如高空的太阳,心火通过胆气下降,将火传送给小肠,小肠有了这个能量才能腐熟水谷,食物之中的精微物质被吸收送给心肺,食物残渣送入大肠,无营养的水通过油膜三焦进入膀胱。如果心之君火没有传输给小肠,则食物就会堵塞到小肠中无法下行,而胃中也会感觉堵,出现不想吃饭、恶心等症;心火不下降,积累到上焦形成火,就会出现口苦咽干的情况。假如心火的热力不足,则食物不能完全消化就传输给大肠排出体外,这就是完谷不化,会出现大便稀溏;假如心火的火热太过,则食物就过度的腐化,形成热痢。所以拉肚子并不都是寒证。如小肠火力太过还会出现小便量少而黄赤,甚或小便疼痛、排便费力等情况。

所以说,小肠消化能力的强弱也反映了心脏的情况。在人体的十二经脉中,小肠对应的手太阳小肠经与手少阴心经也是表里关系,当心脏出现问题时,小肠经就会有反应。那些天天守在电脑旁的朋友们,常常被肩背酸痛困扰,甚至还会出现手麻。发作时,首先是肩膀酸痛,而后是背痛,接着出现颈部的不适及手发麻。出现这些情况后,很多人会选择用推拿按摩的方法来改善。当时还行,可过不了几天,不适的感觉又出现,这是什么原因呢? 因为这不单是颈、肩、背局部气血不畅的问题。如果你对照一下小肠经的循行路线及自身疼痛的位置,就会发现这些疼痛的部位刚好是小肠经的循行之处。

　　为什么会这样呢？这是因为心脏供血不足，造成小肠经的气血虚弱引起的。为什么这么说呢？下面我就跟大家讲讲其中的缘由。肩膀出现酸的情况是气血不足的缘故，由于气血不足，血液的流动就会缓慢进而瘀滞，这时就会出现痛的感觉，正所谓"不通则痛"。血液停滞，再加上长期固定姿势不变，新鲜的血液无法及时供应，肩部的肌肉、筋膜就会变得僵硬疼痛。缺乏气血供养的肩膀就好像缺水少粮的边关军队，自然难以抵御外界风寒的侵袭。所以只要偶遇风寒，就会出现落枕、肩周炎等病症。所以说，落枕、肩周炎都不是哪一天得的，而是早已酝酿多时了，风只不过是导火索罢了。

　　有的人脾气很急，总是心烦气躁，动辄就要与人争吵叫嚷，中医认为是心火亢盛，由于火气太大，无处宣泄，结果小肠经就会肿胀、硬痛。顺着小肠经就会牵连到耳朵、喉咙、脖子、肩膀、肘臂、手腕、小手指，造成这些地方的疼痛或麻木。所以说，小肠经就好比一面反映心脏能力的镜子。通过了解心脏和小肠经的表里关系，我们不但能预测心脏的功能状况，还能够通过调节小肠经来治疗心脏方面的疾患。

　　比如要考察心脏供血的情况，有一个很简单的方法，在我们胳膊肘的略下方有一根"麻筋"。在小的时候，打闹玩耍时一旦碰到它，就会如触电般一麻到手。这条"麻筋"就是小肠经的线路，你用拳头打一下这"麻筋"，如果一麻到底，证明你心脏供血的能力还是不错的。如果只痛不麻，那说明你的心脏已经存在供血不足的情况了。另外还有一个更简单的测试法，就是行个军礼，再来看看上臂靠近腋下的肌肉会不会很松弛，松弛就是此处气血供应不足了。所以，很多时候，上臂内侧松松垮垮的肉，不是靠减肥和练习举哑铃就能够解决问题的。好好关注你身体里心脏的晴雨表——小肠经，才是真正的解决之道。

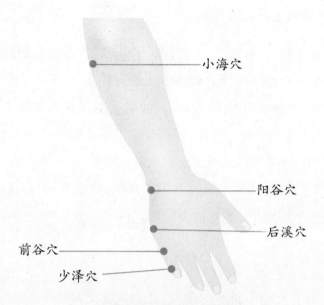

小肠经五输穴穴位图

有的朋友会问,关注小肠经是不是就要把所有的穴位都记住呢？其实不用,因为小肠经上共有 19 个穴位,要一一记住不是一件容易的事,我们只需记得该经上的五输穴,并好好加以利用就可以了。

下面我们来看一看小肠经上的五输穴具体都有哪些作用:

少泽穴（井穴）

少泽穴是小肠经的井穴,在五行属金,该穴对于治疗乳腺炎、乳汁分泌不足、神经性头痛、中风昏迷、精神分裂症等病症都十分有效。患有乳腺炎的女性,每天用力按揉少泽穴 20 分钟,一个星期后,症状即可有所缓解。少泽穴位于手小指末节尺侧,距指甲根角 0.1 寸的部位。喜欢看武侠小说或是武侠剧的朋友,对这个穴位一定不会陌生。因为在金庸先生的武侠小说《天龙八部》中,对段誉运用六脉神剑中的少泽剑一节描绘得可谓出神入化,令许多武侠迷们非常向往。

前谷穴（荥穴）

前谷穴是小肠经的荥穴，在五行属水，该穴名意指小肠经经气在此散热冷降。本穴物质为少泽穴传来的天部湿热水气，至本穴后散热化雨冷降，所作用的人体部位为胸腹前部，故名。前谷穴的作用主要是升清降浊，如果你是属于阴虚火旺的体质，又吃了辛辣刺激的东西，那么咽喉和脸颊肯定很容易肿痛，这时在前谷穴针刺放血3~5滴的话，肿痛第二天就可以消失。前谷穴位于人体的手掌尺侧，微握拳，当小指本节（第5指掌关节）前的掌指横纹头赤白肉际处。

后溪穴（输穴）

后溪穴为手太阳小肠经的输穴，又为八脉交会之一，通于督脉。后溪穴在五行属木，有舒经利窍、宁神之功，可预防驼背、颈椎、腰部、腿部疼痛，也有保护视力、缓解疲劳、补精益气的功效，非常适合经常坐在电脑前的上班族、发育中的孩子。后溪穴要怎么找呢？把手握成拳，在第5掌指关节后的远侧掌横纹头赤白肉际处即是（即把手握拳，掌指关节后横纹的尽头就是该穴）。如果你坐在电脑面前，可以把双手后溪穴的这个部位放在桌子沿上，用腕关节带动双手，轻松地来回滚动即可达到刺激效果。在滚动当中，它会有一种轻微的酸痛感。这个动作不需要有意识地去做，每天抽出三五分钟的时间来，随手动一下即可。坚持下来对颈椎、腰椎有着非常非常好的疗效，对保护视力也有好处。

阳谷穴（经穴）

阳谷穴是小肠经的经穴，五行属火，该穴具有明目安神、通经活络、去心火的作用。现在很多年轻人都爱吃吃火锅、烧烤，再加上整天熬夜加班，很容易引起口腔溃疡，也就是我们常说的心火旺盛引起的口腔溃疡。要消除心火上炎引起的口腔溃疡首先要解决的就是去心火的问题，这时阳谷穴就可以帮上忙。阳谷穴位于人体的手腕尺侧，当尺骨茎突与三角骨之间的凹陷处。按摩阳谷穴的时候，用力要适宜，不要太大，只需用大拇指轻轻拨动就可以了，每次3分钟，每天三四次，轻轻松松就可以让你的口腔溃疡渐渐消失，重新和朋友一起大快朵颐。

小海穴（合穴）

小海穴是小肠经的合穴，在五行中属于土。中医典籍中，对小海穴有不少描述，如《甲乙经》中说："风眩头痛，小海主之⋯⋯"贫血，经常面部气色不佳，在下蹲后站立时容易感到眼前昏黑、有眩晕感的人，长期按压此穴，对于小肠吸收营养，让气血循环到脸部，具有很好的改善作用。小海的位置在人体的肘内侧，当尺骨鹰嘴与肱骨内上髁之间的凹陷处。

◎ 压掌心——最简单的心脏护养法

炎炎夏日是我们的心脏最脆弱的时候，如果不注意呵护，由心脏引发的胸闷、胸痛、憋气、心慌、气短、头晕等问题很有可能就会找上你。为什么夏季养心这么重要呢？

从中医理论上说，夏季属火，心也属火，夏季的炎热气氛最易于扰乱心神，易使心火上炎，心火旺自然易出现烦躁不安、心神不宁并影响到睡眠。现代医学也发现，当气温超过33℃时，人体新陈代谢会显著提高。气温升高，人体皮下血管扩张，皮肤血流量会比平时增加3~5倍。这些都增加了心脏的工作量。同时，由于天热，汗腺开张散热，中医认为"汗为心之液"，汗出过多，血容量降低，黏稠度加大，心脏泵血时会更加吃力。心脏为了保证正常工作，需要足够的氧气、葡萄糖等能量物质。心脏本身所需的营养,主要是通过左右两侧冠状动脉来供应的。人在高温状态下,交感神经兴奋性增高,心率加快,冠状动脉收缩,致使供应心脏本身的血流减少。夏季,心脏很劳累,本身的营养供应又相对较差,此时,如果人的冠状动脉再发生粥样硬化,管腔变窄或堵塞,心脏的血液供应量就更会减少,这时就会发生胸闷、憋气、心慌、气短、头晕、心动过缓或心动过速,引起心绞痛、心肌梗死,甚至会心跳停止而猝死。因此,夏季是最需要养心的季节。

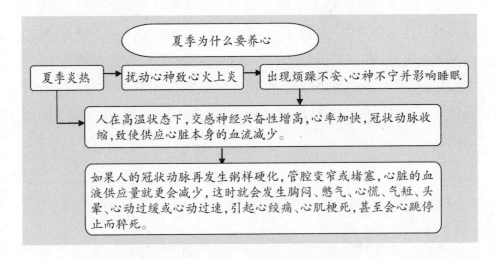

养心的方法有很多,例如吃养心的食物,保持宁静的心态。但是对于年轻的朋友来说,每天忙于工作,要费心地去选择食物可能觉得太麻烦,要保持宁静的心态似乎也很难做到,像这类朋友要怎么养心呢?在这里给大家介绍一个方法——压掌心心脏护养法。

压掌心心脏护养法的具体做法:

1. 每天晚上7点到9点,心包经当令之时,穿上宽松舒适的衣服,双膝跪下,身子挺直。

2. 吸气,双臂和头同时往后仰,然后双手掌心按压在脚后跟上。

3. 坚持1分钟,缓缓吐气,同时身体回归原位。

4. 每天连续做 3 ~ 5 次。

这个方法在夏季做效果最明显,地点没有什么限制,您可以在床上做,也可以在沙发上或者地板上做。当然,为安全起见,建议大家在开始练习的时候最好选择床或沙发等柔软的地方,这样可以防止摔伤。

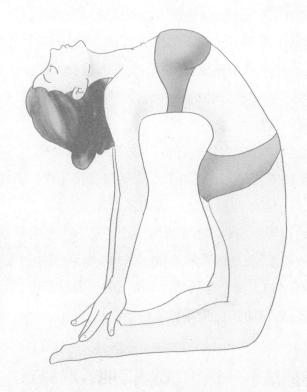

压掌心为什么可以养护心脏呢? 这是因为掌心是心脏的反射区,有心包经通过,又是劳宫穴所在。劳宫是心包经的荥火穴,心包经属相火,两火相遇等于是强强联手,因此按压劳宫穴,能够祛除心脏郁积的湿浊,养心补心。

当掌心压在脚后跟时,脚后跟的顶力,加上身体后仰时集中在掌心的压力,使得心脏反射区、心包经、劳宫穴都得到深度的按摩和刺激。心脏强健、心血充足,人就会精力充沛、红润动人。

不经常运动的朋友柔韧性不是很好，做起这个动作来会觉得很吃力。那么在开始的时候，做得不到位也没关系，只要朝着这个方向努力就可以了。每天只需花 5 分钟时间练习，循序渐进，定能取得良好的效果。

有一位患者，在几年前就检查出心脏供血功能较差，心律不齐，为了保养心脏，尝试了多种方法都不怎么见效，但练习了三个月的压掌心心脏护养法后，心律不齐的现象没有了，皮肤也越发见好。还有很多患者朋友在坚持练习压掌心心脏护养法后，惊喜地发现他们的心脏强壮了，气色也一天比一天好。

压掌心心脏护养法为什么还可以改变人的气血呢？这是因为在练习压掌心心脏护养法时，头往后仰，心脏的血会集中冲击头部和面部，打通面部经脉，等于是给皮肤做了一次美容护理。

做这个动作不但可以养护我们的心脏，对于改善腰酸、预防脊椎变形都有很好的效果，就是健康的人做一做对于保持身体的柔韧性和身材的美感都是有益的。做个这动作时，有一点一定要记得，那就是归位的时候一定要慢点，以防损伤腰部肌肉和韧带。

◎ 拍手养心法——送给"懒人"的养心秘方

在生活中，有许多人觉得养生是一件又麻烦又费时的事。大凡讲究养生的人都是那些既有钱又闲的人。普通大众每天为生活、为工作不停地奔忙，等到夜幕降临好不容易得下闲空就只想懒懒地躺在沙发上好好享受那难得的时光，哪还想费什么心事，大张旗鼓地进行养生啊。虽说养生对身体的好处很多，但这是一场持久战，不是一天两天就能出成效的，所以生活中有许多朋友即使为了长远着想，去做了也不能长期坚持下来。要是"懒"一点的就更是连尝试都不想尝试了。

那么，对于没有时间、有点"懒"的人来说，养生真的就是这么难的一件事吗？当然不是。在养护身体其他方面，也许都要费一番心神，但对于养心来说，还真有一招是毫不费心、费力的。这一招就是"拍手养心法"。拍手养心法操作起来非常简单，说白了，就是拍巴掌。

今年四十出头的赵女士情绪不稳定，老是觉得心慌、胸闷，血压也有点偏高，她怀疑是自己更年期快到了的缘故，就去看了中医，想用中医的方法调理调理。医生告诉她像她这种情况最主要还是心脏的问题，就给她介绍了一种简单有效的保养心脏的方法。那就是前面提到的"拍手养心法"。

赵女士坚持做了一个月，血压稳定住了，心慌胸闷的现象也少多了，最主要的是情绪稳定了，每天都乐呵呵的。她的朋友们见她变化这么大，都非常吃惊，纷纷向她讨教经验。

简单地拍拍手就能养心吗？说来可能很多人都不相信。可你还别不信，因为拍手能养心可是有医学根据的。首先，手掌上有心包经和心经通过，所以拍掌能充分激活心脏的保护神——心包经和心经，使经络畅通，心血充盈。另外，手掌上还有少冲、少府、中冲、劳宫四大穴位。

我们知道，少冲是心经的井木穴，心经五行属火，木生火，少冲穴是心经的母穴，可以泻除心的邪火，保留心的有用之火。

少府是心经的荥火穴，心经之火与少府之火，火火相遇、强强联手，可以泻心的郁浊之火，对经常感到悲伤，恐惧，容易受到惊吓的人有很好的治疗效果。

中冲是心包经的井木穴，属心包经的母穴，可以开心窍，治疗心烦、心痛、舌头发僵说不出话等症，还可防止中风昏厥。

有些人心思细腻敏感，稍有不愉快的事情就容易郁闷，上火，胸胁部胀痛。劳宫是心包经的荥火穴，善于清除心之浊气，是去火之良穴。

穴名	所属	五行属性	作用
少冲穴	心经的井穴	木	可以泻除心的邪火,保留心的有用之火,防治心痛,胆小,心悸,或因着急、生气、上火使脸上起痘痘,月经不调,乳房胀痛等。
少府穴	心经的荥穴	火	可以泻心的郁浊之火,对经常感到悲伤、恐惧,容易受到惊吓的人有很好的治疗效果。
中冲穴	心包经的井穴	木	可以开心窍,治疗心烦、心痛、舌头发僵说不出话等症,防止中风昏厥。
劳宫	心经的荥穴	火	善于清除心之浊气,是去火之良穴,能治疗胸胁痛,突然嬉笑不止,口疮、口臭,牙龈上火、溃烂等,防止中风昏迷及中暑。

还有,我们的五脏六腑在手掌都有反射区,拍一次巴掌能均匀地刺激它们,等于是给自己的身体由里至外做了一次全方位保养。

练此法时,可以每天早晨在公园里,面朝南方,大口深吸气,停留1分钟,然后大口吐出。在呼、吸气之间同时拍手。

这样,每天早上花十几分钟的时间进行练习,就能保持一整天都精力充沛。另外,午睡起床后和晚上7点到9点心包经当令之时也可以做。

每天在这三段时间里做,能够收到意想不到的好效果。因为心包经和心经都是从胸腔开始循行到手的,拍手还可以防治乳腺增生、胸闷胸痛。同时,此法可以使人心血充盈,让身体的毒素加速代谢,从而抑制色斑的生成。

不过需要注意的是,装有心脏起搏器或者心率过快的朋友都不宜使用此法。

◎ 莲枣黑米养心粥——拉近婆媳关系的秘籍

人们都在说婆媳不和十之八九,难道婆媳真的是天生的冤家对头吗? 如果单纯从生活的角度去观察,确实是这样,因为生活中的一件件琐事都是引起婆媳矛盾的导火线。婆媳之间若"心"不宁,遇到一点小事情往往不能平心静气,融洽度自然就会大打折扣。

那么,怎样才能让婆媳彼此之间能平心静气呢? 下面告诉大家一个食疗方——莲枣黑米养心粥。

莲枣黑米养心粥是一款能够强壮心脏,滋养心血,还能延缓衰老的粥品。做此粥品时,取去核红枣 20 枚,去芯莲子 20 粒,葡萄干 30 粒,干黄豆 30 粒,黑米适量。将以上五种食物浸泡一宿,共同煮烂后即可食用。由于葡萄干和红枣本身具有香甜之味,此粥不用放糖,也甜润可口。如果是工作忙,没时间煮粥的上班族可以把它们炒熟然后加工成粉末,用开水冲着吃,效果也是一样的。此粥不受时间限制,可以每星期吃 3 ~ 5 次,也可以平时全家人当正餐食用,养护自己和全家人的心脏。

讲一个故事,有一位企业家,父亲早逝,母亲含辛茹苦地将他带大,他有今天的成就可以说是他母亲牺牲了许多青春年华换来的。现如今,他也娶妻生子、事业有成,该到好好孝顺母亲的时候了,可是母亲跟妻子之间总是有着或大或小的矛盾。许多时候也说不清到底谁对谁错,弄得他在母亲那里好像就是一个不孝子,在妻子那里又不是一个好丈夫,为此他感觉非常痛苦。后来,他的一位学中医的朋友给他介绍了一个好方法,让他回去给两位女性熬几次莲枣黑米养心粥来喝。他照做后,果然妻子和母亲都有了微妙的变化。于是他就让妻子经常熬这个粥来喝。现在,不但母亲调理得神气充足,面色红润,妻子也心平气和,青春靓丽了不少。

一款莲枣黑米养心粥,不但可以养心强身,还能调剂婆媳乃至家人的感情,既养心脏,还养心情。可见表达孝心也是需要智慧的。如果你是为人媳妇的,隔三差五地为婆婆熬上一碗,不但能够让老人的心脏变得更强健,还能体现孝道,拉近婆媳间的距离。如果你是为人儿子的,自己动手或是把这个组方告诉妻子和母亲,让她们常常喝点,既表达了爱心和孝心,也避免了家庭纷争带给自己的痛苦。如果你是为人婆婆的,自己常常喝上一碗,能补益心气,心情好了自然看什么事情都是顺眼的。

莲枣黑米养心粥为什么有这么好的效果呢? 下面我们就逐个来看看这个配方里的成员都有哪些功效吧。

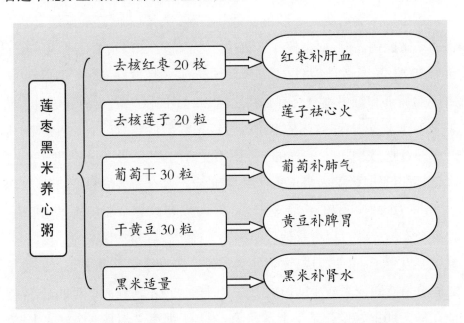

红枣补肝血

红枣是一种营养佳品,被誉为"百果之王"。《长沙药解》称,大枣能生津润肺而除燥,养血滋肝而息风,疗脾胃衰弱。而民间有"一日吃仨枣,红颜不显老","天天吃红枣,一生不显老" 的说法。药理研究证实,红枣能促进白细胞的生成,降低胆固醇,保护肝脏;红枣中含有抑制癌细胞、促使癌细胞向正常细胞转化的物质;枣中富含的钙和铁,对于防治骨质疏松和贫血有重要作用,因而特别适合中老年人、更年期妇女和正在成长的青少年食用;枣所含的芦丁,能够使血管软化,从而使血压降低,对高血压病有防治功效;枣还可以抗过敏、除腥臭怪味,有宁心安神、益智健脑、增强食欲的作用。

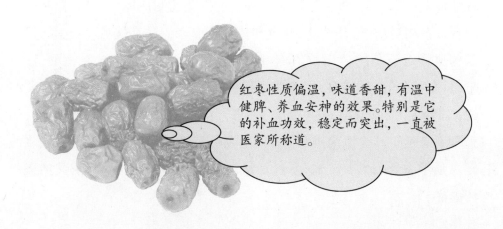

红枣性质偏温,味道香甜,有温中健脾、养血安神的效果。特别是它的补血功效,稳定而突出,一直被医家所称道。

在中医处方里,红枣极为常用,它性质偏温,味道香甜,有温中健脾、养血安神的效果。特别是它的补血功效,稳定而突出,一直被医家所称道。

莲子祛心火

古人说,吃莲子能返老还童、长生不老。这一点固不可信,但关于其在养心安神、健脑益智、消除疲劳等方面的药用价值,历代医药典籍多有记载。比如在《神农本草》《本草拾遗》《本草纲目》《本草备要》中都有据可查。《本草纲目》说,常吃莲子可以补心火益肾水,安神去心慌心悸,止尿频和女性白带过多,美白肌肤,去眼袋,延缓衰老。现代药理研究也证实,莲子有镇静、强心、抗衰老等多种作用。莲子营养十分丰富,除含有大量淀粉外,还含有 β—谷甾醇,生物碱及丰富的钙、磷、铁等矿物质和维生素。

葡萄补肺气

葡萄含糖量高达 10%~30%，以葡萄糖为主。葡萄中的多量果酸有助于消化。葡萄中含有矿物质钙、钾、磷、铁以及维生素 B_1、维生素 B_2、维生素 B_6、维生素 C 和维生素 P 等，还含有多种人体所需的氨基酸，常食葡萄对神经衰弱、疲劳过度大有裨益。把葡萄制成葡萄干后，糖和铁的含量会相对增高，是妇女、儿童和体弱贫血者的滋补佳品。我国历代医药典籍对葡萄的药用价值均有论述。中医认为，葡萄味甘微酸、性平，具有补肺气、益精血、生津液和利小便之功效。《神农本草经》载文说：葡萄主"筋骨湿痹，益气，倍力强志，令人肥健，耐饥，忍风寒。久食，轻身不老延年。"《滇南本草》著："葡萄色有绛、绿二种，绿者佳。服之轻身延年。老人大补气血，舒经活络。泡酒服之，治阴阳脱症，又治盗汗虚症。"

黄豆补脾胃

黄豆有"豆中之王"之称，被人们叫做"植物肉""绿色的乳牛"，营养价值极为丰富。祖国医学认为，服食黄豆可令人长肌肤，益颜色，填精髓，增力气，补虚开胃，是适宜虚弱者食用的补益食品，具有益气养血，健脾宽中，健身宁心，下利大肠，润燥消水的功效。《本草拾遗》认为，黄豆磨成粉"久服好颜色，变白不老"。现代医学研究认为，黄豆不含胆固醇，并可以降低人体胆固醇，减少动脉硬化的发生，预防心脏病；黄豆中还含有一种抑胰酶的物质，它对糖尿病有一定的疗效。因此，黄豆被营养学家推荐为防治冠心病、高血压、动脉粥样硬化等疾病的理想保健品。黄豆中所含的卵磷脂是大脑细胞组成的重要部分，常吃黄豆对增加和改善大脑机能有重要的作用。

黑米补肾水

黑米外表墨黑,营养丰富,有"黑珍珠"和"世界米中之王"的美誉。民间一直有"逢黑必补"之说。《本草纲要》记载:"黑米滋阴补肾,明目活血,暖胃养肝,补肺润筋,乌发养颜,延年益寿。"常吃黑米能益心火补心血,保持心血管活力,治疗头晕目眩、腰膝酸软、夜盲症、耳鸣,令人面色红润,延年益寿。

这款粥非常简单,却能大补心血,滋养容颜,所以,为人媳妇者,如果你还在为婆媳关系难处理而发愁的话,不妨经常给婆婆做莲枣黑米养心粥,通过自己的用心,拉近婆媳间的距离,也为老人带来了健康。

◎ 神门穴——世上最好的"安心"药

在生活中,很多人都有过失眠的经历。那种辗转反侧,难以入睡的痛苦实在不是一般人能体会的。失眠,在中医古代文献里,被称为"不寐""不得卧""不得眠""目不瞑"等。不易入睡、睡后易醒、醒后不能再寐、时寐时醒或彻夜不寐是失眠的证候特点,并常伴有日间精神不振、反应迟钝、体倦乏力,严重时常心烦懊恼,严重影响身心健康及工作、学习和生活。

饱受失眠困扰的多为中老年人,尤其是脑力劳动者。那么,导致失眠的原因都有哪些呢? 大家所熟悉的便是身体有病痛或者环境嘈杂。另外,精神上的苦恼,如家庭不和,同事间的纷扰,个人的不幸遭遇等,如果不能正确对待,整夜萦回于脑际,当然也会影响睡眠,日子一长就会造成失眠。整日无所事事,同样也可以使人入睡困难。有些人夜里一觉醒来,就想起儿女的学习、工作、身体及家境等等,也是常见原因之一。有些人还喜欢在上床以后考虑工作,思考一些问题,久而久之便成了习惯,也会造成失眠。

不管是什么原因造成了失眠,在中医看来,失眠都是营卫失和,阴阳失调所致。那么营卫是什么意思呢? 中医认为,人体有一个卫气,卫外而为固也。它在固摄阳气的同时,也是不断在人体运化的一个过程。白天行在人体的阳分里,晚上行在人体的阴分里。卫气走进阴分里,人就想睡觉,走出阴分,人就醒来。人的精气受于水谷化成的精微,谷物进入胃以后,起精微传入到脏腑,五脏六腑都因此得到营养,其中清的就叫做"营气",浊的叫做"卫气",一昼夜各自循环五十周,然后会合一次。营卫之道就是白天精神,晚上睡眠。

人的正常睡眠是阴阳之气自然而有规律地转化的结果,这种规律一旦被破坏,就可以导致不寐的发生,而这种规律被破坏的原因主要由于外邪如火、热、气、血之壅塞,干扰卫气的正常运行,内伤情志使五脏气机失常、气血不和及阴阳失调而致失眠。

那么,当我们不能安然入睡的时候又该怎么办呢? 中医讲心主神志,心不宁则卧不安,所以失眠说到底还是跟心脏有关。而安"心"宁神最好的药还是心经上的神门穴。《针灸大成》中记载,调神首选神门穴,神门穴是心经的输土穴,为心之精气出入的门户,主治失眠、健忘、心悸、心烦、胸闷。神门穴位于手腕部位,手腕关节手掌侧,尺侧腕屈肌腱的桡侧凹陷处。

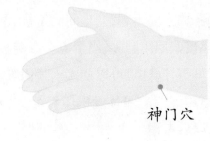

神门穴

神门穴为什么对失眠有这么好的疗效呢？这是因为神门穴是心经的原穴，可以补充心脏的原动力，每天坚持按揉此穴能补心气、养心血，对于心血不足引起的情绪不良有很好的安神定志作用。当你因压力太大或是有其他的烦心事而一时难以入睡时，就可以找家人帮忙揉一揉神门穴，往往只需按揉几下就会起到很好的安神效果。如果不想影响到家人的休息，那么也可以自己进行按揉，只是时间要稍稍长一点，同样也会令你安然入睡。值得注意的是，按揉的时候最好选取左手的神门穴，这是因为心脏位于左侧，选左侧的神门穴进行按揉的话效果会更好。

　　按揉此穴时，力量不需要太大，也不必追求酸胀感。另外，按揉神门穴时，最好在每晚10点三焦经当令的时候，这时，全身的经脉都打开了，正是调理各种类型失眠的黄金时间。

第8章　肝脏之五行养生

健康的肝脏能给人提供健康的血液，相反，肝出问题了，不但会让人的血气变差，还会出现一系列的症状如黄疸、精神萎靡等，这些都会影响人的精气神，让我们看起来衰老许多。因此，要想美容养颜，看起来年轻，首先应该把人体的大血库——肝给养好。

◎ 肝有问题就会显老

青春永驻，红颜不老是我们每个人的愿望。但是如何才能做到这一点呢？我们知道，一个人气色好看起来就比较精神，自然就显得年轻了，而要有好的气色就要靠血来养。在我们的身体里，肝脏就是血库，负责血液的贮藏、调节和分配。除了要储藏足够的血液供应心脏外，还要把血液及时输送到身体需要的各个部位。我们伸伸胳膊，踢踢腿，甚至是动动眼珠子这样一个细微的动作，都得靠肝来指挥。同时，肝还根据您身体的情况来调节循环的血量：当身体处于睡眠状态时，所需血量减少，部分血液会回流入肝贮藏起来；而当您在工作或剧烈活动时，血液则由肝脏输送到经脉，以供全身所需。

健康的肝脏能给人提供健康的血液，相反，肝出问题了，不但会让人的血气变差，还会出现一系列的症状如黄疸、精神萎靡等，这些都会影响人的精气神,让我们看起来衰老许多。因此,要想美容养颜,看起来年轻,首先应该把人体的大血库——肝给养好。

对女性来说,养肝护肝就显得更为重要了。为什么这么说呢？这是因为,女人每个月都要来月经,会失去一部分血,生小孩要大量地流血,当了妈妈以后,需要哺乳,而乳汁也是由体内最优质血液的精华凝练而成的。所以,中医一直强调: 女子以养血为本。

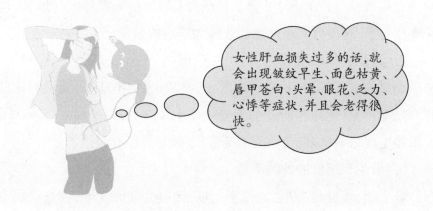

女性肝血损失过多的话,就会出现皱纹早生、面色枯黄、唇甲苍白、头晕、眼花、乏力、心悸等症状,并且会老得很快。

我们知道,土地如果缺水就会干燥,甚至开裂,在这样的土地上长出的树木和花草即使不枯萎,也是没有生气的。同样,女性的肝血损失过多的话,就会出现皱纹早生、面色枯黄、唇甲苍白、头晕、眼花、乏力、心悸等症状,并且会老得很快；还有的人会觉得四肢麻木,出现月经量少,甚至闭经的现象。

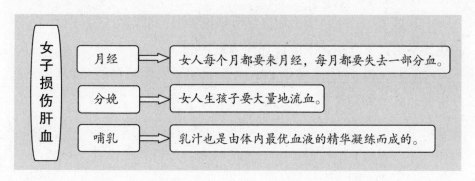

女子损伤肝血		
	月经	女人每个月都要来月经, 每月都要失去一部分血。
	分娩	女人生孩子要大量地流血。
	哺乳	乳汁也是由体内最优血液的精华凝练而成的。

女性天生的敏感和思虑过多也很容易使肝受伤。所以,养肝护肝对于女性来说显得尤为重要。那么肝不好的话,在身体上一般会有什么表现呢? 我们可以从以下几个方面来观察:

1. 看脸

脸颊长痘痘,毛孔粗大。由于肝的面部反射区是左脸颊,所以你一旦肝火旺,左脸颊上就容易冒出痘痘;若是肝气郁结,或者不根据自己的五行属性胡乱吃补药,可能会长色斑;如果色斑成片成片地长,这时您要注意了,这很可能是抑郁症或重大肝病的前兆。

2. 看皮肤和眼睛

如果你皮肤发暗,并且两眼发干、发涩,视物不清等,就说明你肝的藏血功能不足,使眼睛所需的营养供不上了。另外,肝属木,喜欢干燥,如果你出现眼屎增多、迎风流泪等症,那就是肝经有湿热了。

3. 看关节部位的各种不适

肝主筋,若肝血不足,濡养不了筋,筋就会变脆变硬,容易受伤或屈伸不利。人体关节部位的各种不适症状,像关节炎、腱鞘炎、腰膝酸软等等都是肝血不足的体现。肝在五行属木,木具有生长、能曲能伸、升发的特性。如果你身体关节灵活,说明你的肝好。

4. 看月经

肝血不足会让女人月经量变得越来越少,甚至闭经,严重的还会使子宫和卵巢萎缩。

说到这里,有的朋友可能急着想知道养肝护肝的方法。别着急,下面我就来给大家介绍一下应该如何养肝护肝。

肝在五行属木,对应的季节是春季,春季易使肝旺,所以春季也是最应重视养肝护肝的季节。具体的做法有以下几种:

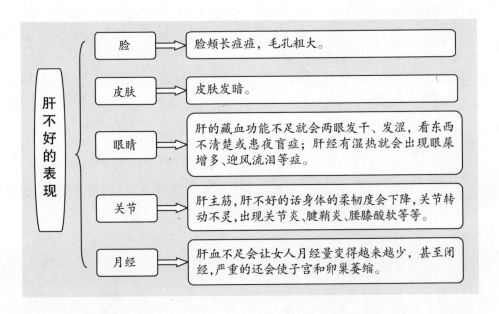

食护肝粥

取枸杞子 30 克,大米 60 克。先将大米煮成半熟,加入枸杞子,煮熟即可食用。此粥适合那些经常头晕目涩,耳鸣遗精,腰膝酸软的人。肝炎患者服用枸杞粥,则有保肝护肝,促使肝细胞再生的良效。此外,黑米粥和红枣粥也适合春季护肝。其中黑米粥适合肝肾虚损及妇女产后体虚;红枣粥则更适于脾胃虚弱者。

喝养肝茶

取红茶一包冲泡,再根据个人口味调入适量蜂蜜或红糖。每天饭前喝 1 次,能温中养胃,护肝驱寒,适合肝火旺、脾胃功能不佳者。也可取大葱 1 根,拍扁切碎放入锅里,加开水 1 碗,用大火烧沸,加红茶适量,调入生姜汁 1 匙,冲浓茶趁热饮用。喝完后上床睡觉,能增热御寒。

压护肝穴

将双手相叠,擦两乳间的膻中穴,上下往返 30 次,可舒畅气机,刺激胸腺,增强免疫力。也可以两拳松握,捶击两小腿上部的足三里穴,可补肾强肝,固护脾胃。

做护肝操

两手紧抱一侧大腿根,稍用力向下摩擦到脚踝,然后再往上到腿根。也可揉腿肚,即以两手掌夹紧一侧的小腿肚,旋转揉动。

卧姿养肝

春季宜早睡早起,睡觉最好能头东脚西,仰卧而睡。同时,还可在睡前做做吞津运动,每天一次。

晒眼养肝

中医讲,肝开窍于目。所以,如果肝脏受损,就会让眼睛觉得干涩,困乏。反之,养好眼也能护肝。春天的阳光温暖却不强烈,建议人们可以全身放松,面对太阳,闭上眼睛,经过玻璃窗和眼睑的过滤,使温热的阳光透进眼球,同时转动眼珠,先顺时针方向缓缓转 10 次,再逆时针转 10 次,每天持续 15 分钟即可。

调摄情志

春天要特别注意调节情绪,避免肝气抑郁,否则就会生出许多病来。比如,遇到不快的事要戒怒,并寻求适当的方法及时宣泄。万物升发的季节,不妨多出去走走,培养一些兴趣爱好,也有利于疏散肝气,避免郁结。

在保养好肝脏的同时，我们还要重点保养好胆和脾。因为在五行中，肝属木，脾属土，养好了脾，脾土才能生肝木。另外，胆与肝相表里，胆养好了才能"肝胆相照"，为身体的健康出力。

◎ 肝经上的五输穴是消解压力的本钱

《素问·灵兰秘典论》上说："肝者，将军之官，谋虑出焉。"在这里，肝脏被比喻为一个国家的将军。在一个国家里，将军是军队的领导者，是力量的象征。"谋"是策划，"虑"指想得非常远。所以，将军的工作不单是要带兵打仗，还要善于谋划。可见，肝在人体中的作用是极其重要的。

那么，肝脏处于人体的什么部位？主要有哪些功能呢？肝位于上腹部，横膈之下。在中医理论中，肝的主要生理功能是主疏泄和藏血。

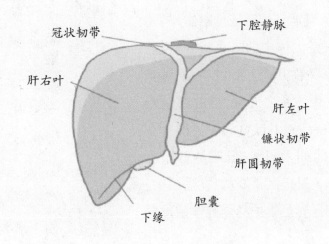

肝脏解剖图

　　肝主疏泄，泛指肝气具有疏通、条达、升发、畅泄等综合生理功能。肝主疏泄的功能主要表现为调节精神情志、促进消化吸收和维持气、血、津液的运行。肝脏分泌和排泄胆汁是肝主疏泄的功能之一。肝脏在24小时内制造胆汁约1升，经胆管运送到胆囊，胆囊起浓缩和排放胆汁的功能，以促进脂肪在小肠内的消化和吸收。

　　肝主藏血是指肝还有贮藏血液和调节血量的功能。当人体在休息或情绪稳定时，机体的需血量减少，大量血液贮藏于肝；当劳动或情绪激动时，机体的需血量增加，肝就排出其所储藏的血液，以供应机体活动的需要。如肝藏血的功能异常，则会引起血虚或出血的病变。若肝血不足，不能濡养于目，则两目干涩、昏花，或为夜盲；若失于对筋脉的濡养，则筋脉拘急，肢体麻木，屈伸不利；发为血之余，血不能养发则头发易脆、分叉、断裂、焦枯；肝主冲任，肝血不足女子还可出现经行量少、后期、经闭等症。肝脏解毒包含在肝主藏血的功能当中。外来的或体内代谢产生的有毒物质，均要在肝脏解毒变为无毒的或溶解度大的物质，随胆汁或尿液排出体外。

　　由于肝是人体中的一个重要脏器，故古代医家又称其为五脏的特使。《知医必辨》上说："人之五脏，惟肝易动难静。其他脏有病，不过自病……惟肝一病，即延及他脏。"可见，肝脏的健康与否对人体来说是极其重要的，在生活中，注意肝脏的保养是维护身体健康最重要的一环。

　　我们的肝脏忍辱负重，每天都要化解血液中的毒素，时时承受着各方面的

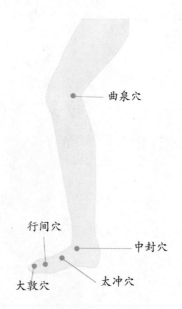

肝经五输穴位图

曲泉穴

行间穴

中封穴

大敦穴　　太冲穴

压力,抑郁伤肝,过劳伤肝,发怒伤肝,喝酒伤肝,吃药伤肝等等,但肝仍然会默默地工作,直到筋疲力尽。肝脏是我们消解生活压力的本钱,所以千万不要累坏它。为了帮助肝脏消解压力,我们可以通过肝经的五输穴来帮忙,保护我们的肝脏。

肝经上的五输穴都具有哪些作用?我们该如何运用它们来养护我们的肝脏呢?

大敦穴(井穴)

古代的医家一致认为大敦穴是治疗疝气的特效穴。大敦穴为木经木穴(肝经属木),疏肝理气作用最强,善治因气郁不舒引起的妇科诸症,如闭经、痛经、更年期综合征;同时还是治疗尿频、尿失禁的要穴。此穴用艾灸效果最好。此外,用指甲轻掐此穴还有通便之效。"病在脏者取之井",若为慢性肝病,此穴更是必不可少的治疗与保健要穴。大敦穴位于足大趾外侧趾甲角旁 1 分处。

行间穴(荥穴)

行间穴是肝经的荥穴,"荥主身热",行间属火,为肝经的子穴,所以最善治头面之火,如目赤肿痛、面热鼻血等,掐此穴对眼睛胀痛尤为有效。《类经》上说:"泻行间火而热自清,木气自下。"另外,此穴还治心里烦热,燥咳失眠。对于痛风引起的膝踝肿痛,点掐行间也有很好的止痛效果。行间穴的位置在足大趾、次趾的缝纹端。

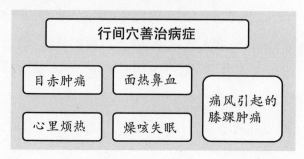

行间穴善治病症
目赤肿痛
面热鼻血
痛风引起的膝踝肿痛
心里烦热
燥咳失眠

太冲穴（俞穴）

太冲穴是肝经的输穴，五行属土。太冲穴是最令人敬畏和感动的人身大穴。肝为"将军之官"，太冲穴所表现的功能就如一位横刀立马而又宽宏大度的将军，时时保护着我们的身体，而且有求必应。当你因高血压感到头昏脑涨时，太冲穴会让你神清气爽；当你觉得有气无力（心脏供血不足）时，太冲穴会给我们补足气血；当你心慌意乱时，太冲穴令你志定神安；当你怒气冲天时，太冲穴会让你心平气和。它不怒而威，能量无穷。发烧上火，太冲能去热；身体虚寒，太冲可增温；月经不调，太冲善调理。慢性肝病的调理，太冲也是必选之穴。此外，太冲还善治各种炎症。这种适合各种体质的要穴，我们一定要倍加珍惜，好好利用它。太冲穴在行间上 2 寸，第一、二跖骨结合部的凹陷中。

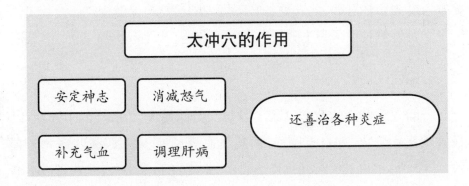

中封（经穴）

中封的"中"指的是"中焦"（因肝在中焦位置），"封"指"封藏"，要封藏什么呢？当然要封藏人体精血，使之不致轻易耗伤。肝藏血，肾藏精，许多人长年吃诸多补肾、固涩之药而无效，原因是不知补肾亦当补肝。中封是保养人体精血之要穴，为肝经金穴，金能克木（这里的"克"是约束之意），所以此穴本身就可抑制肝火过旺。金有肃降之性，故此穴可通利小便。"溺窍开则精窍闭",正是固精之妙法。另外中封穴还善治脚软无力,步履艰难之症,配合足三里,效果更佳。中封穴的位置在足内踝前 1 寸处。

曲泉穴(合穴)

曲泉的"曲"指肝木,"泉"指肾水。肝属木,肾属水,水能生木,肾为肝之母,根据"虚则补其母"的原则,肝之虚症,可用曲泉补之。另外肝主筋,膝为筋之府,曲泉正位于膝关节部位,最善治膝关节疼痛。膝痛曲泉穴必痛,所以此穴为护膝要穴,平日可多加按摩。另外曲泉穴也是降血压的要穴,还能治疗各种湿症,不论湿寒、湿热、风湿、湿毒均可选用此穴。曲泉穴的位置在膝内侧横纹上方凹陷中,取穴时屈膝。

肝经上的五输穴就像是肝脏最好的朋友,能为肝脏分担压力,解决痛苦。在生活中,好朋友是需要用心对待的,肝脏的这些好朋友也需要我们用心对待,只有这样它们才能在我们的肝脏遇到困难的时候伸出援手。

◎ 胆经上的五输穴是助肝排毒的英雄

胆是人体六腑之一,说起胆人们的第一印象就是"苦"。在生活中,人们也常以胆喻苦,越王勾践卧薪尝胆的故事可以说是家喻户晓。其实胆囊本身并不苦,苦味是因为贮藏了胆汁的缘故,胆汁是黄绿色的,非常苦。古人不知道胆汁是肝脏分泌的,认为胆汁是精纯、清净之物,把胆汁称为精汁,因为胆有内盛胆汁的功能,故把胆囊称为"中精之府"。

胆有经脉与肝的经脉相互络属,构成表里关系,故《灵枢·本输》说"肝合胆"。在五行中,肝属木,胆也属木,有着像树木一样的生发、伸展、曲直的特性。肝脏默默地承受身体来自各方面的压力,胆腑配合肝脏的功能活动，是个协助肝脏排解压力、排除毒素的英雄。

《灵枢·本输》说："胆者,中精之府。"《难经·四十二难》说胆内"盛精汁三合",是说胆有贮存胆汁的功能。中医认为胆汁是由肝的精气所化生,如《东医宝鉴》说:"肝之余气,溢入于胆,聚而成精。"肝生成胆汁是不间断的,而胆汁排泄到小肠是间断性的,生成与排泄这两个过程显然不是同步的,于是胆就担负着贮存胆汁的功能。贮存的目的是为了调节胆汁生成和排泄之间的关系。所以,贮存是为排泄的需要,是暂时的。

胆的上方有管道与肝相通,肝之余气化生胆汁,然后通过此管道流到胆内;胆的下方有管道与小肠相通,随着消化的需要,胆汁经此管道排泄到小肠中,以帮助对饮食物的消化。清代吴鞠通在《医医病书·小便论》中说:"胆无出路,借小肠以为出路。"《医学衷中参西录·医话》说:"徐灵胎注《神农本草经》则以'木能疏土'解之,是谓肝胆属木,脾胃属土。徐氏既云'木能疏土',是明肝胆助肠胃化食,而胆汁能助小肠化食之理即在其中矣。"因此,胆排泄的胆汁,具有帮助某些饮食物消化的作用。

胆腑通畅,贮存和排泄胆汁的功能才能正常进行。

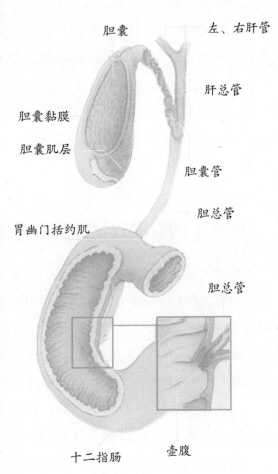

胆囊　　　　左、右肝管

肝总管

胆囊黏膜
胆囊肌层

胆囊管

胆总管

胃幽门括约肌

胆总管

十二指肠　　　壶腹

胆腑阻塞不通,必然会导致胆汁排泄不畅。胆汁排泄不畅,就会影响到消化功能,产生食欲不振、厌食油腻、腹胀、大便秘结或腹泻等症。

实际上,胆排泄胆汁的功能与肝有着重要联系。肝通过疏泄功能以调畅气机,令胆气疏通,胆汁畅流。所以,肝的疏泄功能直接控制和调节着胆汁的分泌和排泄。肝疏泄正常,胆汁排泄畅达,消化功能就正常。若肝失疏泄,则可导致胆汁排泄不利。胆汁郁结,肝胆气机不利,会导致肝胆同病,出现消化吸收方面的病变。

肝胆之间互相影响,所以我们在养肝的时候,也可以好好利用胆的一些作用。前面我已经讲了肝经上五输穴的作用,现在我就来讲一下胆经上的五输穴都有哪些具体的作用。

足窍阴穴(井穴)

足窍阴穴是足少阳胆经的井穴,在五行属金,主治偏头痛、耳聋、耳鸣、目痛、多梦、热病,现多用于高血压,肋间神经痛等。关于该穴的治病作用,《甲乙经》中记载:"胁痛,咳逆,不得息,窍阴主之。"《千金方》有足窍阴"主痛疽,头痛如锥刺,不可以动,动则烦心"的记载。该穴位于人体的第四脚趾末节外侧,距趾甲角 0.1 寸。

侠溪穴(荥穴)

侠溪穴是足少阳胆经荥穴,五行属水。侠溪穴的功用是平肝熄风,消肿止痛。该穴还有传导水液的作用,

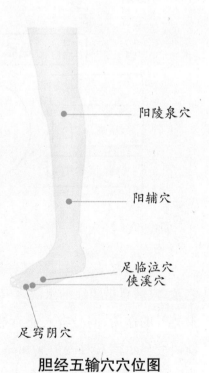

阳陵泉穴

阳辅穴

足临泣穴
侠溪穴

足窍阴穴

胆经五输穴穴位图

因此对于水肿有特效。本穴经气很微弱，需要强刺激才能保证水液的运行畅通。侠溪穴位于人体的足背外侧，当第四、五脚趾间，趾蹼缘后方赤白肉际处。

足临泣穴（输穴）

足临泣穴是足少阳胆经输穴，五行属木。该穴是足少阳胆经上的主要穴道之一。临泣穴连通带脉，是一个调一穴而梳理两经脉的妙穴。道家非常重视这个穴位。揉按足临泣穴，可以起到缓解疲劳，祛风除湿，解散肝胆郁结之气的作用。临泣穴不仅有治病的效果，还有诊断的功能。平时点按足临泣穴，如果感觉疼痛，就要注意一下胆囊是否有息肉或者炎症了。足临泣位于足背外侧，当足第四趾关节的后方，小趾伸肌腱的外侧凹陷处。

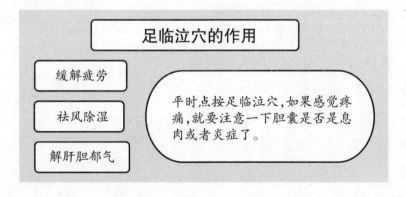

足临泣穴的作用

缓解疲劳

祛风除湿

解肝胆郁气

平时点按足临泣穴，如果感觉疼痛，就要注意一下胆囊是否是息肉或者炎症了。

阳辅穴（经穴）

阳辅穴为足少阳胆经之经穴，五行属火，"阳"指阳气，"辅"为辅佐之意，穴名意指胆经的水湿之气在此吸热上行。本穴有辅佐胆经气血向上蒸升的作用，同时本穴还有祛风湿、利筋骨、泻胆火的作用。另外，最新研究显示该穴对偏头痛和高血压还有治疗作用。阳辅穴位于人体的小腿外侧，当外踝尖上4寸，腓骨前缘稍前方。

阳陵泉（合穴）

阳陵泉为胆经合穴,胆经属木,气通于肝,合穴属土,血贯于脾,此穴正为调节肝脾功能之枢纽。对于妇女月经不调,内分泌失调,甚至更年期综合征,按摩刺激阳陵泉穴都有显著效果。阳陵泉穴还善治胆囊疾病,对嘴苦之症有特效;该穴还为筋之会穴,凡与人体之筋有关的病症,皆可通过刺激阳陵泉来改善,如肋间神经痛、肩肘膝关节痛等。对于患有慢性胃炎,老是泛酸、吐酸水的朋友,也可以按揉阳陵泉穴。刺激时,要一面吐气一面压8秒钟,如此重复10次可很快止酸,还可以加按任脉的中脘和胃经的足三里,效果更好。阳陵泉穴在膝盖下外侧,腓骨小头前下方凹陷中。

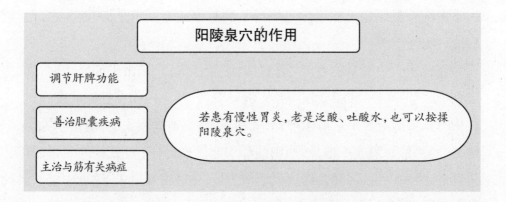

阳陵泉穴的作用

调节肝脾功能

善治胆囊疾病

主治与筋有关病症

若患有慢性胃炎,老是泛酸、吐酸水,也可以按揉阳陵泉穴。

◎ 按穴位,用药膳,解决乳腺增生的烦扰

乳腺增生是女性最常见的乳房疾病,其发病率占乳腺疾病的首位。近些年来该病发病率呈逐年上升的趋势,年龄也越来越低龄化。乳腺增生是指乳腺上皮和纤维组织增生,乳腺组织导管和乳小叶在结构上的退行性病变及进行性结缔组织的生长。

目前医学界比较公认的乳腺增生的发病原因是内分泌失调。黄体

素分泌减少，雌激素相对增多是乳腺增生发病的重要原因。那么，又是哪些原因导致内分泌激素紊乱呢？

现代医学认为，它的发生、发展和转归，完全是由于妇女体内的激素周期性变化所导致。当卵巢分泌的雌激素水平过高，黄体孕激素过少，或者这两者分泌不协调，就可以引起乳房中的乳腺导管上皮细胞和纤维组织增生。正常情况下，在每一个月经周期里，进入青春期的女性的乳房腺泡、腺管和纤维组织，都要经历增生和复原的组织改变过程。由于这种改变，在这之前都可能出现一侧或两侧乳房或轻或重的胀痛，月经过后胀痛又自然消失，这完全不妨碍生活、学习和工作，是正常的生理现象。但是，当机体在某些应激因素的作用下（如工作过于紧张，情绪过于激动，高龄未婚，产后不哺乳及患某些慢性疾病等），就有可能导致乳房本来应该复原的乳腺增生组织得不到复原或复原不全，久而久之，便形成乳腺增生。

乳腺增生中医学称之为"乳癖"。中医认为，它是由于郁怒伤肝、思虑伤脾、气滞血瘀、痰凝成核所致。肝郁气滞、情志内伤在乳癖的发病过程中有重要影响。平素情志抑郁，气滞不舒，气血周流失度，蕴结于乳房脉络，乳络经脉阻塞不通，不通则痛而引起乳房疼痛；肝气横逆犯胃，脾失健运，痰浊内生，气滞血瘀挟痰结聚为核，循经留聚乳中，故乳中结块。肝肾不足，冲任失调也是引起乳癖的重要原因。肾为五脏之本，肾气化生天癸，天癸激发冲任，冲任下起胞宫，上连乳房，冲任之气血，上行为乳，下行为经。若肾气不足，冲任失调，气血停滞，瘀积于乳房、胞宫，或乳房疼痛而结块，或月事紊乱失调。

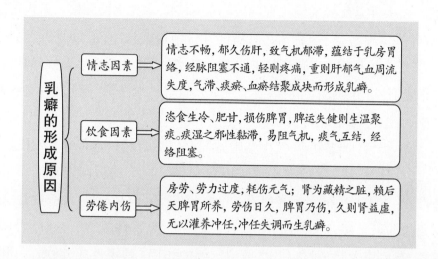

不论是西医的解释,还是中医的理论,从中都可以看出,乳腺增生的一部分原因就是对肝照顾不周所致。那么,要预防乳腺增生就要对肝进行细心的照料,要解决郁久伤肝所致的乳腺增生的烦扰就要从肝经上着手去调理。

有一位刘小姐,她是那种林黛玉型的性格,动不动就爱生闷气,前一阵子跟男朋友闹矛盾弄得要分手了,她更是心情烦躁,看谁都不顺眼,总想发脾气。一段时间以后她发现乳房开始肿痛,用手触摸发现里面有结块,她吓了一跳以为是得了肿瘤,去医院检查后才知道是乳腺增生。一时她也很纳闷,自己年纪轻轻怎么就会得这个病呢?经过医生的一番分析,她才知道自己得的这个病跟平日里情志不畅有关,医生给她开了一些药,让她先回家调理,如果没有改变最好进行手术切除。刘小姐听了医生的话回家调理了一段时间,可是并没有多大效果,因为她不愿意手术切除,于是就希望从中医这里找到更好的解决办法。

医生问了下情况,又看了看她的舌头,发现她舌质淡,舌苔薄白,肝脉弦细,很明显,是肝郁气滞和痰浊凝结间杂型乳腺增生。医生提议对她进行针灸治疗,取了太冲、行间、足三里三个穴位进行针刺。在这三个穴位中,太冲是肝经的输土穴,肝经五行属木,木无土便无根。宋代窦汉卿的《疮疡经验全书》称治疗乳癖的穴位中首选太冲;行间是肝经的荥火穴(子穴),根据"实则泻其子",患乳腺增生,肝经必有郁火,行间可以疏肝解郁、清肝火、消除肿块;足三里是胃经的合土穴,可以化痰浊、补益肝血、通经活络、消除肿块。

第一次治疗结束后,医生嘱咐她回家以后自己以指带针,按揉这三个穴位,并且每天坚持喝海带鳖甲猪肉汤。这个汤做起来很简单,取海带 65 克,鳖甲 65 克,猪瘦肉 65 克,共煮汤,汤成后加入适量盐、麻油调味即可。每日分两次温服,并吃海带。海带性咸、寒,入肝、胃、肾三经,有消痰软坚、泄热利水、散结抗癌的作用;鳖甲性咸,微寒,归肝、肾经。可滋阴潜阳,软坚散结,猪瘦肉味甘,性平,能滋阴、润燥、补血。治疗了一段时间后,刘小姐的乳房不再肿痛了,肿块也基本消失。

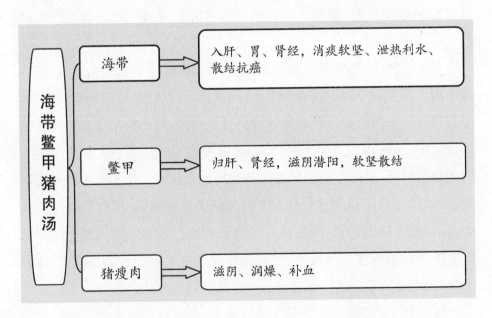

刘小姐的乳腺增生因为治疗得及时所以治疗的效果也很好,但如果继续在生活和工作中压抑自己的情绪,乳腺增生有可能还会再犯。医生

嘱咐她一定要调适好心情,不要过于烦扰,如果心太重,就很容易引起气血的不畅而再导致增生。

防治乳腺增生,除了穴位治疗和心情调适以外,炊事调度也很重要。平常可多吃些行气通络、化瘀散结的食品,如丝瓜、茄子、橘饼等。

◎ 按揉内关和太冲,轻松远离抑郁症

现代社会,"抑郁"二字对于我们都不陌生。自香港影星陈宝莲跳楼自杀,时隔不到半年,一代巨星张国荣也在高空中飞扬谢幕。一个接着一个的明星自杀事件就像传染病一样,在近几年来接连不断地发生。究其原因都是因为抑郁症。

近年来在有关自杀的报道中,小到小学生,大到古稀之年的老人,以及许多人们羡慕的名人富商,不少人都是因患抑郁症而自杀。为什么会有这么多人患上了抑郁症呢?抑郁症的出现跟社会的发展有很大关系,从某种程度上可以说社会越发展,人们越容易抑郁,随着社会的不断前进和发展,抑郁的人群会逐渐增多。

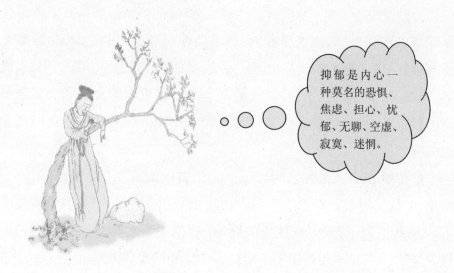

抑郁是内心一种莫名的恐惧、焦虑、担心、忧郁、无聊、空虚、寂寞、迷惘。

著名心理学家马丁·塞利曼将抑郁症称为精神病学中的"感冒"。抑郁症的产生与人类生活的环境密切相关,社会背景、生活环境、人文关系,有精神的、物理的因素,还有化学的因素等等。

心理学家曾做过一个实验:把同一窝生下的两只健壮羊羔,安排在相同的条件下生活,有草吃,有水喝,还有活动的场所。唯一不同的是,一只羊羔的身边拴了一只狼,而另一只羊羔却看不到那只狼。

生活在狼身边的小羊,从早到晚都要生活在大灰狼的威胁下,本能地处于惊吓和恐惧之中,不思饮食,不敢睡觉。就这样,它一天天逐渐瘦弱,没有经过多久就抑郁而死。而另一只小羊羔,由于身边没有狼的威胁,没有恐惧的心理,所以在草地上吃呀,跑呀,跳呀,日子一直过得很滋润、很快活。

在这个充满竞争和压力的社会里,人们追求的东西越来越多,人的心境越来越浮躁,也越来越迷茫。在巨大的压力面前,人们很容易就会产生抑郁的情绪。抑郁情绪的长期存在就有可能导致抑郁症的产生。

形象地说,抑郁症就像是一只生活在我们身边的"狼",时时刻刻威胁着每一个人的健康。一个人如果患了抑郁症,就会影响到全家人,甚至还会波及整个家族,连累朋友、同事。抑郁的到来虽然没有躯体恶性疾病那么凶猛,那么面目狰狞,虽然不会即时夺去人的生命,却残酷无情地骚扰、伤害着人的精神世界。那是一种莫名的恐惧、焦虑、担心、忧郁、无聊、空虚、寂寞、迷惘,带来的是令人不可思议的自杀和众多理不清的社会问题,就如幽灵一般挥舞着利爪招魂。面对抑郁症我们该怎么办呢?

抑郁症在中医里称之为郁证。元代名医朱震亨在《丹溪心法》中指出:"气血冲和,百病不生;一有怫郁,诸病生焉。故人身诸病,多生于郁。"清代医家张志聪在《张氏医通》中也说:"郁证多缘于志虑不伸,而气先受病。"可见思想情志不正常是一个重要的致病因素。

抑郁症有很多类型,实证常见的有肝气郁结、气郁化火和痰气郁结三种,虚证主要分久郁伤神和阴虚火旺两大类。肝气郁结者,证见精神抑郁,胸闷胁痛,腹胀嗳气,不思饮食,脉多弦细,治宜以疏肝理气为主。气郁化火上逆者,证见头痛头晕,胸闷胁胀,口苦咽干,苔黄舌红,脉多弦数,治宜清肝泻火。痰气郁结者,证见咽中似有物梗阻,咯之不出,咽之不下,治宜利气化痰。久郁伤神者,证见精神恍惚,悲忧善哭,疲乏无力,治宜养心安神。阴虚火旺者,证见眩晕心悸,心烦易怒,失眠,其治宜滋阴清火,养血柔肝。

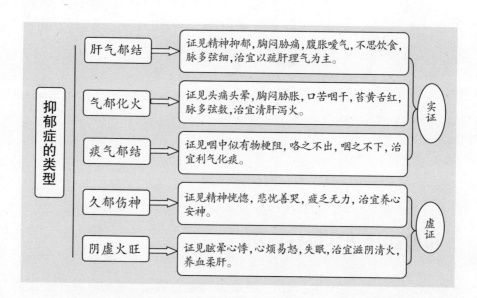

　　抑郁症的类型虽多,但不管是哪种类型的抑郁症,其根本都是神魂紊乱或涣散。《黄帝内经》说:"心藏神,肝藏魂",这里的神指人的心脑思维,意识,魂则指情感活动。治疗抑郁症就是要使紊乱涣散的心气收拢聚集,重生心精,使人的心神归经,变得乐观开朗。人体的内关穴正具有这样的功效,《针灸大成》说:"内关主治一切郁症",加之其是心包经的原穴,是心包、心脏及心经之精气汇聚最深、最足的穴位。因此是穴位治疗时的首选穴位。

另外,太冲穴也是一个效果不错的穴位。《针灸大成》上说:"太冲,主心烦闷,惊悸健忘,忘前失后,心神恍惚"。太冲是肝经的输土穴,肝经在五行属木,按摩太冲穴可以疏散三焦气机,使胸中开阔,腾出地方给肝木以伸展。肝经畅通了,肝魂就可回归肝的怀抱,人的精神也就会变得愉悦起来。

因此,当你抑郁的时候,不妨每天坚持按揉一下内关穴和太冲穴。

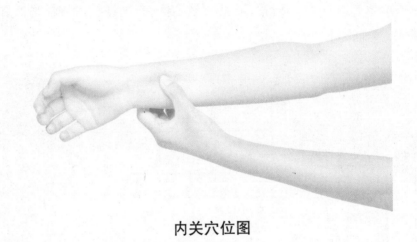

内关穴位图

◎ 推肝胆经帮你推开心结

大千世界,芸芸众生,相信"最难解的是心结"。"心结"就是心里解不开的疙瘩,是心里放不下的事情,是内心所受的一种压抑,也就是通常所说的心病。因为有心结,本该简单的快乐被扭曲成复杂;因为有心结,原本单纯明朗的生活也变得郁结丛生,哀叹不止。在生活中,不知有多少人因为打不开自己的心结而断送了本该属于自己的幸福;又不知有多少人,拥抱着自己的心结拒绝释然而郁郁终生。

那么,心结又是如何产生的呢? 一般来说,心结产生的原因有两个。一个是需求的刺激,所谓需求是人脑对生理需求和社会需求的反映。人为了求得个体和社会的生存和发展,必须要求一定的事物,如食物、衣服、睡眠、劳动、交往等。这些需求反映在个体人脑中,就形成了他的需求。需求是个体行为积极性的源泉。人的各种需求推动人们在各个方面的积极活动。需求越强,由此引起的活动也就越有力,它是个体活动的动力。个体为了满足需要,从事一定的活动,要用一定的意志努力去克服困难。人在克服困难的过程中,锻炼了自己的意志,所以说需求在个性中起重要作用,是个性倾向性的基础。自信心理的形成就在一定基础上由需求刺激形成。一个人的需求如果无法得到满足,在很大程度上就会打击到自己的自信心,从而产生心结。心结产生的另一个原因是动机的刺激,所谓动机是为实现一定的目的而行动的原因。人从事任何活动都有一定的原因,这个原因就是指人的行为动机。个体在某一时刻有最强烈的需要,并在有诱因的条件下,能产生最强烈的动机,但如果此时动机遭到阻止或无法成功完成势必会在心理上留下深深的烙印,久而久之便会产生缺乏自信等不好的表现,即所谓的心结。

现代社会,许多人为了生活和工作,承受着巨大的压力,压力一大,就可能会经常想发火,但这火又不能随便发,所以总是会憋着一肚子闷气无处发泄。这样就容易使肝气得不到抒发,肝气长期郁结后就会阻塞经络,这样,肝的压力就会越来越大。像头痛、烦躁、耳鸣、胁痛、长痘痘、长斑等这些让人烦心不已的事儿,都是没有好好护养肝脏的结果。

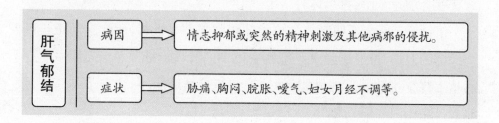

| 肝气郁结 | 病因 | → | 情志抑郁或突然的精神刺激及其他病邪的侵扰。 |
| | 症状 | → | 胁痛、胸闷、脘胀、嗳气、妇女月经不调等。 |

许多因头痛、耳鸣、胁痛而就诊的患者大都是因为肝气郁结造成的。小珍就是这种情况。她脸颊上有些色斑，整个人看起来烦躁不安。她最近经常觉得胸部隐隐作痛，月经也不太正常，担心自己得了乳腺癌。医生诊断后，打消了她的疑虑，也没有给她开任何药，只是让她坚持每天推肝胆经20分钟，坚持一个月。她按照医生所说的去做了，一个月以后她胸部的隐痛消除了，月经正常了，色斑也消失了。

前不久，她婆婆感觉胸口烦闷，眼睛发红，口苦，肝火旺。她又向那位医生求教，医生告诉她可以试试给她婆婆推肝胆经。以前因为婆婆反对她跟老公的婚事，所以小珍对婆婆一直存在畏惧感，虽然她内心非常渴望能与婆婆像母女那样相处，但是因为心里存在顾虑，所以与婆婆之间除了客套和礼貌，平时基本没什么话说。这一次，因为小珍帮婆婆推肝胆经进行调理，与婆婆之间的话也多了起来，小珍才知道婆婆虽然以前不同意她与自己儿子的婚事，但自从小珍嫁进门以后，婆婆心里一直把她当自己人看待，只是婆婆原本就不是个爱说话的人，加上小珍总是与她保持着距离，所以两个人之间就无法更亲近。小珍听了婆婆的话非常开心，说没想到，推肝胆经不但治好了她身体上的毛病，连心病也给医好了！

那么，这个肝胆经该如何推呢？其实方法很简单，那就是用自己的手掌，自腋窝下开始，顺着往下推到胯部。肝胆经疏通顺畅了，身体里的毒素就会加速分解，排出体外。

俗话说：远亲不如近邻。胁肋部跟胸腹部是近邻，而胸腹部正是肝气郁结的老巢，推肝胆经就是把胸中郁结的肝气给推散。当您用手掌反复从上往下推胁肋部的肝胆经时，能快速打通肝胆经，让它干劲儿十足地去排除体内的郁气和毒素。

推肝胆经时可以隔着衣服推，也可以直接在皮肤上推。但如果在皮肤上推的话，最好先涂上刮痧油。刮痧油具有滋润皮肤、开泄毛孔、活血化瘀、清热解毒、疏经通络,排毒驱邪、消炎镇痛的功效。一来可以避免擦伤您的皮肤,二来可以让郁气疏通得更快,达到事半功倍的效果。刮痧油可以去商店买现成的,也可以自制,自制的方法有很多种,这里给大家介绍一种较为简单的,取生姜 150 克、葱白 150 克、丹皮 30 克、薄荷 30 克、红花 15 克、连翘 30 克、薄荷脑 3 克、冰片 3 克、95% 酒精 1000 毫升、甘油 300 毫升。将葱姜切碎,丹皮、薄荷、红花、连翘打成粗粉,浸泡于 95% 酒精中 7 天,过滤后加入薄荷脑、冰片,再加入甘油摇匀,用瓶子装好即可使用。

推肝胆经的时间可选在每晚 9 点左右,三焦经当令之时进行,这时候推的效果是最好的。

有些人天生性格内向、多愁善感,还有的人经常因为一点儿小事就发脾气。这些心理特点都会让肝胆瘀堵,不能顺畅地给身体输送血液和排除毒素,如果你每天坚持推肝胆经,经络就会逐渐通畅,身体自然也会越来越好。

第9章　脾脏之五行养生

土地孕育万物,供应人类,离开了它,人类便无法生存。在中医理论中,脾属土,有脾土之称,它就是人体内的土地,是人的后天之本。脾脏功能的好坏将直接关系到人体的健康与长寿。

◎ 爱护脾胃,从每天吃饱饭开始

脾在人体中的地位非常重要,中医认为"肾是先天之本,脾是后天之本"。怎样来理解这个"后天之本"呢? 大家不妨想一想土地,我们这个世界现在很发达了,汽车、电脑、人造卫星等高科技应有尽有,但这一切都不是人类生存所必需的,人类没有这些已经生存了几千年。那么,什么才是人类生存离不开的东西呢? 那就是土地。土地孕育万物,供应人类,离开了它,人类便无法生存。

在中医理论中,脾属土,有"脾土"之称,它就是人体内的土地,是人的后天之本。脾位于中焦,在膈之下,与胃以膜相连,其色赤紫,形如镰刀。脾为阴中之至阴,在五行属土。中医学的"脾"是现代医学脾和胰的合称,而其生理、病理又远非脾、胰所能概括。中医认为,脾的主要功能是主运化、主升清和统摄血液。

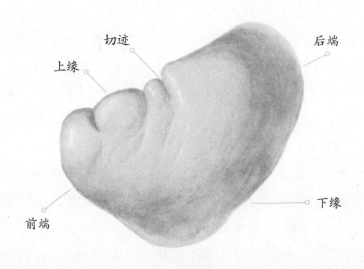

切迹

上缘

后端

前端

下缘

脾(膈面)

脾主运化，是指脾具有运化水谷和水液的作用。运化水谷，即是指对食物进行消化和吸收。食物入胃，经过脾胃的腐熟加工，然后进入小肠，清浊分离，各走其道，再由脾输送至全身，供应各脏腑器官的营养。脾运化水谷精微，维持着五脏六腑、四肢百骸和皮毛筋骨等脏腑组织器官的生理功能。若脾失健运，则消化、吸收和转输营养物质的功能失常，就会引起食少、纳呆、腹胀、消瘦等症状。运化水湿，是指脾对水液的吸收、转输布散和排泄的作用。脾运化水湿的功能，可以概括为两个方面，一是摄入到体内的水液，需经过脾的运化转输，气化成为津液，并输布于肺，通过心肺而布达周身脏腑器官，发挥其濡养、滋润作用。二是将全身各组织器官利用后多余的水液，及时地输送到相应的器官，如肺、肾、膀胱、皮毛等。因此，在水液代谢的全部过程中，脾也发挥着重要的枢纽作用，促进着水液的环流和排泄。脾运化水液的功能减弱，就会导致水液在体内的停滞，形成痰饮、水肿。

脾主升气，即指脾气的功能特点以向上升腾为主，它包括两个方面的内容：其一是主升清，其二是维持人体各内脏的正常位置。脾主升清是指脾吸收水谷精微等营养物质，并上输于心、肺、头目，通过心肺作用化生气血，以营养全身。中医认为，脾主升气的生理作用还能维持人体内脏相对恒定于一定位置而不下垂。若脾气不升，不但影响水谷精微的输布，使气血生化无源，出现头晕、神疲乏力、泄泻等，严重者还可致脱肛、内脏下垂等。

脾主统血是指脾能统摄、控制血液，使之正常地在脉内循行而不逸出脉外。脾统血的机理，实际上是脾气对血液的固摄作用。因为脾为气血生化之源，脾气旺盛，就能保证体内气血充足，气能摄血，这样，生成之血就能在体内正常运行。若脾气虚弱，统血功能失职，血液运行将失其常规而逸出脉外，以致出血，如便血、尿血、皮下出血等。

脾脏不停地把营养物质和新鲜气血输送到身体的各个部位，周身各脏腑才得以发挥其正常的功能，人体才得以保持健康的状态而不生病。所以只有把脾养好了，人体才可以百病不生，即使有病也会很快痊愈。

同时，脾脏的经脉络于胃，与胃构成互为表里的关系。胃主受纳，脾主运化，它们相互合作共同完成饮食物的消化吸收及其精微的输布，滋养全身，故中医常将脾胃相提并论，共同称为"后天之本"。由于脾胃皆为"后天之本"，因此在防病和养生方面都具有重要意义。《脾胃论》上说："百病皆由脾胃衰而生"，"治脾胃即可以安五脏"。可见，脾胃功能的强弱与否对于整个人体的生命活动是至关重要的。

脾胃既是人体五脏六腑气机升降的枢纽，也是人体气血生化之源和赖以生存的水谷之海。所以，在日常生活中，要注意保护脾胃，注意饮食营养，患病治病时，用药及忌口均要顾及脾胃。

爱护脾胃，维护身体健康，首先要从每天吃饱饭开始。俗话说："人是铁，饭是钢。"这说明人是离不开饮食的。但是养护好脾胃也并不是单纯吃饱饭就可以了，因为如果没有一副健全的脾胃，纵然有满桌的美味佳肴,也会觉得心有余而力不足。因为脾胃功能不好的人,往往在美餐之后,有得不偿失之感,甚至会因此而加重脾胃疾病。因此,脾胃消化吸收功能的好坏,将直接关系到人的健康与长寿。

三国时代的蜀国丞相诸葛亮,他之所以只活了54岁,主要在于他平日政务烦多,操心费力,又长期进食甚少,导致思虑伤脾,营养不足,胃气衰败的缘故。这就告诫人们:若不注意日常的饮食起居,不护养胃气,就有可能损害健康,缩短寿命。中医认为,导致脾胃疾病的原因,不外乎饮食不节,寒热不适,或情志郁闷,忧思困脾等因素,因此预防上亦要从节饮食、适寒热、畅情志这三方面做起。

关于节饮食,早在两千多年前,孔子曾经指出,"君子食无求饱"。《黄帝内经》云:"饮食自倍,肠胃乃伤。"《管子》说:"起居时,饮食节,则身利而寿命益。饮食不节,则形累而寿命损。"可见节制饮食是多么重要。当然节饮食也应讲科学,要尽力做到如下四点:

其一,进食应有常。养成良好的饮食习惯,做到食之有时。在进食时还应做到:精神愉快,神定气稳;过于劳累时,不要立即进食;饭后30分钟以内,不宜从事剧烈运动。

其二,进食应适量。每餐应吃七八分饱,切忌饱食。一般来说,早餐宜吃精,午餐宜吃饱,晚餐宜吃少。

其三,进食应多样。《黄帝内经》说:"五谷为养,五果为助,五畜为益,五菜为充,气味合而服之,以补益精气。"说明粮菜肉果等应是饮食的主要内容。兼食可获得合理营养,偏食则导致气血、阴阳平衡失调。

其四,进食应细嚼。《养病庸言》云:"不论粥饭点心,皆宜嚼得极细咽下。"《医说》中曰:"食不欲急,急则损脾,法当熟嚼令细。"据现代科研证实,细嚼慢咽是符合科学道理的至理名言。咀嚼时间长,增加了唾液分泌,利于食物的消化吸收,并有助于降低胃肠道疾病发病率。

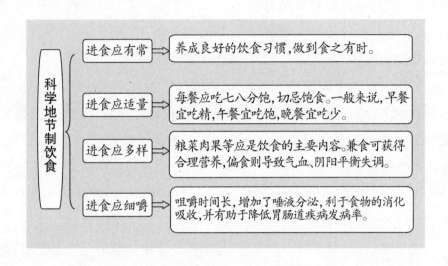

所谓适寒热，就是无论在饮食还是衣着上都要注意寒热适度。"适温而食"，"食饮者，热无灼灼，寒无沧沧"，这是《黄帝内经》中关于饮食寒热要适中的忠告。食物过热过烫对消化道会造成物理性伤害，过寒则伤脾胃，即使是炎炎酷暑，也不可恣意冷饮。衣着冷暖也要保持相适，春夏之交温暖多风，虽然气候已逐渐变暖甚至炎热，但也会因突如其来的风雨变化而着凉受寒，而寒气又十分容易直中脾胃，引起胃脘痛和腹泻。因此，即使是在气候逐渐变暖的情况下，对胃部做好必要的保暖工作也是重要的，所谓"吃了端午粽，还要冻三冻"，就是提醒我们要逐渐地减少衣物，对有脾胃疾病的患者来说更应如此。

畅情志就要保持一个好心情。《黄帝内经》上说的"思则伤脾"是指思虑过度就会影响到脾经气血的正常运转，从而会影响脾脏的健康。因此，在日常生活中，我们一定要注意保持良好的心情，养护好我们的脾脏。此外，也可以通过常喝山药薏米粥，冬天吃大枣，或吃些参苓白术丸、人参健脾丸、补中益气丸等方法来健脾。当然，比较安全有效且持久的方法就是通过刺激脾经上的一些重要穴位来实现。

◎ 脾经上的五输穴让你更强壮

人体摄入饮食后,经脾胃的运化功能,将饮食物中的营养成分转化成能被人体利用的精微物质,输布于全身,成为维持人体生命活动的营养和化生气血的主要物质来源。脾因而被称为"后天之本""气血生化之源"。

脾脏若是没有得到好的照顾,就可能导致脾虚,脾虚则运化失常,并可出现营养障碍,水液失于布散而生湿酿痰,或发生失血等症。脾虚主要表现在脾气虚和脾阳虚上。脾气虚主要表现为纳少,腹胀,大便溏薄。脾阳虚可表现为脘腹胀满,大便泄泻,甚或完谷不化,以致反胃、呕吐,或腹中绵绵寒痛。

脾虚还可累及其他脏器。如脾虚可累及肾。肾为先天之本,脾为后天之本。脾主运化水谷精微,可不断地补养先天。若后天不足,则影响肾气。凡过食寒凉,损伤中阳,长时间没有恢复者必然伤肾,脾阳虚导致肾阳虚;而命门火衰,又不能温助脾阳,从而导致恶性循环。脾虚可导致肺气不足,根据五行,脾属土,肺属金,培土生金,故可通过补益脾胃来达到治疗肺疾的目的。脾虚可致使肝郁,脾虚致气血生化不足,血虚致使肝体失养,土不荣木,而易出现肝郁气滞、胁肋胀痛等症。脾虚还可致使心血不足,《灵枢·决气》说:"中焦受气取汁,变化为赤,是谓血。"脾气虚就会导致心血虚。

因此,我们要想保持健康,祛病延年,就必须时刻注意顾护脾胃功能,使后天生化之源充足。在开篇我们就讲到脾的功能非常巨大,被称为是"后天之本"和"气血生化之源"。脾的功能强健了,就可以迅速增长人体的气血,为防病治病储备能量。当源源不断地生成的新鲜血液,输布到全身各处,疾病便无处藏身。治愈疾病的过程,就是把新鲜血液引到病灶的过程。脾正具备了生成气血和运送气血两大功效。此外,脾还可以调控人体水液的代谢,如果人体水液代谢失常,体内就会有湿浊生成,而湿浊正是许多疾病滋生的土壤。所以说,让脾强壮起来,与之相关的一些疾病就会轻松而愈。

在饮食上,健脾最快的是山药薏米芡实粥、红枣、牛肉。另外我们还可选用中成药参苓白术丸、补中益气丸、人参健脾丸。此外,脾经上还有许多穴位对于健脾护脾非常有用。尤其是脾经上的五输穴,如果我们能够好好利用就能够帮助我们强壮脾胃,为拥有健康的身体带来无穷的福祉。

下面我们一起来看一下脾经上的五输穴都具有哪些功效。

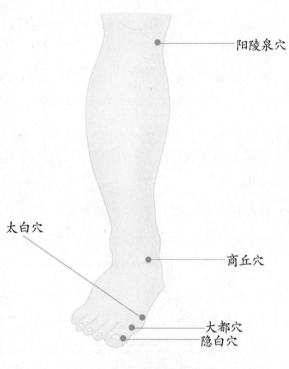

阳陵泉穴

太白穴

商丘穴

大都穴
隐白穴

脾经五输穴位图

隐白穴(井穴)

隐白穴最主要的功能是止血,对各种出血症状都能有效地缓解。因为,隐白穴为足太阴脾经脉气所发,脾为统血之脏,灸此处有健脾统血之效。治疗子宫出血、月经过多、崩漏等,都可选用此穴。通常可用艾条或香烟在穴位上距皮肤 1～2 厘米处,灸至皮肤发红为度。此法还可治疗小儿因肚子不舒服引起的夜啼不止,但要注意灸的时间要短些,以免起泡。常揉此处还可防止流鼻血,对过敏性鼻炎也有辅助疗效。隐白穴位于人体的足大趾末节内侧,距趾甲角0.1寸处。中医认为,隐白穴内的气血为脾经体内经脉外传之气,因气为蒸发外出,有不被人所觉察之态,如隐秘之象,故而得名。

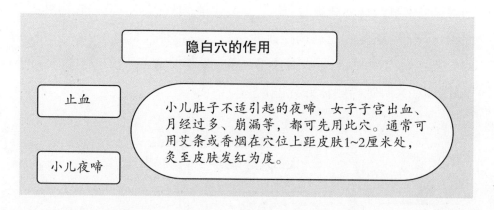

隐白穴的作用

止血

小儿夜啼

小儿肚子不适引起的夜啼,女子子宫出血、月经过多、崩漏等,都可先用此穴。通常可用艾条或香烟在穴位上距皮肤1~2厘米处,灸至皮肤发红为度。

大都穴(荥穴)

大都穴是一个补钙要穴。生活中有不少年轻的父母反映,没少给孩子补钙、喝牛奶,但孩子还是常常缺钙。这是为什么呢?其实,有些孩子缺钙并不是因为钙的摄入量不足,而是因为钙在其体内没有被吸收。如果是这种缺钙,那么只要揉一揉大都穴,就能帮助钙吸收了。大都穴除了可以补钙之外,还能治疗肌肉萎缩、骨质疏松、腰腿疼。当然,这些症状也都是因为缺钙引起的。大都穴还善治脾虚导致的大便无力,心火过重造成的厌食。另外,有颈椎病的人也要经常揉一揉大都穴,再在这个穴的旁边找到最痛的点去揉,这样珠联璧合地配合起来治疗,效果会更好。大都穴的位置在足大趾本节后内侧凹陷中。

太白穴（输穴）

"太白"为古代星宿之名,传说此星有平定战乱、利国安邦之能。太白穴是脾经的输穴,五行属土,土生金,如果说在隐白穴处,经气还处于潜伏状态的话,那么到这里,经气就已经如同太白星一般,有所显现了。此穴为健脾要穴,能治各种原因引起的脾虚如先天脾虚,肝旺脾虚,心脾两虚,脾肺气虚,病后脾虚等。此穴有双向调节作用,如揉此穴腹泻可止,便秘可通;点揉此穴还可调控血糖指数,高者可降,低者可升。太白穴的位置在足内侧缘,当足大趾本节(第1跖趾关节)后下方赤白肉际凹陷处,即在大脚趾内侧骨头突起下。

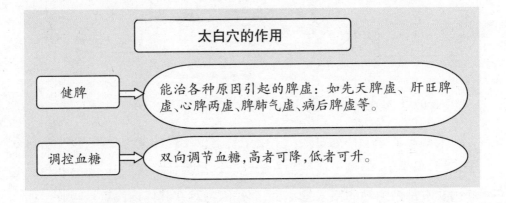

商丘穴（经穴）

商丘穴是脾经的经穴。本穴为脾经气血的行经之处,故为经穴。本穴为公孙穴内气血的出口之一,气血物质在公孙穴处是湿热状态,出本穴后散热而化为凉性之气,表现出肺金的秋凉特征,故本穴属金。"商",古指漏刻,计时之器。"丘",指废墟。该穴名意指脾经的热散之气由此快速通过。本穴物质为公孙穴传来的水湿风气,其性湿热且循脾经上行,而本穴的气血通道又如漏刻滴孔般细小,因此风气是快速通过本穴的,强劲的风气吹走了本穴中的脾土微粒,地部脾土如废墟一般,故而得名。脾经上的穴位都是帮助血液循环的,都能把新鲜血液引到病灶去,而商丘穴可以消除下身的各种炎症,如膀胱炎、尿道炎、盆腔炎等。有此类疾病的人一定要多揉揉商丘穴,把气血引下来。如果配合跪膝法、揉其他穴位,效果则会更好。商丘穴的位置在内踝前下方凹陷中,当舟骨结节与内踝尖连线的中点处。

阴陵泉穴(合穴)

阴陵泉穴是脾经上的排湿大穴,刺激这个穴位可以快速驱除体内的脾湿,治疗因湿气过重所引起的诸多病症。我们知道,肺经与脾经同属太阴经,肺在上,脾在下。平时我们感冒了,服用西药治疗发烧咳嗽就是将体内的寒气强行压制下去。体内的寒气不得抒发,长此以往寒气就会变成湿气从肺经沉到脾经,造成脾湿。人们常患的关节炎、膝盖疼痛、颈椎病、后背痛、湿疹、青春痘、黑头等等都是与湿气过重有关,对阴陵泉进行刺激均有很好的效果。阴陵泉穴位在胫骨内上髁下缘,胫骨内侧缘凹陷处(将大腿弯曲呈 90 度,膝盖内侧凹陷处)。

脾经上的五输穴中,隐白最善止血,大都最能补钙,太白最能健脾,商丘最善消炎,阴陵泉专祛湿毒,这五个穴位就相当于脾经上的五大卫士,时时为人体的健康做着防御的工作。

◎ 胃经上的五输穴帮你激活体内能量

每个人在出生后,主要依赖脾和胃运化水谷和受纳腐熟食品,这样人才能将摄入的饮食物消化吸收,以化生气、血、津液等营养物质,才能使全身脏腑经络组织得到充分的营养,维持生命活动的需要。因此,善待我们的脾胃,脏腑的功能才能正常发挥,人体才不容易被疾病打败。

前面已经讲过脾为人的后天之本、气血生化之源，需要我们好好地养护。但在保养脾脏的同时，我们也不能忽略了胃腑。脾胃同居中焦，脾为阴，胃为阳，一脏一腑，互为表里。脾和胃在五行都属土，就像手心和手背一样，分管着人体的气和血，只有让这两个器官都强健了，人体的气血才能足够充盈。

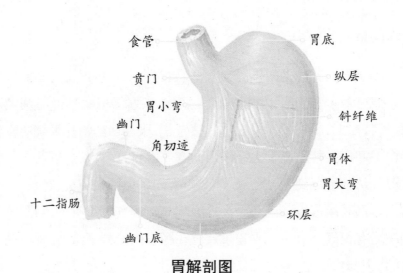

食管
贲门
胃小弯
幽门
角切迹
十二指肠
幽门底

胃底
纵层
斜纤维
胃体
胃大弯
环层

胃解剖图

在生活中，有些人见什么都有胃口，吃什么都能消化，相声里说这种人"吃秤砣能拉出铁丝来"。爱吃，能吃，还能消化，这是一种难得的福气，通常叫作有"口福"，也是身体健康的一个指征。但有的人是光能吃不能消化，结果长了一身赘肉；还有的人，一点胃口也没有，每顿只能勉强吃下一点点；再有的人就是胃里总不舒服，吃点东西就胃痛；另外还有的人的胃极为敏感，怕冷怕硬，怕辣怕酸。胃一有病，整个身体都会觉得虚弱，心情也好不起来，而且"胃不和则寝不安"，胃病也会直接影响睡眠质量，所以我们要及早调治才行。

调治胃还是用胃经最为便利和迅捷。胃经是多气多血之经，也是我们获得后天营养的主干道。它上行头面，令我们脸色红润，下行膝足，让我们步履矫健，激活这条能量的供给线，让它时时保持充足旺盛，那样，我们就可以永远昂首挺胸，精力无穷。

足阳明胃经循行所过共历经 45 个穴位，其中四白、巨髎、地仓、乳中、颊车、天枢、归来、气冲、足三里等都是该经上的重要穴位。下面就来说说胃经上的五输穴。

厉兑穴（井穴）

"厉"指足部；"兑"和"锐"字相通，意为尖端。本穴位于足趾的最前端，所以称为厉兑。厉兑穴是足阳明胃经的井穴，属金。胃经经水由此回归胃经的体内经脉。井，地之孔也。因本穴有通道与胃经体内经脉相通，故为胃经井穴。此穴沟通胃经体表与体内经脉及交换气血物质。厉兑穴主治鼻出血，牙痛，咽喉肿痛等病症。其具体位置在足第二趾末节外侧，距趾甲角 0.1 寸处。

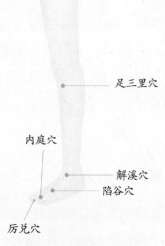

足三里穴

内庭穴

解溪穴

陷谷穴

厉兑穴

胃经五输穴位图

内庭穴（荥穴）

"内"，进入的意思；"庭"，门庭。该穴在趾缝之间，两趾好像两扇门，比喻进入门庭，故称为内庭。内庭穴为胃经五输穴之荥穴，五行属水，有清胃泻火、理气止痛的作用，相当于人体自生的"牛黄解毒丸"。凡是胃火引起的牙痛、咽喉痛、鼻出血都可以揉内庭穴，它的去热、去胃火作用非常好。内庭穴的位置在足背,当二三趾间,趾蹼缘后方赤白肉际处。

```
                    ┌─────────────────────────┐
                    │      内庭穴的作用         │
                    └─────────────────────────┘

┌──────────┐        ╭─────────────────────────────────────╮
│ 清胃泻火  │        │  凡是胃火引起的牙痛、咽喉痛、鼻出血都可以   │
└──────────┘        │  揉内庭穴,它的去热、去胃火作用非常好。     │
                    │                                     │
┌──────────┐        ╰─────────────────────────────────────╯
│ 理气止痛  │
└──────────┘
```

陷谷穴(输穴)

"陷",凹陷之处;"谷",山谷。该穴名意指本穴为胃经经水的聚集之处。本穴物质为冲阳穴传来的经水,因本穴位处肉之凹陷处,地部经水在此聚集,故名。本穴有传输胃经气血的功能,故为胃经输穴。陷谷穴对面目浮肿,水肿,肠鸣腹泻,足背肿痛等有特效。该穴位于人体的足背,当第二、三跖骨结合部前方凹陷处。

解溪穴(经穴)

解溪穴为足阳明胃经的经穴,在五行属火。"解",指骨解(骱),即骨与骨之间的连接处;"溪",溪流,此指凹陷处。该穴位于踝关节前两筋凹陷处,故称解溪。该穴对于头痛、眩晕、腹胀、便秘有很好的治疗效果。解溪穴位于足背与小腿交界处的横纹中央凹陷处,当拇长伸肌腱与趾长伸肌腱之间。

足三里穴(合穴)

足三里穴是一个被历代医家赞誉最多的人体大穴,被奉为长寿第一要穴。足三里穴在膝眼下 3 寸向外旁开一横指处。此穴功用太多,这里选几个常用的说说吧。足三里为胃经的合穴,属土,为土经土穴,是治疗各种胃病的首选。若能同时配上中脘穴,再点揉脾经公孙穴,会有即时缓解胃病之效。足三里穴也是个"消气穴",但与太冲穴消的"肝胆怒气"不同,足三里穴消的是胃肠的浊气。因此常觉肚子胀的人,可常揉揉足三里。对糖尿病患者来说,刺激足三里可以降低血糖。对胃下垂的患者,足三里也有升提之效。另外,肌肉萎缩、痛风、高血脂等等,都是它的适应症。

《黄帝内经》上说:"女子五七,阳明脉衰,面始焦,发始堕。"阳明脉就是我们所讲的胃经。这句话的意思是说,女人从35岁开始,胃经的气血就开始衰减了,胃经起于迎香,上行于头面部,胃经的气血衰弱了,人体的面容就会开始变得憔悴,眼角就容易长鱼尾纹,额头上就会长皱纹,头发也开始掉落。所以女子在35岁的时候就会显出老相。因此,女性朋友要想延缓衰老,保持年轻的容貌,就更要好好地养护自己的胃及胃经。

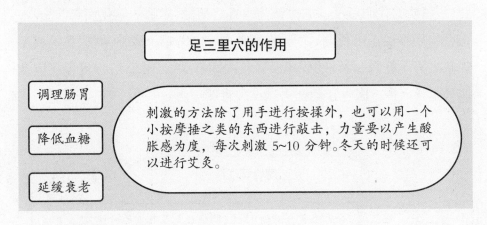

足三里穴的作用

调理肠胃

降低血糖

延缓衰老

刺激的方法除了用手进行按揉外,也可以用一个小按摩捶之类的东西进行敲击,力量要以产生酸胀感为度,每次刺激5~10分钟。冬天的时候还可以进行艾灸。

◎ 脾肾调理法帮你制服糖尿病

糖尿病有现代文明病之称,糖尿病患者主要是葡萄糖的氧化发生障碍,机体所需能量不足,故患者感到饥饿而多食;多食进一步使血糖升高,血糖升高超过肾糖阈时出现尿糖,糖的大量排出必然带走大量水分故引起多尿；多尿失水过多，血液浓缩引起口渴，因而多饮；由于糖氧化供能发生障碍，大量动员体内脂肪及蛋白质的氧化功能，严重时因消耗多，身体逐渐消瘦，体重减轻。这就形成了糖尿病的"三多一少"，即多食、多饮、多尿和体重减轻。

有一位离休老干部在最近的一次体检中，被检查出血糖和血脂都偏高。医生给他列了一张饮食清单，规定好多食物都不能吃。平时一向能吃会吃的老爷子突然这也不能吃、那也不能吃，那种难受劲儿是可想而知的。老爷子整天哀叹："这也不让吃，那也不让吃，这活着还有什么意思啊！"儿子看到父亲这个样子也是又心疼又着急，可是却苦于找不到好的解决办法。后来想来想去就找到中医寻求调治的方法。

在中医里，糖尿病被称为"消渴症"，糖尿病的病理主要是由于胰岛素活性相对或绝对不足以及胰升糖素活性相对或绝对过多引起糖、脂肪、蛋白质的代谢紊乱。中医认为水谷之精微，靠脾的运化而布散全身，这些物质不能正常代谢，主要缘于脾的运化失职。另外，糖尿病的典型症状之一是糖尿，与肾的固摄及藏精失司有关。因此，治疗糖尿病应从调理脾肾入手。医生让他回去试试脾肾调理法。

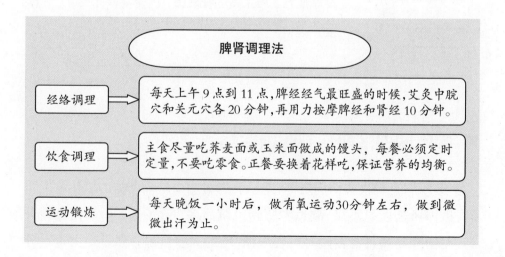

脾肾调理法

经络调理	每天上午9点到11点，脾经经气最旺盛的时候，艾灸中脘穴和关元穴各20分钟，再用力按摩脾经和肾经10分钟。
饮食调理	主食尽量吃荞麦面或玉米面做成的馒头，每餐必须定时定量，不要吃零食。正餐要换着花样吃，保证营养的均衡。
运动锻炼	每天晚饭一小时后，做有氧运动30分钟左右，做到微微出汗为止。

经过三个月的调理,朋友的父亲再去医院复查时,血糖和血脂已经降至正常。因为每天都运动,加上艾灸中脘和关元,并以清淡的食物为主,老爷子不仅控制了血糖和血脂,还甩掉了大肚腩,身材好得跟壮小伙似的,精神状态和体力也跟年轻人差不多。

艾灸中脘穴和关元穴为什么对治疗糖尿病有效呢?《黄帝内经》中称"脾胃者,仓廪之官,五味出焉",即说脾胃是人体的气血资源库。巧得很,中脘又名"太仓",就是非常大的气血资源库的意思。中脘穴身处任脉,在五行属土,能调治所有跟脾胃有关的疾病。关元穴主管由肾产生的元气。肾在五行中属水,肾水能克心火,心火能生土,从而能使属土的脾胃更有活力。肾方面的疾病它也都可以调治。糖尿病病人就是脾肾方面出了问题,所以,需要好好地补脾阳和肾阳,用艾灸的纯阳火力温灸中脘和关元两穴,正好可以达到这个目的,而且效果来得最快。

糖尿病病人,由于脾肾都虚,平时一定要多吃五行属土和水的蔬菜和杂粮如荞麦面、燕麦片、玉米面、大豆及豆制品和新鲜的绿叶蔬菜等,以补益脾肾。

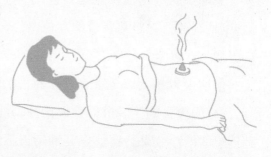

很多糖尿病病人可能都有过这样的感受,肚子饿又不敢吃,因为害怕血糖往上蹿。于是就搞得跟闹饥荒似的,那个难受自是不用说。其实,这种做法是错误的。因为糖尿病病人本来脾胃功能就弱,如果食物摄取不足,气血的来源就会不足,脾胃就更没有力气工作了。这样的话,不仅糖尿病不能得到很好的治疗,还有可能导致其他疾病的产生。

所以,糖尿病患者一定要合理安排饮食,并注意锻炼和艾灸穴位,从而有效地控制血糖。

◎ 两个小穴位，从此告别胃溃疡

胃溃疡是消化系统常见疾病，其典型表现为饥饿不适、饱胀嗳气、泛酸或餐后定时的慢性中上腹疼痛，严重时可有黑便与呕血。比较明显的病因为幽门螺杆菌感染、服用非甾体消炎药（NSAID）以及胃酸分泌过多；另外还可以由遗传因素和情绪波动、过度劳累、饮食失调、吸烟、酗酒等因素引起。胃溃疡由于病情延绵、复杂，又与精神情绪有关，病情加重或治疗不及时还会导致出血、穿孔、幽门梗阻和癌变等恶劣后果，严重危害人们的健康，所以应予以高度的重视。

治疗胃溃疡，可以配合按揉五行属土的中脘穴和足三里穴，以强壮自己的胃，促进胃壁的溃疡愈合。前面讲过，中脘穴能够调治所有与脾胃有关的疾病。足三里穴是胃经的合土穴，胃经五行属土，足三里也属土，也是调理脾胃非常有效的穴位，二穴合用，其调治脾胃疾病的功能就会更强。有胃溃疡的朋友，可以坚持每天按揉中脘和足三里。

俗话说胃病要"三分治七分养"，七分养应该在三分治的基础上进行，经全面检查确诊后进行系统治疗，并配合精神方面进行调养，才能达到理想的治疗效果。胃就像一部每天不停工作的机器，食物在消化的过程中会对黏膜造成机械性的损伤，保持有节制的饮食是治疗胃病的关键。另外，高度精神紧张也是胃病发生的重要原因，如司机、建筑工人、办公室工作人员等的胃病发生率都很高，所以这些人更应该保持良好的生活习惯及精神的愉悦。

下面给大家再介绍几条养胃的秘诀：

养成良好的生活习惯

一日三餐要定时定量，早上要吃好，中午要吃饱，晚上要吃少。忌暴饮暴食。最好给自己设定一个时间表，然后严格遵守。这同时会对睡眠时间产生影响，因为一些晚睡晚起的人是早中餐一块吃的，这种习惯必须要改。

改变饮食习惯

按时就餐，坐着吃饭而不要站立或蹲着。戒吃辛辣、油炸、烟熏食物如烧烤等，不吃过酸、过冷等刺激强烈的食物，不饮酒，少饮浓茶、咖啡等。多吃素菜和粗纤维食品如芹菜、香菇等。

积极食疗和按摩保健

羊肉、狗肉等温热食物均有养胃效果，适合胃寒病症；大蒜消毒杀菌，可以帮助消除炎症，建议多吃；另外枸杞、银耳、红枣、核桃都可以零食或入菜。还可常食健脾养胃的食物，如山药、莲子、大豆、谷物、扁豆、薏苡仁、山楂、香蕉、大枣、板栗及猪瘦肉、牛肉、鸡肉、牛奶、豆制品等。补益脾胃的中草药有人参、茯苓、黄芪、白术、甘草等，与食物配制成药膳效果更佳。饭后、睡前可以搓热双手以肚脐为中心顺时针环揉 64 圈，完毕搓热双手按摩小腹。

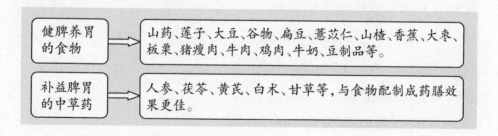

| 健脾养胃的食物 | → | 山药、莲子、大豆、谷物、扁豆、薏苡仁、山楂、香蕉、大枣、板栗、猪瘦肉、牛肉、鸡肉、牛奶、豆制品等。 |
| 补益脾胃的中草药 | → | 人参、茯苓、黄芪、白术、甘草等，与食物配制成药膳效果更佳。 |

胃病的发生与发展，与人的情绪、心态密切相关。现代人生活和工作压力大，如果没有地方发泄，就很容易让肝受气，肝有气撒不出去，就直接传给脾胃，脾胃受气上火就容易发生溃疡。因此，为预防胃溃疡，还要讲究心理卫生，保持精神愉快和情绪稳定，避免紧张、焦虑、恼怒等不良情绪的刺激。此外，不管在任何情况下，一定不要空腹喝酒，一定要先吃点东西，给胃垫个底，然后再饮酒。尽量把白酒、辣椒等刺激性食物对胃的伤害降到最低。

◎ 隐白穴——止血调经最有效

作为女性，每个月都有那么几天令人颇为烦恼的日子。有规律、无疼痛地过了还算好，如果碰到不按规律"办事"的时候，就够女性朋友们烦的了。提前来了弄得你措手不及，迟迟不来又让你紧张焦虑；来得少了要担心影响生育，来得多了又要担心过多的经血会外漏，或是流失过多的经血会使身体变虚弱等问题。

面对这样那样的月经问题，难道就没有一种好的方法可以解决这些困扰吗？当然有。在前面讲脾经上五输穴的功效时，我就有提到脾经的井穴——隐白穴就是治疗月经过多、子宫出血、崩漏的重要穴位。隐白穴是足太阴脾经的首穴，"隐"是隐秘、隐藏的意思；"白"是指肺之色、气，其具体位置在人体的足大趾末节内侧，距趾甲角 0.1 寸处。

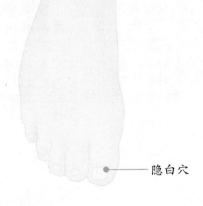

———— 隐白穴

隐白穴最主要的功能是止血,对各种出血症状都能有效地缓解。因为,隐白穴为足太阴脾经脉气所发,脾为统血之脏,灸法施术于其处有健脾统血之效,故而该穴乃历代医家治疗崩漏症的常用穴。"崩漏"是中医的名称,是指月经周期、经期、经量严重失常的病证。经血非时而下,并量多如注,谓之崩、崩中或经崩;淋漓不断谓之漏、漏下或经漏。崩、漏在发病过程中常互相转化,如崩血渐少,可能致漏,漏势发展又可转变为崩,故临床常以崩漏并称。本病以青春期女性、更年期妇女多见。凡功能性子宫出血、生殖器炎症、肿瘤等妇科疾病均可出现这一症状。严重的患者可持续数十天出血不止,常伴有面色苍白、头晕目眩、心慌气短和全身无力等一系列严重的贫血症状。

　　刘女士时常月经量多,且来势很猛,每每持续数日还是出血不止,最近小腹部还有绷紧拘急感或空虚感。医生为她诊脉发现是脾经出了问题而致血崩。在临床上,治疗崩漏的方法虽然很多,但如果应用不当往往会有一定的副作用。医生选择了艾灸隐白穴为其治疗,这种方法既简便易行,效果又明显。其具体方法是:取艾条一根将其一头点燃后,悬于一侧隐白穴上1.5厘米处,悬灸15～20分钟,见隐白穴周围皮色转红后即止。医生帮这位女士施灸一次后,她就感觉自己小腹部原有的绷紧拘急感消失了,心情也变得很好。医生嘱咐她回去后接着按此法继续灸,并嘱其先灸一侧,然后灸另一侧,每日可灸3～4次,一般情况下,灸后不久经量即会明显减少。待出血停止后再继续灸1～2天,可使疗效更为巩固。她按照医生所说的方法做了后,不仅月经的量减少了很多,持续的时间也较之前大大缩短了。

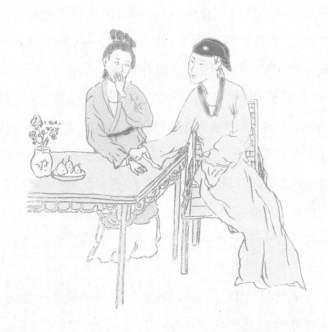

艾灸隐白穴为什么能止崩漏呢？中医认为，脾的功能是统摄血液在经脉中运行，防止血液溢出经脉之外，但是一旦肝气凝结，木克土太过了，肝把气都撒在脾身上，脾动弹不了了，失去统摄的能力，人就会出现崩漏、血便等症。脾不统血导致的崩漏，就像是河堤没有夯实，水大量外溢。隐白穴是脾经的井木穴，河堤的堤土不牢固，只要种上草皮或树，以木克制土，水不流失，崩漏自然就止住了。

值得注意的是，艾灸隐白穴对治疗崩漏虽然疗效显著，但当患者出血量较大，病情危急时，还是应及时送往医院救治，以确保安全。

崩漏有很多种，但根本原因都是肝、脾、肾的五行生克失调了。先天肾气不足、刚来例假的少女，性格抑郁、好生闷气的青年女性，快要绝经的女性都有可能发生崩漏。因此，作为女性，平时要经常推肝胆经，按摩脾胃经，做好肝、脾、肾的养护，要注意保持心情愉快，就能永远把崩漏拒之门外。

隐白穴是脾经的井穴,我们知道脾除统领五脏六腑外,最主要的还是统领周身之血液与阴津,所以隐白穴所止之血并不局限于脾经,而是周身皆可。推至一般情况,隐白穴对于肺气不足所致的鼻出血等亦有很好的疗效。治疗鼻出血的时候可以进行点按。因为隐白穴特别小,所以不太好找,通常要用指甲掐,也可用指尖点它,或者找一个细一点的按摩棒来点按。

◎ 足三里穴——加强脾胃功能的得力助手

现代社会,快节奏的生活让许多人都打破了健康的饮食习惯,加上交际应酬不断,让许多人的脾胃都出现了大大小小的问题。有的是不思饮食,有的则是胃痛、胃胀、不消化。我们知道,一个人只要身体出了问题,不管是大问题还是小毛病,都会让人感到不舒服。但许多时候由于是小毛病,身体暂时还吃得消,有很多人就不太在意,直到小病养成了大病才去看医生,这样不但要花更多的钱,身体还要遭罪,显而易见是多么的不划算。但是又有什么办法呢?在小毛病出现时要是有好的方法可以自己调理,而不用上医院去找医生,那么不会把小病养大了。事实上,好的方法的确存在。只是我们许多人不知道罢了。

在我们的胃经上,有一个叫"足三里"的穴位,被称为人体第一"长寿穴",在养生保健方面具有非常显著的功效。足三里穴的位置就在外膝眼下10厘米处,找穴位时用自己的掌心盖住自己的膝盖骨,五指朝下,中指下伸的顶端,向外一横指尽处便是此穴。另外还有一种找法:从下往上触摸小腿的外侧,在膝盖骨下面可摸到凸块(胫骨外侧髁),由此再往外,斜下方一点之处,还有另一凸块(腓骨小头),这两块凸骨以线连接,以此线为底边向下作一正三角形。而此正三角形的顶点,正是足三里穴。

足三里穴是胃经的合土穴,胃经五行属土,足三里也属土,是调理脾胃非常有效的穴位。如果你经常腹胀肠鸣,吃进去的东西不消化,或是脾胃不和腹泻或呕吐,只要在每天上午 7 ~ 9 点,按揉左右腿的足三里各 15 分钟,当天就能改善症状。长期坚持,还能加强脾胃功能。今后即使你吃大型自助餐,一会儿青菜一会儿肉,东西吃得杂,脾胃也能撑得住,不会随便吃点东西,腹胀腹泻就找上门。

此外,这个穴位对于因受寒或饮食不当所引起的胃痛止痛效果也非常好。

谢女士平时总是怕冷,在一次朋友的聚会上,她喝了几口冰镇果汁后,就觉得胃痛难忍。恰巧紧挨着她座位的是一位学中医的朋友,问了她的情况后连忙指导她按压足三里穴,因她是寒症,在手法上采用的是补法,没过五分钟,她就直起了腰身,恢复了轻松的表情和朋友们一起欢笑畅谈。

这里提到了补法,有的朋友会问"补法"是怎么回事呢?在中医里,补和泻是治疗上的两个重要原则。"补"主要用于

—— 足三里穴

治疗虚证,"泻"主要用于治疗实证。一般来说,快速的、强烈的刺激为泻法,柔和的、缓慢的刺激为补法。补和泻的手法是针灸疗法中的操作要点,其实按摩时也一样。同一个穴位,用补法与用泻法进行按摩,其效果是不一样的,甚至相反。中医有"寒则补之,热则泻之"的说法,上面提到的那位女士的胃部不适是因为受了寒气,故在手法上就得采用补法,即动作要柔和、缓慢,方向往上。假如是暴饮暴食而引起的胃痛、胃腹部不适,手法就得快速、强烈,指腹的方向要往下,通过泻法来排出淫

邪之气。

足三里是胃经要穴,而胃又是人的后天之本,对于胃病、胃痉挛、胃溃疡等急性、剧烈的腹部疼痛其实针灸的效果会更好,但有些人因怕疼或不会操作而选择按压法,其治疗效果也是很好的。按压时用大拇指指腹稍用力分别对准两腿足三里穴,先顺时针方向旋转按压 50 次后,再逆时针方向按压 50 次,至皮肤有热感,病症消失。病症严重者按这个方法每天进行 3 次左右的按压,连续按压两三天,胃痛症状就可治愈。

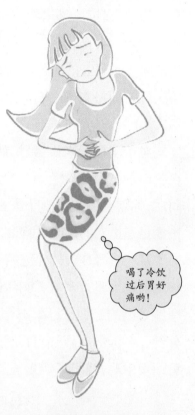

喝了冷饮过后胃好痛哟!

按揉足三里穴,还有大补气血的作用,是女人养颜之根本。在中国古代,女人生完孩子坐月子时,有条件的家庭都会用当归党参之类的中药炖老母鸡给产妇吃以增补气血。现在人们的生活水平提高了,即使天天炖老母鸡吃也不成问题,但是吃多了难免就会上火。若在每天上午 9 ~ 11 点,脾经经气最旺之时,按揉双腿的足三里各 20 分钟,不仅能起到跟吃补药一样的效果,还不上火,不花钱。

《扁鹊心书》上说,人在无病的时候常灸足三里穴,"虽未得长生,亦可保有年寿也"。就是说,平时我们经常艾灸、按揉或敲打足三里,虽然不能保证长生不老,但却可以延缓衰老,推迟更年期、身体虚衰、病老体弱的到来。足三里的具体施灸方法为:将艾绒(艾条去其外包装纸即是)捏成麦粒或黄豆大小的圆锥形艾炷,置于穴位上,用香从顶尖轻轻接触点着,当艾炷将要燃尽,皮肤感到灼热时,迅速将其按灭,同时用左手拇指、食指、中指按摩穴位周围,以减轻疼痛。每次灸3～5壮(炷)。初灸之后,皮肤局部会变黑、变硬、结痂,下次再灸就在硬痂上施灸。如果有水疱,可以按压排出液体再灸;如果痂皮脱落,可以用敷料覆盖,等结痂后再灸。此法即为"瘢痕灸",是一种简便有效的方法。不过这种灸法的缺点是病人的痛苦较大,现在临床上应用较少。现在,大多采用"艾条灸"法,即将艾条点燃,燃头对准足三里穴,距离以皮肤感到温热为度,每次10～15分钟。

对于现代人来说,繁忙的工作让我们的身体疲惫不堪,如果每日能在临睡前按摩或艾灸足三里穴,让它产生酸胀、发热的感觉。过一段时间后,你就会发现你整个人都会显得精神焕发,精力充沛。如果在每次按揉足三里穴的同时,再配合一起按揉三阴交穴,其功效就更为强大了。

足三里号称人体保健第一大穴,从古至今一直为人们所重视。所以,一定要每天坚持刺激。刺激的方法除了用手进行按揉外,也可以用小按摩锤之类的工具进行敲击,力量要以产生酸胀感为度,每次刺激5～10分钟。冬天的时候还可以进行艾灸,现在几乎随便进一家药店,只要它里面卖中药,就能买到艾条,非常方便。

第 10 章　肺脏之五行养生

肺是体内外气体交换的主要场所,人体通过肺,从自然界吸入清气,呼出体内的浊气,从而保证人体新陈代谢的正常进行。肺养好了,我们的身体才会健康。当然,在保养好肺脏的同时,我们还要注意保养好心脏和大肠。因为在五行中,心属火,肺属金,心火过旺就会克制肺金,使肺的生理功能受到抑制。另外,肺与大肠相表里,把大肠养好了,毒素就不会在体内堆积,痘痘、湿疹、皮炎等一系列皮肤病就不会找上门。

◎ 肺好皮肤才会好

我们的肺,在人体脏腑中位置最高,被称为“五脏之华盖”。因肺叶娇嫩,不耐寒热,易被邪侵,故肺又被称为“娇脏”。肺脏的主要生理功能有主气,司呼吸,主宣发和肃降,主通调水道,主皮毛等。

肺主气的功能包括两个方面,即主呼吸之气和主一身之气。肺主呼吸之气是说肺有司呼吸的作用。肺是人体内外气体交换的主要场所,人体通过肺,从自然界吸入清气,呼出体内的浊气,从而保证人体新陈代谢的正常进行。若肺受邪而功能异常,可出现咳嗽、气喘、呼吸不利等呼吸系统症状。

肺主一身之气,是指肺有主持并调节全身各脏腑组织器官之气的作用。首先肺主一身之气体现在气的生成方面,特别是宗气的生成,主要依靠肺吸入的清气与脾胃运化的水谷精气相结合而成。其次肺主一身之气体现在肺对全身气机具有调节作用。肺有节律的一呼一吸,对全身之气的升降出入运动具有重要调节作用。因此,肺主一身之气的功能异常,可影响宗气的生成和全身气机的升降出入运动,表现为气短、声低、乏力等。

肺主宣发,是指肺气具有向上、向外、升宣、发散的生理功能,主要体现在两方面。一是通过肺的宣发,排出体内的浊气。二是将卫气、津液和水谷精微布散周身,外达于皮毛,以充养身体,温润肌腠和皮毛。肃降,即清肃、洁净和下降之意。肺主肃降的功能主要体现在以下三个方面:一是吸入自然界的清气;二是将吸入的清气和脾转输来的津液和水谷精微向下布散;三是肃清肺和呼吸道内的异物,以保持呼吸道的洁净。肺的宣发和肃降,是相反相成的两个方面。如果两者失调,就会出现"肺气不宣"或"肺失肃降"的病变,表现为咳嗽、喘息、胸闷等。

肺的通调水道功能是指肺的宣发和肃降对于体内的水液代谢起着疏通和调节的作用。主要体现在下述两个方面:一是肺主宣发,不但将津液和水谷精微布散于周身,而且主司腠理的开合,调节汗液的排泄。二是肺气肃降,可将体内的水液不断地向下输送,经肾和膀胱的气化作用,生成尿液而排出体外。所以说"肺主行水""肺为水之上源"。肺通调水道的功能异常,则导致水的输布、排泄障碍,出现小便不利、水肿和痰饮等。

肺主皮毛是说肺能输布津液、宣发卫气于皮毛,使皮肤润泽,肌腠致密,抵御外邪的能力增强。"皮毛"为一身之表,包括汗腺、皮肤与毛发等组织,有分泌汗液、润泽皮肤、调节呼吸和抵御外邪之功能,是人体抵抗外邪的屏障。肺通过其宣发作用能将卫气和气血津液输布全身,温养肌腠皮毛,以维持其正常生理功能。可见皮毛的功能是受肺气支配的,所以说"肺主皮毛"。

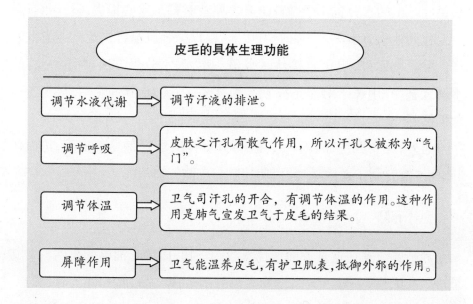

肺主气,助心行血,通过其宣发作用,将气血津液敷布于皮毛,即所谓输精于皮毛,保证了皮毛充分发挥上述的生理功能。肺气充足,则皮毛润泽,汗孔开合正常,机体不易受外邪的侵袭。若肺气虚弱,则卫外之气不足,肌表不固,易受外邪侵袭而经常感冒。若肺气虚弱不能输精于皮毛,则皮毛因营养不良而憔悴枯槁,不仅可以出现多汗或无汗等症,而且外邪也易侵入。《黄帝内经》中说:"手太阴气绝则皮毛焦。"所以说要想皮肤好,首先就要把肺养好。

传统中医学认为,秋天天气干燥,肺部易受到伤害,秋季是最应注意养肺的季节。养肺的方法有很多种,下面就给大家介绍几种简单的秋季养肺方法:

补水益肺

秋季养肺最简便的一招是积极补充水分。秋季气候干燥,使人体大量丢失水分。据测算，人体皮肤每天蒸发的水分约在 600 毫升以上，从鼻腔呼出的水分也不下 300 毫升。要及时补足这些损失，秋天每日至少要比其他季节多喝水 500 毫升以上，以保持肺脏与呼吸道的正常湿润度。除了喝水外，也可直接从呼吸道"摄"入水分。方法很简单：将热水倒入杯中，用鼻子对着茶杯吸入水蒸气，每次 10 分钟左右，早晚各一次即够。

另外，还要勤洗澡，因为皮毛为肺的屏障，秋燥最易伤皮毛，进而伤肺，而洗浴有利于血液循环，可使肺脏与皮肤气血流畅。

食补养肺

养肺要注意在饮食方面选择清淡的食物，而禁吃油腻的东西。尤其是进入秋天后，一日三餐之食物宜以养阴生津之品为主，如芝麻、蜂蜜、梨、莲子、银耳、葡萄、萝卜、蔬菜等柔润食物，应少吃辛辣燥热之品，必要时可服补品，但应清补，不可大补。以下药粥值得一试：

名称	制作
银耳大米粥	银耳5克，发泡后加入大米50～100克淘净同煮。煮好后加蜂蜜适量，搅匀即可。
莲藕大米粥	莲藕10克洗净切碎，大米50克左右同煮。煮成后加蜂蜜调匀即可。
山药大米粥	山药100克，大米50克，山药洗净切块与大米同煮。煮好后分两次食用。
大枣银耳羹	银耳5克泡发后，加入大枣10枚及适量水煮一两个小时，然后调入白糖或冰糖即可食用。

药物润肺

秋令燥邪较盛，人体旧病容易复发，最常见的是咳喘。此时，针对性地服用一些中药有一定的预防作用。

名称	制作
威灵仙丸	威灵仙、薄荷各60克，皂荚20克，研末水调为丸，每日用姜汤送服3～5克，可预防咳喘复发。
黄芪膏	黄芪100克，水煎3次，过滤去渣，再用小火煎熬，浓缩成膏状，加入蜂蜜500克，日服2次，每次1匙。此药膏适用于体虚自汗、四肢乏力的痰咳虚喘者。

常笑宣肺

笑能促进体内器官健康，对肺特别有益。笑时胸肌伸展，胸廓扩张，肺活量增大，可以消除疲劳、驱除抑郁、解除胸闷、恢复体力。发自肺腑的笑，可使肺气布散全身，使面部、胸部及四肢肌群得到充分放松。另外，肺气的下布还可使肝气平和，从而保持情绪稳定。会心之笑，笑自心灵深处，笑而无声，可使肺气下降与肾气相通，收到强肾之功。开怀大笑可以生发肺气，使肺吸入足量清气，呼出废气，加快血液循环，达到心肺气血调和之目的。

运动健肺

体育锻炼是强健肺脏的一个重要方法。散步、体操、气功等均可达到健肺之功，其中气功的作用尤为明显。由于秋主收藏，故进行气功锻炼时应以静功为主。现介绍两种练功的方法：

吸收功：晚餐后两小时，选择室外空气清新之地，先慢步走10分钟，然后站定，面对明月，两脚分开与肩平，两手掌相搭，掌心向上，放于脐下 3 厘米处,双目平视,全身放松,吸气于两乳之间,收腹,再缓缓呼气放松,持续半小时即可。

拍肺功:每晚临睡前,坐在椅子上,上身直立,两膝自然分开,双手放在大腿上,头正目闭,全身放松,意守丹田。吸气于胸中,同时抬手用掌从两侧胸部由上至下轻拍,呼气时从下向上轻拍,持续约 10 分钟。最后用手指随呼吸轻叩背部肺俞穴数十下。

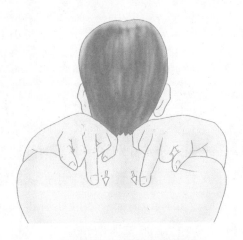

手指轻叩背部肺俞穴

肺养好了,我们的皮肤才会健康,富有水润感。不过在保养好肺脏的同时,我们还要注意保养好心脏和大肠。因为在五行中,心属火,肺属金,心火过旺就会克制肺金,使肺的生理功能受到抑制。另外,肺与大肠相表里,把大肠养好了,毒素就不会在体内堆积,痘痘、湿疹、皮炎等一系列皮肤病就不会找上门。

◎ 肺经上的五输穴都是治疗咳嗽的高手

我们知道,肺脏的功能主要是将空气吸入体内,并将其运送分配至五脏,以维持生存。当呼吸系统受到伤害时,肺脏的生理机能就会发生异常,并有上火、口干渴、胸痛、咳嗽、心悸、喘息等症状出现。此外,尚会产生颈部疼痛、手肘至手腕酸痛及麻痹等。随着身体机能的降低,还会出现皮肤干燥、没有光泽,脸色苍白、声音微弱、元气丧失,并连带地失去耐性。精神上也常会因为小小的挫折,而导致心情暗淡。

我们的手太阴肺经是调治呼吸的一条通天大脉。当身体呈现以上所述的症状时,寻找位于手太阴肺经上的一些穴位加以刺激,便能使气血流通顺畅,精神也能恢复轻松愉快。肺经上的穴位共有 11 个,它们一个个都是专门为我们的鼻腔、咽喉、皮肤和呼吸方面的大小疾病准备的良药。肺经上的五输穴更是调理咳嗽的高手。

下面我们就来看一看肺经的五输穴都是如何各显神通的。

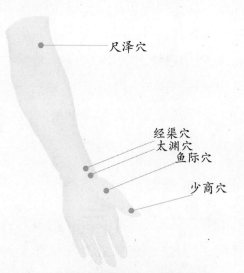

肺经五输穴穴位图

少商穴(井穴)

说到少商,可能大家会想到《天龙八部》当中的六脉神剑,其中第一剑就是少商剑,六脉神剑中几个剑气的名字就是根据手上几个穴位的名字来的。少商是肺经最末的一个穴,是肺经的井穴,为咽喉肿痛的要穴,效果最好的就是治疗嗓子疼,尤其是急性咽喉肿痛,但是这个穴必需强刺激。在这里放血可以减轻咽喉的疼痛。这是因为肺怕热,喜清凉,少商放血,就相当于将肺经过热的气血引出去,还肺一片清凉的天地。刺血的时候,先用酒精将针和皮肤都消毒,然后捏起一点点少商处的皮肤,用针快速在皮肤上刺两下,同时挤三到五滴血,然后迅速用棉棒轻轻按住,以便于止血。对于怕痛不敢放血的朋友,找一根棉棒或者用牙签钝端刺激也是可以的。少商穴所处的位置在拇指桡侧距甲根约0.1厘米处。

鱼际穴(荥穴)

鱼际穴在手掌的大拇指根部,由于肌肉明显突起,形状如鱼,故中医学把这个部位称为鱼际。中医学认为鱼际的中心点有一个与呼吸器官关系密切的穴位叫鱼际穴,它具有解表、利咽、化痰的功能。每天坚持搓鱼际穴,能增强肺主皮毛的功能。此穴为肺经荥穴,"荥主身热",所以本穴可清肺热,利咽喉,滋阴凉血,适合热症,对咽喉疼痛、咳嗽痰少者效果最好。鱼际穴还是治疗哮喘的要穴,经常按压此穴,对哮喘有很好的预防功效。

太渊穴(输穴)

太渊穴属于手太阴肺经上的输穴。肺朝百脉,脉会太渊;肺主气、主呼吸,气为血之统帅,此处穴位开于寅,得气最先,所以在人体的穴位中占有非常重要的地位。太渊穴在五行属土,土生金,此穴为肺经母穴。"虚则补其母",所以此穴可治一切肺虚之症,对虚寒咳嗽、脾虚咳嗽,特别是表现为咳声无力、遇寒即咳、口吐清稀白痰者,最为对症。太渊穴位于人体的手腕横纹上,拇指的根部;取穴的时候,应该让患者采用正坐的姿势,手臂前伸,手掌心朝上。用一只手的手掌轻轻握住另一只手;握住手臂的那只手,大拇指弯曲,用大拇指的指腹和指甲尖向垂直方向轻轻掐按,会有酸胀的感觉。

┌───┐
│　　　　　　　　太渊穴的作用　　　　　　　　│
│　　　　　　　　　　　　　　　　　　　　　　│
│　┌─────┐　┌───────────────────────────┐ │
│　│止咳化痰 │　│可治一切肺虚之症，对虚寒咳嗽、脾虚咳嗽，特别是表现│
│　└─────┘　│为咳声无力、遇寒即咳、口吐清稀白痰者，最为对症。│
│　┌─────┐　│   │ │
│　│通调血脉 │　└───────────────────────────┘ │
│　└─────┘　　　　　　　　　　　　　　　　　│
└───┘

经渠穴（经穴）

经渠为肺经经穴，五行属金，肺又属金："经"指经过、路径；"渠"指水流之道路。穴名之意指本穴为肺经经水流经的渠道。经渠穴是治疗咳嗽的要穴，《难经》上说"经主喘咳寒热，"即无论寒性、热性、还是阴虚发热的咳喘，只要是咳嗽都可以揉经渠穴。该穴位于人体的前臂掌面桡侧，桡骨茎突与桡动脉之间凹陷处，腕横纹上 1 寸。

尺泽穴（合穴）

尺泽是肺经合穴。"合"即汇合之意，经气充盛，由此深入，进而汇合于脏腑，恰似百川汇合入海，故称为"合"。尺泽穴为肺经合穴，既具有合穴的共性，又有自己的特性。尺泽穴对呼吸系统疾病，如胸膜炎、肺炎、支气管炎等所致的咳、痰、喘、吐血、喉咙疼痛均有效，也可治疗肘关节疼痛、发凉。尺泽穴还是最好的补肾穴，通过降肺气而补肾，最适合上实下虚的人，高血压患者多是这种体质。肝火旺，肺亦不虚，脾气大但很能克制自己不发火（金能克木）的人常会感到胸中堵闷，喘不上气来。此时可点揉肺经的尺泽穴。尺泽穴在五行属水，金气化水，则肺气不壅滞于胸，水可涵木，则肝火得水而平，所以此穴可治上实下虚的高血压症、哮喘症、遗尿症。此穴位在肘横纹中，肱二头肌腱桡侧凹陷处。

227

┌───┐
│   ┌─────────────────────┐   │
│   │   尺泽穴的作用   │   │
│   └─────────────────────┘   │
│   ┌──────────┐   ╭─────────────────────────────────╮ │
│   │ 通络止痛 │   │ 对呼吸系统疾病,如胸膜火、肺炎、支气管炎等所致的 │ │
│   └──────────┘   │ 咳、痰、喘、吐血、喉咙疼痛有效,也可治疗肘关节疼痛、 │ │
│   ┌──────────┐   │ 发凉。   │ │
│   │ 清热和胃 │   ╰─────────────────────────────────╯ │
│   └──────────┘   │
└───┘

总的来说,肺经上的穴位都善治咳嗽,但是五输穴治疗咳嗽的功效较其他穴位的效果更好。大家都知道,咳嗽是日常生活中最常见的症状之一,有时还经久不愈,让人烦恼不已。咳嗽本身并非坏事,它是身体的一种自然保护反应。通过咳,排出肺中痰浊,以宣畅气机;但久咳伤肺,会破坏肺脏的正常生理结构。这时,刺激肺经上的五输穴就可取得很好的疗效。

◎ 大肠经上的五输穴个个都是 "隐士高人"

大肠在人体的脏腑中,是处于身体最末端的一个器官。由于它负责的是消化后气味不佳的食物残渣,人们往往容易忽略其对健康的重要性,而导致身体疾病。比如有的人嗜食辛辣食物,排便时便有如火烧火燎;有的人嗜食肥甘厚味又缺乏运动,会致使食物残渣滞留在大肠中。

中医认为,大肠的功能是主传化糟粕和主津。什么是主传化糟粕呢?大肠上接小肠,接受小肠中的食物残渣,吸收其中多余的水液,形成粪便。大肠之气的运动,将粪便传送至大肠末端,并经肛门有节制地排出体外。大肠主津,意指大肠吸收水分,参与调节体内水液代谢的功能。大肠接受经过小肠泌别清浊作用后所剩下的食物残渣和剩余水分,将其中部分水液吸收,使食物残渣形成粪便,即常说的燥化作用。

大肠是机体对饮食进行消化、吸收,输布水谷精微,排泄糟粕的重要器官。因此大肠既是排毒器官,又是致病之源,糟粕的正常传导与否,不仅影响大肠本身,更可影响其他脏腑功能。因为大肠与肺是互为表里的关系,所以大肠功能的正常与否与肺有着密切的联系。肺气清肃下降,气机调畅,并布散津液,能促进大肠的传导,有利于糟粕的排出。大肠传导正常,糟粕下行,亦有利于肺气的肃降。两者配合协调,从而使肺主呼吸及大肠的传导功能均归正常。

　　要保持大肠的传导功能正常发挥,就要照顾好我们的大肠经。手阳明大肠经是一条多气多血的经脉。中医认为,气血是维持生命活动的基础。因此,保持大肠经的气血通畅,不仅可以治病,更可防病;不仅可以治腑,更可安脏。大肠经对于一些特殊的疾病也有很好的疗效。皮肤病可以说是最让人心烦意乱的疾病了,如荨麻疹、神经性皮炎、日光性皮炎、牛皮癣、疥疮、丹毒、疖肿、皮肤瘙痒症等,都让人痛苦不堪。在百治无效之际,取大肠经刮痧,病症通常都会得到不同程度的缓解。

　　大肠经因为多气多血,阳气最盛,所以按摩该经的重要穴位,最利于祛除体内的热毒。若平日常常敲打,可清洁血液通道进而预防青春痘。因食指对应着大肠经,敲打时就从食指指尖开始。手心向下,手臂自然伸直,另一只手握拳,从食指靠大拇指的那一侧,沿着手臂偏内的路线一直向上敲打到三角肌的位置。

　　敲大肠经时最好能与肺经结合起来一起敲,两条经脉一

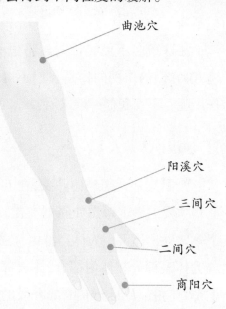

大肠经五输穴穴位图

曲池穴

阳溪穴

三间穴

二间穴

商阳穴

条向上敲,一条向下敲,刚好就能形成一个循环。早晨起床后,先喝一杯温水,从左手开始,手心向上,右手握拳,自肩窝沿手臂的外侧一直敲打到大拇指;再翻转手心向下,从食指敲打至三角肌。每只手臂敲打5 ~ 10分钟,再去卫生间排泄,很多人会感到异常通畅,甚至可以排出宿便。

敲大肠经对于美容的贡献是能够瘦脸,此外还能消除颈纹,因为大肠经的走向最终经过颈部止于鼻侧,经常敲打,会令整条经络气血通畅,滋养面部和颈部,让我们的气色越来越好。

一个国家的强大、一个企业的发展都离不开领导人物的得力指挥,当然也少不了那些名不见经传的小人物的支持。他们虽然默默无闻地工作,很少有出头露面的机会,看起来似乎无足轻重,位卑言轻,但他们的作用,却是不可或缺,有时甚至是无可替代的。在人体的十二经脉中,手阳明大肠经也是一个这样的无名英雄,它平时好像没有什么显赫的功效,但如果少了它的默默奉献,身体这个大国肯定就会疾病丛生,麻烦不断。

在这条名不见经传的经络里面还隐藏着五位"隐士高人"——五输穴,它们的作用同样是我们不可小觑的。那么,这五个穴位都有哪些作用呢?下面我们一起来看:

商阳穴(井穴)

商阳穴是大肠经的井穴,在五行属金。商,漏刻也,古之计时之器,此指本穴的微观形态如漏刻滴孔。阳,阳气也。该穴名意指大肠经经气由本穴外出体表。人体经脉由气血物质的运行构成内外无端的循环,它分为体表部分和体内部分,体表部分运行在三部九候的表层,也即地之上部,体内部分运行在三部九候的里部,也就是地之内部。商阳即是大肠经体内经脉气血向体表经脉运行的出口。

如果你经常上火牙痛及牙龈肿痛,只需在商阳穴针刺放血 3 ~ 5 滴,当时即可止痛,第二天就可消肿。商阳穴还是治疗便秘的一个要穴,专门治大便已到肛门,却拉不出来,一揉这个穴就出来了,有点像开塞露的感觉。该穴位于手食指末节桡侧,距指甲角 0.1 寸。

商阳穴的作用

清热解表

疏厥开窍

如果你经常上火牙痛及牙龈肿痛,只需在商阳穴(井金穴)针刺放血 3~5 滴,当时即可止痛,第二天就可消肿。商阳穴还是治疗便秘的一个要穴。

二间穴(荥穴)

二间穴为手阳明经的荥穴。"二"是概数,在此表示较小之意;"间",间隔、空隙也,指本穴物质所处为空隙之处。本穴物质为商阳穴传来的温热水气,在本穴所处为不太高的天部层次,二间之名即是对本穴气血物质所在的空间层次范围的说明,故名。大肠经经气在此分清降浊。

二间穴有一个比较神奇的特点,它是管腰疼的。右边腰疼揉左边的二间穴,左边腰疼那就揉右边的二间穴。同时二间穴还可以治疗牙痛。二间穴在五行属水,金生水,肺属金,肺与大肠相表里,所以为大肠经子穴,其功能偏清热(实则泻其子),手阳明经上行面颊,结于颧部,故用二间穴来治疗胃火牙痛,有显著效果。二间穴的位置在第 2 掌指关节前缘桡侧,赤白肉际处。

三间穴(输穴)

三间穴是大肠经的输穴,此穴最善通经行气,上可通达头面,治疗三叉神经痛、齿痛、目痛、喉肿痛和肩膀痛;下能通腹行气,泻泄可止,便秘可通。另外,有研究指出此穴有消炎、止痛、抗过敏的功效。三间可作为日常的保健穴常揉多按。本人常用大拇指内侧指节横向硌揉此穴,效果甚佳。此穴最大的特点就是穴位好找,按摩方便,随时都可以操作。它位于食指近拇指侧根部,第2掌指关节后。

阳溪穴(经穴)

此穴最善缓解头痛及眼痛酸胀,"阳溪",是指阳气像溪水般周流不止,所以此穴最善通经活络,经常按摩,并配合金鸡独立,可以有效防止脑中风和高烧不退等症。大肠经这条经上的穴位都是补阳气、提精神的。阳溪穴,就可以把阳气像溪水一样灌输到全身去,尤其是灌输到头面。所以它也能改善头部供血,尤其是能改善眼部的供血。所以揉阳溪穴可以明目,治疗眼睛酸涩、胀痛,揉时一定要闭目,揉按1分钟,才能有效。这个穴的位置也很好找,跷起拇指,拇指根与背腕之间有一凹陷,凹陷处即为此穴。

阳溪穴的作用
清热散风
通利关节

揉阳溪穴可以明目,治疗眼睛酸涩、胀痛,揉时一定要闭目,揉按一分钟,才能有效。配合金鸡独立,还可以有效防止脑中风和高烧不退等症。

曲池穴(合穴)

"曲",隐秘,不易察觉之意;"池",水的围合之处、汇合之所。"曲池"名意指本穴的气血物质为湿浊之气。本穴物质为手三里穴传来的经气,性湿浊滞重,有如雾露,为隐秘之水,故名曲池。曲池穴的功效非常多。它可以转化脾土之热,燥化大肠经湿热,对于老年人来说,首先要记住它能降血压。对于年轻人来讲,它能祛除脸上的痘痘。曲池是一个很好的排毒穴,它可以增进血液循环,同时也有减肥的功效。此外,它还有明目的功效,可以开窍醒神。曲池穴位于人体的肘部,寻找穴位时屈肘,穴位位于横纹尽处,即肱骨外上髁内缘凹陷处。

大肠经上的每一个穴都有其独特的杀手锏,其中的五输穴更是功能颇多,如果我们能好好掌握它们的功效,并善加利用,那么养护好我们的大肠经就是一件轻而易举的事情了。

◎ 养好肺抵过任何护肤品

提到保养肌肤,许多人首先想到的就是用哪个牌子的护肤品效果好。的确,现在市场上的护肤产品名目众多,不仅有女士用的,还有男士用的,让人用起来既方便也倍感舒适,还都带着淡淡的香气,更是为俊男靓女们增添了几分迷人的魅力。护肤产品好是好,但它也有不足的地方,效果好的产品价格肯定也是昂贵的,还有就是有的人会对各式各样的产品过敏。这就为不少人带来了困扰。

其实,不论多好的护肤产品都莫过于养肺的效果来得好。中医讲"肺主皮毛",我们的皮肤、汗腺、汗毛等都归肺来管。《黄帝内经·五脏生成篇》说:"肺之合皮也,其荣毛也。"如果肺保养得好,皮肤一定会紧致细腻,有弹性,充满光泽;反过来说,不好好保养肺,稍微着凉或受热,人就很容易生病,身形单薄,皮肤粗糙,毛孔变大,看起来非常显老。

尤其在秋冬季气候干燥的季节里,可以经常做做吐纳,因为充沛的肺气对皮肤是很有益处的。吸入清气、呼出浊气,称为"吐纳",这是中医里的一种传统养生方法。吸气时要闭上嘴巴用鼻尽可能地吸气,速度要慢;呼气时口鼻同开,大口吐气,速度要稍快。行走、坐立时都可以做,次数和力度都要量力而行。

要经常进行面部自我按摩。先用两手拇指外侧相互摩擦,有热感时用两拇指外侧沿鼻翼两侧上下摩擦 60 次左右,然后再按摩鼻翼两侧的迎香穴 1 分钟左右,每天 1 ~ 2 遍,也有增强肺功能的作用。

吐纳和面部自我按摩,可以内外同养,同时保养肺气和皮肤。

此外,淘米用的水不要随便倒掉,把它倒进脸盆里,在煮饭的空当用来洗脸。淘米水为白色,在五行里属金,中医讲肺主皮毛,经常用淘米水洗脸,其中的营养也可以通过皮毛进入肺部,起到润肺、养肺的作用。这种方法不仅能让我们的肺不生病,还能使皮肤变白,可谓一举两得。另外,如果是干性皮肤的朋友,可以在淘米水里加入一勺蜂蜜,以增强保湿的功效。

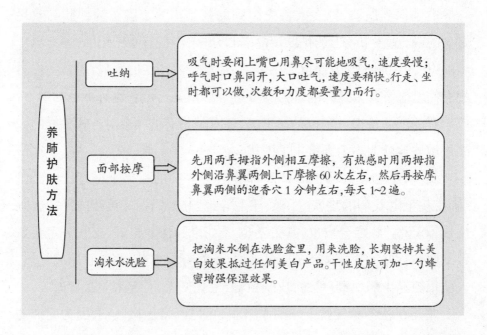

其实在生活中,只要我们用心留意,能够美容护肤的又何止淘米水这一种呢?像许多蔬菜水果,也是能让你的肌肤光彩照人的美容产品。下面这些食物只要你合理食用,就都能为你的美肤工程发挥效用。

◉ 豌豆《本草纲目》记载,豌豆具有"去黑黯,令面光泽"的功效。现代研究更是发现,豌豆含有丰富的维生素 A 原,维生素 A 原可在体内转化为维生素 A,起到润泽皮肤的作用。

◉ 白萝卜　中医认为,白萝卜可"利五脏,令人白净肌肉"。白萝卜之所以具有这种功能,是由于其含有丰富的维生素 C。维生素 C 为抗氧化剂,能抑制黑色素合成,阻止脂肪氧化,防止脂褐质沉积。

◉ 菠菜　含有维生素和铁,有助于保持皮肤、指甲的美观。

◉ 芦笋　富含硒,能抗衰老和防治各种与脂肪过度氧化有关的疾病,使皮肤白嫩。

◉ 甘薯　含大量黏蛋白,维生素 C 也很丰富,维生素 A 原含量接近于胡萝卜的含量。常吃甘薯能降胆固醇,减少皮下脂肪,补虚乏,益气力,健脾胃,益肾阳,有助于护肤美容。

◉ 蘑菇　蘑菇营养丰富,富含蛋白质和维生素,脂肪低,无胆固醇。食用蘑菇会使女性雌激素分泌更旺盛,能防老抗衰,使肌肤亮丽。

◉ 豆芽　可防止雀斑、黑斑,使皮肤变白。

◉ 南瓜　补血之佳品,常吃南瓜,可使大便通畅,肌肤丰美,尤其对女性,有美容作用。

◉ 黄瓜　含有大量的维生素和游离氨基酸,还有丰富的果酸,能清洁美白肌肤,消除晒伤和雀斑,缓解皮肤过敏,是传统的养颜圣品。

◉ 冬瓜　含微量元素锌、镁。锌可以促进人体生长发育,镁可以使人精神饱满,面色红润,皮肤白净。

◎ 肺气不足易气短,人到中年要补肺

不少人一步入中年,就常感到气短乏力,尤其是患有老慢支、哮喘的人,就更为此感到苦恼了。其实,这都是肺气不足惹的祸。现代医学研

究证实,35岁以后,人体肺活量开始下降,并出现肺虚的情况。"肺气健旺,则五脏之气皆旺,精自生而形自盛。"故中年人保健应先补肺,才能促进健康,延年益寿。

在生活中,有的人容易感时伤物、伤春悲秋,而有的人极易感染一些慢性呼吸道疾病,这除了季节的原因外,多是由肺气衰弱引起的。

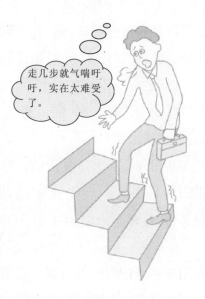

走几步就气喘吁吁,实在太难受了。

肺在志为忧,肺气足时,人常欢喜,生活态度乐观向上,肺气不足则对外界不良刺激的耐受性就会下降,易产生悲忧的情绪变化。小说来源于现实,《红楼梦》中的林黛玉日日悲伤、天天流泪,虽与她的性格有关,但与她原本就肺气虚弱不无关系。因为肺和悲是相关联的。有肺病的人,也比常人更容易生出一些伤感来。肺气不足的人,往往"感时花溅泪,恨别鸟惊心"。如果这样的人正好是个文人,就会吟出些"凄凄惨惨戚戚"的悲凉情致,不仅弄得自己不痛快,还引得许多后人一再地伤心落泪。

肺气不足不仅会影响我们的心情,会造成皮肤的暗淡与粗糙,更重要的是,还会引发各种病症。我们人的整个身体的各个器官是分工合作、联系紧密的,肺功能一旦失调了,五脏六腑的功能也会受到阻碍,从而使身体每况愈下,直到最后早夭,留下无尽的遗憾。所以,要想有一个乐观的心态,有一个健康的身体,绝对不能忘了补肺气。尤其是在季节交替的时节,比如冬春之交,或者秋冬时节,天气干燥寒冷,正是肺部特别容易受到侵袭的时候。此时更应该选用一些补肺润燥的食谱,给自己的肺穿上滋润温暖的"外套"。

补肺的食物首选白色，因为按照中医理论，白色入肺，比如白豆、白木耳、山药等等，都可以。除此之外，还有许多清肺补肺食物，比如百合、鲜藕、猪肺、海蜇、柿饼、枇杷、荸荠、无花果、梨等。

这些白色食物做法多样，大家可根据自己的喜好来自制。

做法一：榨汁

取鲜莲藕 250 克，白萝卜 250 克，白梨 2 个，切碎榨汁。在汁中加入蜂蜜 250 克，用开水冲服，每日 2 次，每次 1 匙。

取白萝卜 250 克（最好是经霜的），切碎榨汁。在汁中加入白糖 15 克，生姜汁 2 滴，轻轻搅匀后服用。

做法二：煮汤

取白萝卜 250 克，切片，加入冰糖 60 克，蜂蜜适量，加水煮熟煮烂，喝汤食萝卜，每日 2 次，早晚各 1 次。

取百合 50 克，加水适量，煮 30 分钟，然后加入白糖 15 克，喝汤食百合。

做法三：炖食

取银耳 20 克，泡好，加水适量，大火煮开，再用小火熬 60 分钟后，加入冰糖 15 克，继续炖至银耳烂熟，食用。

取莲藕 500 克，和猪排 500 克一起，加水适量后，大火煮开，再用小火熬 60 分钟后，即可食。

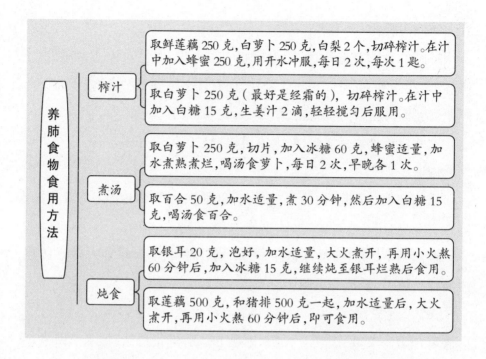

最后，要提醒大家的是，由于白色食物多性质偏凉偏寒，因而脾虚胃寒者生食有可能伤脾伤胃。如果想进食，可以将"白食"煮熟了吃，不过功效会略有变化，但不影响养肺防病。

当然，一个人的肺气的强弱，不仅与饮食习惯有关，也与生活习惯有关。所以补肺气，除了饮食、药膳，更要注意养成规律的生活。熬夜、抽烟等都很有可能导致"肺气弱"，生活在污染严重的环境中，也容易使肺部受到侵袭。所以要使肺气"足"起来，不好的生活习惯一定要摒弃，不健康的生活环境也应该加以改善。

除了注重饮食和生活规律之外，还要保持乐观愉快的心情，俗话说"过悲伤肺、过怒伤肝"，如果性格过于悲观，遇到一点小事就悲忧伤感，导致肺气郁滞，也很可能会伤到肺腑，从而导致肺气不足，而气弱又会影响一个人的情绪，更容易受到外物的影响，从而形成更加忧愁悲戚的恶性循环。所以，要补肺气，保持乐观向上的心态是很重要的。

此外,补足肺气还可以通过经络穴位的调理来实现。肺经五行属金,五行里土生金,而太渊穴是肺经的输土穴,也就是肺经的母穴。根据"虚则补其母"的理论,肺气不足,培土生金,按揉五行属土的肺经母穴——太渊穴就是最好的选择。

　　这个穴位什么时候按最好呢? 就是每晚 9 点到 11 点三焦经当令之时。三焦经是调节全身之气的经脉,晚上 9 点到 11 点是三焦经气血最足的时候。在这个时候按揉太渊穴,能加倍给肺补充"气"的能量,让虚弱的肺气变得强大起来。

　　另外,在脾经当令的时候喝一碗白果银耳粥,脾会以最快的速度把粥的营养精化输送给心肺,让肺气充足。而且脾经五行属土,脾土能滋养肺金,所以在这个时候吃粥,补肺气的效果最好。

　　补肺气的方法很多,下面还有一些小方法也是值得一试的:

　　一是"呬(xi)"字功补肺气。做法是两唇微微后收,上下齿相合而不接触,舌尖插上下之缝,微出。呼气念呬字,两手从小腹前抬起,逐渐转至掌心向上,与胸同平,然后两臂外旋,翻转手心向外成立掌,分别向左右两边推掌,就像鸟翼一样。呼气尽,随吸气之势两臂自然下落。

　　二是深呼吸。深呼吸是一种最简单易行的补肺气方法。每天以太阳刚出来之时为最佳时间,到户外做做深呼吸,有利于锻炼呼吸机能,从而达到补肺气的作用。一般来说,每天做 20 ~ 30 次即可。

　　三是朗读和唱歌补肺气。唱歌、朗读可以起到扩胸作用,通过横膈肌的运动,将气吸入肺部,气息冲击声带,产生的声音经过共鸣腔体,进行综合调节。无论是唱歌还是朗读,呼吸量的大小、快慢、节奏,都是根据曲调和文章的情感需要,进行高低、大小等变化来调整呼吸,这就能让肺气得到调养。但这个方法必须使用适度,用科学的发声方法锻炼,而不是一通乱喊,否则会适得其反。

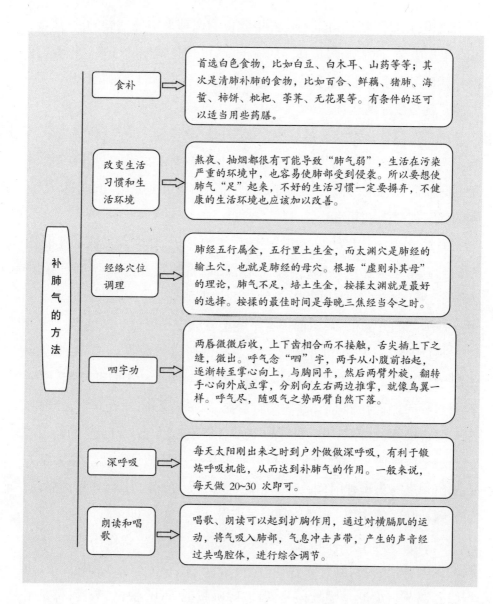

补肺气的方法

食补：首选白色食物，比如白豆、白木耳、山药等等；其次是清肺补肺的食物，比如百合、鲜藕、猪肺、海蜇、柿饼、枇杷、荸荠、无花果等。有条件的还可以适当用些药膳。

改变生活习惯和生活环境：熬夜、抽烟都很有可能导致"肺气弱"，生活在污染严重的环境中，也容易使肺部受到侵袭。所以要想使肺气"足"起来，不好的生活习惯一定要摒弃，不健康的生活环境也应该加以改善。

经络穴位调理：肺经五行属金，五行里土生金，而太渊穴是肺经的输土穴，也就是肺经的母穴。根据"虚则补其母"的理论，肺气不足，培土生金，按揉太渊就是最好的选择。按揉的最佳时间是每晚三焦经当令之时。

呬字功：两唇微微后收，上下齿相合而不接触，舌尖插上下之缝，微出。呼气念"呬"字，两手从小腹前抬起，逐渐转至掌心向上，与胸同平，然后两臂外旋，翻转手心向外成立掌，分别向左右两边推掌，就像鸟翼一样。呼气尽，随吸气之势两臂自然下落。

深呼吸：每天太阳刚出来之时到户外做做深呼吸，有利于锻炼呼吸机能，从而达到补肺气的作用。一般来说，每天做 20~30 次即可。

朗读和唱歌：唱歌、朗读可以起到扩胸作用，通过对横膈肌的运动，将气吸入肺部，气息冲击声带，产生的声音经过共鸣腔体，进行综合调节。

第 11 章　肾脏之五行养生

肾是一个人生命的本钱，人体衰老与寿命的长和短在很大程度上取决于肾脏功能的强弱。肾不好身体就不好，身体不好心情就不好，心情不好就会导致变得比实际年龄更老，而且会导致更多的疾病发生。所以不管你是年轻的还是年老的，不论你是男人还是女人，都要好好地珍惜自己的肾。

◎ 肾好才会精气足

肾脏是人体的重要器官，位于腰部，脊柱两旁，左右各一，《素问·脉要经微论》上说："腰者，肾之府"。它的基本功能是生成尿液，借以清除体内代谢产物及某些废物、毒物，同时经重吸收功能保留水分及其他有用物质，如葡萄糖、蛋白质、氨基酸、钠离子、钾离子、碳酸氢钠等，以调节水、电解质平衡及维护酸碱平衡。肾脏同时还有内分泌功能，能生成肾素、促红细胞生成素、活性维生素 D_3、前列腺素、激肽等，又为机体部分内分泌激素的降解场所和肾外激素的靶器官。

肾脏这个器官，依现代医学而言，它掌管水分的调节，并具有将体内多余水分和代谢废物由膀胱排出体外的功能；但在中医医学的领域中，肾脏包含着生命的原动力，是生殖力的源泉。因此，在中医里，肾被称为"先天之本"、"生命的至宝"。

肾的主要生理功能就是主藏精。这个"精"既指"先天之精",也指"后天之精"。后天之精又称脏腑之精,由脏腑化生水谷精微而成,是维持生命、滋养人体各部组织器官并促进机体生长发育的基本物质。先天之精又称生殖之精,禀受于父母,是生育繁殖的最基本物质。它和人的生殖、生长、发育和衰老有关。这一部分"精"的生成、储藏和排泄,均由肾主管。

肾有藏精,主生长、发育、生殖,主水液代谢等功能,故被称为"先天之本"。一个人肾功能好才会精气充足,精力充沛,生命就会显示出勃勃生机。反之,肾亏精损就会引起脏腑功能失调,产生各种疾病。因此,古代许多养生家都把养肾作为抗衰防老的重要措施。

肾是一个人生命的本钱,大多来自父母的遗传,也就是祖上的"遗产",如果没有先天的厚赠,那就需要后天好好地培补了,否则,人过中年,便要每况愈下,衰老之态势不可挡。我们人体的器官就像天天运转的机器,是很容易磨损的,但是只要我们经常保养它,时时除垢润滑,那么它就仍然能够历久弥新。如何保养呢? 一般来说,养肾可从以下几方面着手:

养精保肾

人体衰老与寿命的长和短在很大程度上取决于肾气的强弱。《黄帝内经》指出:"精者,生之本也",《寿世保元》云:"精乃肾之主,冬季养生,应适当节制性生活,不能恣其情欲,伤其肾精。"以上养生家提示我们,精气是构成人体的基本物质,精的充坚与否,亦是决定人们延年益寿的关键。精气流失过多,会有碍"天命"。冬属水,其气寒,主藏。故冬天宜养精气为先,对性生活有节制,以益长寿。

食药粥温肾元,填补精髓

肾中精气有赖于水谷精微的供养,才能不断充盈和成熟。冬天气温较低,肾又喜温,此时肾虚之人通过膳食调养,其效果较好。补肾食品有多种。冬天一般可以选用核桃、枸杞、狗肉、羊肉、黑芝麻、龙眼肉等温性食物。肾虚有阴虚、阳虚之分,进补时对症用膳,方可取得显著效果。肾阳虚可选服羊肉粥、鹿肾粥、韭菜粥等温肾壮阳之物;肾阴虚宜选服海参粥、地黄粥、枸杞粥等滋补肾精之品。夏季以饮茶温肾为主,杜仲茶、枸杞茶等都是温肾的佳品。

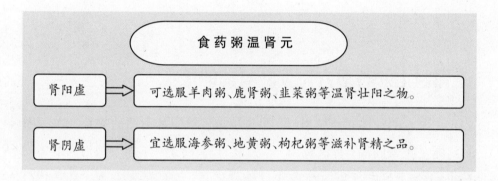

适当运动,健肾强身

肢体的功能活动,包括关节、筋等组织的运动,由肝肾所支配,因而有肝肾同源之说。善养生者,在冬季更注重锻炼身体,以取得养筋健骨、舒筋活络、畅通血脉、增强自身抵抗力之效。锻炼时运动量要适当,散步、慢跑、做健身、打太极拳都是很好的运动方式,只要持之以恒,定能达到健肾强体之目的。

经络穴位按摩,补肾强肾

由于肾脏位于人体的腰部,而肾经的循行起于足心,故对腰部和脚心进行按摩都是补肾强肾的好方法。所谓腰部按摩即是将两手掌对搓至手心热后,分别放至腰部,手掌向皮肤,上下按摩腰部,至有热感为止。可早晚各一遍,每遍约 200 次。此运动可补肾纳气。脚心按摩的方法是每日临睡前用温水泡脚后,再将双手互相擦热,用左手心按摩右脚心,右手心按摩左脚心,每次 100 下以上,以搓热双脚为宜。此法有强肾、滋阴、降火之功效,对中老年人常见的虚热症效果甚佳。

肾是很重要的器官。肾不好身体就不好,身体不好心情就不好,心情不好就会导致变得比实际年龄更老,而且会导致更多的疾病发生。所以不管你是年轻还是年老,不论你是男人还是女人,都要好好地珍惜自己的肾。

◎ 肾经上的五输穴是强壮身体的法宝

一个人的身体是否强壮,与肾的强弱有着非常密切的关系。关于肾的功能,《黄帝内经》将其称为"作强之官"。所谓"作强",是指人的体力充沛,干劲十足的意思。在古代,"作强之官"就是指大力士。在古代打仗时,会有战车,战车上一般站三个人。因为古时强调"左边为尊",所以君主或者将军一般都立于左侧,而具有非常强大的力量的"作强之官"有的时候就会居于中央驾车,并保护君主或将军。

将肾脏比喻为"作强之官",是因为肾有护佑心的功能,且肾是有力量的。在现实生活当中,人们的力气或者"劲"都是从肾脏来的,也就是从腰来的。人有没有劲,其实全看腰有没有劲。如果肾已经虚了,人就会老哈着腰,这是肾气大伤的象征。

当寒冬到来时,人体需要有足够的能量和热量以御守,倘若肾功能虚弱,就会因"火力不足",出现头晕、心慌、气短、腰膝酸软、乏力、小便失禁或尿闭等症状,这是肾阳虚。还有的人由于体内津液亏少,滋润、濡养等作用减退,临床表现为形体消瘦、腰膝酸软、眩晕耳鸣、口燥咽干、潮热颧红、盗汗、小便短黄等,此为肾阴虚。所以在日常生活中适当地补肾是非常重要的。

自古至今,历代医家提出了许多的方法。如多晒太阳,多食热量高和温补肾阳的食品,选服补肾的药品,等等。此外,通过调养经络进行养肾也是值得提倡的积极措施。经络是修复身体器官损伤的忠实卫士。《黄帝内经》经脉篇中就曾指出,经络可以控制人体的一切功能,具有"决生死、处百病、调虚实"的作用。

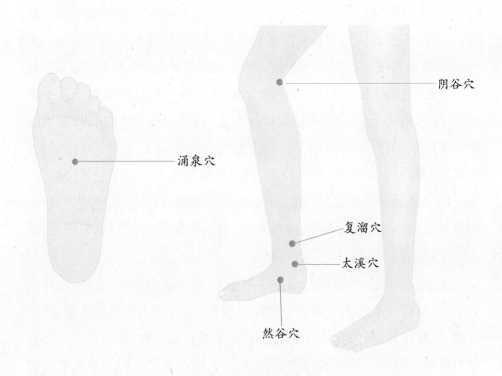

阴谷穴

涌泉穴

复溜穴

太溪穴

然谷穴

肾经五输穴位图

肾经是一条关乎一个人一生幸福的经络,谁若想在身体上从"温饱"进入"小康",那就必须把肾经锻炼强壮。肾经上的穴位个个都是强壮身体的好手,尤其是该经上的五输穴,就像是身怀绝技的高手,你只要经常刺激它们,让它们常葆活力,你就会觉得身体强健有力、活力四射。

肾经上的五输穴具体都有哪些神奇的效果呢?下面就给大家一一介绍一下。

涌泉穴(井穴)

涌泉穴是许多人都非常熟悉的一个穴位,它位于人体前脚掌的三分之一处,脚趾做抓地状会有一个人字形凹陷,这个凹陷处就是涌泉穴。涌泉穴是人体比较敏感的一个穴位,对该穴进行轻轻的碰触即可引人发笑。因此,也有人认为涌泉穴即是武侠小说中经常提到的笑穴之一。关于刺激涌泉穴可令人发笑一事,在金庸先生的著作《倚天屠龙记》中就有一次精彩的描述。书中讲到,在绿柳山庄,赵敏用计使明教众高手全都中了毒,内力全失。张无忌为救众人亲自前往赵敏处讨药,却中了赵敏设下的机关落入地牢,所幸跌落之际也将赵敏拉入地牢。在地牢里,张无忌要赵敏启动机关,放他出去,然赵敏就是不肯。张无忌只好用强,他一边口说请恕轻薄无礼之罪,一边脱下赵敏的鞋袜,点中她的笑穴,弄得赵敏大笑不止,想生不能、赴死不得,最后只好乖乖打开地牢机关,放走张无忌。

涌泉穴是足少阴肾经上的井穴。肾者,精神之舍,性命之根,而井穴为十二经脉之根,阴阳气血相交之所。经常按摩此穴,则肾精充足,耳聪目明,发育正常,精力充沛,性功能强盛,腰膝壮实不软,行走有力。自古就有临睡搓脚心百次可延年益寿的说法。此穴最实用的功效在于能引气血下行,可以治疗高血压、鼻出血、头目胀痛、哮喘等气血上逆的症状。刺激涌泉穴最常见的保健方法有:搓、摩、敲、踩。其中最简单、最易操作的方法是踩;也可坐在椅子上,用脚底转动网球,按摩脚底穴位;或穿根据人体脚部穴位设计的按摩鞋、拖鞋,尤其是在涌泉穴处放置药片的保健鞋,可在行走、办公、做家务的同时起按摩和保健的作用。

涌泉穴的作用

聪耳明目

滋阴补肾

延年益寿

刺激涌泉穴重最常见的保健方法有搓、摩、敲、踩,其中最简单、最易操作的方法是踩。也可坐在椅子上,用脚底转动网球,按摩脚底穴位;或穿根据人体脚部穴位设计的按摩鞋、拖鞋。

然谷穴(荥穴)

在我们的脚内侧,足弓弓背中部靠前的位置,可以摸到一个骨节缝隙,这就是然谷穴。然谷穴是人体产生饥饿感的要穴,是开胃的大功臣。"然"字通"燃",有燃烧的意思;"谷"表示这个穴的位置在足内踝前起大骨间,这个位置精气埋藏得特别深。之所以叫"然谷",也就是有火在人体深深的溪谷中燃烧的意思。然谷,另外一个意思也就是"燃谷","燃烧谷物"的意思。谷物就是我们吃进胃里的食物,燃烧就是消化。然谷穴就是增强脾胃功能、促进胃里食物更好消化的一个穴。推拿然谷,可以让人很快产生饥饿感,同时还能治疗过度饮食后的不适,具有双向调节的功能。总之,每天坚持推拿然谷穴,能让人的胃口常开、肠道常清。

不过推拿然谷穴是很有讲究的:用大拇指用力往下按,按下去后马上放松。当大拇指按下去的时候,穴位周围乃至整个腿部的肾经上都会有强烈的酸胀感,但随着手指的放松,酸胀感会马上消退。等酸胀感消退后,再按上面的方法按,如此重复 10 ~ 20 次即可达到有效的目的。

太溪穴(输穴)

太溪穴在内踝高点与跟腱之间的凹陷中。太溪穴是人体阳气汇聚的一个重要之地，古代又称其为"回阳九穴之一"，其效重在补肾，具有明显提高肾功能的作用。特别是对患有慢性肾病，同时表现为浮肿、腰酸腿冷、浑身乏力的患者效果最为明显。在肾经的流注时间，即17～19点按摩的效果最佳，按揉时可用对侧手的拇指按揉，也可以使用按摩棒或光滑的木棒按揉；按揉的力度，除了要有酸胀的感觉之外，还要有麻麻的感觉。

太溪穴具有滋肾阴、补肾气、壮肾阳、理胞宫的功能。也就是说，生殖系统、肾阴不足诸证、腰痛和下肢功能不利的疾病此穴都能治。很多人觉得自己肾虚，如感觉腰酸膝软，头晕眼花，按按太溪，当时就会见效。具体地说，太溪穴可以治疗足跟痛、失眠、耳聋、耳鸣、支气管哮喘、经期牙疼、肾虚脱发、内耳眩晕症、高血压、遗尿、假性近视。太溪穴有很强的滋阴补肾的作用，它的滋阴补肾作用相当于六味地黄丸。对于怕热口干、夜间烦躁难眠的患者来说，太溪穴就是一件滋阴补肾的法宝。

太溪穴的作用

滋阴补肾

温补肾阳

太溪穴可以治疗足跟痛、失眠、耳聋、耳鸣、支气管哮喘、经期牙疼、肾虚脱发、内耳眩晕症、高血压、遗尿、假性近视。

复溜穴（经穴）

复溜穴在太溪穴直上2寸。"溜"，水迂回缓流的样子；"复溜"，就是让死水重新流动起来的意思。此穴专能通经活络、利水消肿，去腐生肌，所以可以治疗气血瘀阻的慢性腰痛、膝关节肿痛、水肿少尿、月经不下、泌尿系统感染、溃疡伤口不愈诸症。复溜穴属金，肾经属水，复溜穴为本经的母穴，既能生肾水（金生水），又能平抑肝火（金克木），所以还可以治疗夜间烦热失眠、咳喘盗汗、口干尿频,与肺经的尺泽穴同用,疗效更佳。

阴谷穴(合穴)

阴谷穴是肾经里最重要的一个穴,因为它是一个合穴,合治脏腑,所以它直接就能治疗肾经的主要病症。肾经最可怕的病症之一是尿潴留症,就是尿不出尿来,停在里边了,这是很可怕的;因为进一步发展下去会引起尿毒症,导致严重的水肿。这个阴谷穴是专门通膀胱的,其最大的功效是利尿去湿,因此,泌尿系统的疾病可以通过调节阴谷得到改善。所以阴谷这个穴位是非常重要的,尤其在你生病的时候,在产生肾经病变的时候,这个阴谷穴就会派到用场了。阴谷穴的位置也很好找,取穴时正坐屈膝,当腘窝内侧,和委中相平,在半腱肌腱和半膜肌腱之间处即是。

肾经上的五输穴就像五个强壮身体的法宝,只要我们善加利用,它们就能让我们的肾脏历久弥新,让我们身体的根基稳如泰山。

◎ 膀胱经上的五输穴是调气活血的高手

膀胱是人体贮存尿液的一个器官,中医称其为净府,俗称"尿泡"。黄帝内经在《素问·汤液醪醴论》中有"开鬼门,洁净府"的记载。

关于膀胱的功能,黄帝内经《素问·灵兰秘典论》上说:"膀胱者,州都之官,津液藏焉,气化则能出矣。"所谓"州都"就是水聚之处,膀胱为水府,是储水的地方,但它的功能是气化。膀胱气化不足的话,小便的量就少;膀胱气化如果出现问题,被憋住了的话,虽然气化的功能还有,但你就是排不出尿来。所以很多上了年纪的人会觉得小便很困难,常常尿不出来,这都跟膀胱的气化功能有关。但是,"津液藏焉"是指膀胱所属的足太阳经脉的功能可以使"津、液"这两种物质和功能存在于身体内,而不是存于膀胱这个器官内,"气化则能出"是使它们发挥正常的作用,而不仅仅是指尿液的排泄。

有的朋友可能会问,不是在讲肾脏的养生方法么?怎么又讲到膀胱上去了呢?这是因为,肾与膀胱是相通的,且是互为表里的关系。膀胱主一身水气之通调,水分不足或过剩都会致病,包括小孩子尿床,大人尿频、尿急、甚至发炎、致癌等。又因"肾主骨,肝主筋,肾水滋养肝木",水少则木枯,水亏则筋病。有的人筋骨经常酸痛,坐骨神经、头项腰背疼痛,冬季特别容易感冒伤风,这些现象也与膀胱经有关。因此,在生活中注意保养膀胱是非常值得人们重视的一个问题。

养护我们的膀胱就要从膀胱经上着手。膀胱经是人体最大的排毒通道,也是身体抵御外界风寒的重要屏障,若这条经络通畅了,则内毒可以及时排出,外寒也难以入侵体内,身体也就健康无虞了。

膀胱经的穴位非常多且都在背后,自己不方便寻找和操作,也难以记住,因此调理膀胱经便让许多人犯难。其实,调理膀胱经并不需要记住所有的穴位,我们只要好好地使用该经上的五输穴,也能起到很好的效果。

下面就给大家介绍一下膀胱经上的五输穴具体都有哪些作用。

至阴穴（井穴）

至阴穴位于足小趾指甲的外侧大约 2 毫米处,为足太阳膀胱经的井穴,也是该经与足少阴肾经经气相通的穴位,五行中属金。至阴穴是治疗胎位不正的要穴。在中国古代,妇女生育是一件非常危险的事,那时没有现代发达的医学,许多妇女在生育时如遇上胎位不正而难产都是通过刺激至阴穴来纠正胎位的。中医认为胎位失常是由于妇女妊娠后气血亏虚,胎气不足,影响胞宫的正常活动造成的。至阴穴为足太阳膀胱经的井穴又是与足少阴肾经经气相通的穴位,通过在此处艾灸热刺激,可激发足太阳膀胱经经气,同时间接通过足少阴肾经,使调治信息传至子宫调衡胞宫气血,有助于胎位的自动转正。

利用艾灸至阴穴矫正胎位的方法具有效果好、痛苦小、经济、安全、随时随地人人均可施治的优点,只要正确掌握施治要点,一般孕妇三五次内即可使胎位转正。艾灸时要找准穴位,可由家人来操作。艾灸时间最好选在下午15 ~ 17点,因为此时是足太阳膀胱经气血最为旺盛的时候。施灸时,孕妇可取坐位,脚踏凳上,并解开裤带,亦可取仰卧位,两腿伸直。施术者将艾条点燃后,双手执住分别在孕妇两侧穴位行温和灸,艾火距离穴位2 ~ 3厘米,以不产生灼痛而有明显的温热感为度。每次施灸10 ~ 15分钟,每日灸治1次。施灸完毕孕妇应保持原位仰卧60

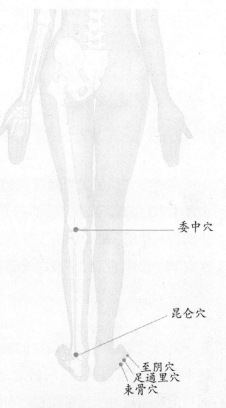

膀胱经五输穴位图

委中穴

昆仑穴

至阴穴
足通里穴
束骨穴

分钟。灸治的当天晚上睡眠时还应解开腰带,并卧向胎儿背之对侧。接受灸治之后,孕妇应每天去产科检查一次。在胎位被纠正过来之后,即可停止艾灸。

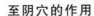

至阴穴的作用

正胎催产

理气活血

孕妇取坐位,脚踏凳上,并解开裤带,或取仰卧位,两腿伸直。施术者将艾条点燃后,双手执住分别在两侧穴位行温和灸,艾火距离穴位 2~3 厘米,以不产生灼痛而有明显的温热感为度。每次 10~15 分钟,每日灸治 1 次。

足通谷穴(荥穴)

足通谷穴是足太阳膀胱经的荥穴,五行属水。其位置在足外侧,足小趾本节(第 5 跖趾关节)的前方,赤白肉际处。该穴具有清热安神,清头明目的作用。如果您头发早白,额头长痘痘,每天用力掐揉足通谷(荥水穴)30 分钟,坚持 1 个月,便能看到令人惊喜的效果。

束骨穴(输穴)

束骨穴是足太阳膀胱经的输穴,五行属木。其位置在足外侧,足小趾本节(第 5 跖趾关节)的后方,赤白肉际处。该穴具有通经活络,清头明目的作用。对于经常便秘、有痔疮的朋友,每天按揉束骨(输木穴)30 分钟,就可以通便,防止痔疮的生成。

昆仑穴(经穴)

昆仑穴是足太阳膀胱经的经穴,五行属火。昆仑穴在脚后跟外踝骨后凹陷中,这个穴很深,要把指甲剪平用力掐才行,可以治头痛、腰痛、足跟痛。因为点按昆仑穴有催产之功,所以孕妇禁用。此穴还能降血压,在做"金鸡独立"时,可以在两脚的昆仑穴同时拔上小罐,降压效果最佳。拔罐若总是拔不住,则说明气血下行不足,可用些软膏在昆仑穴附近涂抹后再拔。当逐渐越拔越有力时,血压也会稳定地降下来了。

委中穴(合穴)

委中穴是足太阳膀胱经的合穴,五行属土。该穴位于人体的腘横纹中点,股二头肌腱与半腱肌腱中间,即膝盖里侧中央。《黄帝内经》将膀胱经比喻成河流,横穿深沟,交点为穴,委中穴在该经脉上具有"承上启下"的作用。委中穴是治疗腰背疾病的要穴,前人将其归为四大总穴,并在《四穴总歌》中有"腰背委中求"之说。其意思是指凡是腰背病症都可取委中穴治疗。为什么按摩委中穴可以治疗腰背疾患呢? 这是因为委中穴位于膝关节后侧,腘窝横纹的中点,它所处的位置正在膀胱经的一个岔路口上,在背部分为两支的膀胱经在这里汇合为一支,继续下行。因此,刺激这个穴位,能振奋整个膀胱经的活力,尤其是用于疏通腰背部的气血十分有效。

通常刺激这个穴位,一用就有效,即使不能使痛苦马上消失,也会大为减轻。治疗时患者最好趴在床上,可自己操作或由家人帮忙。用双手拇指端按压两侧委中穴,力度以稍感酸痛为宜,一压一松为 1 次,一般可连续按压 20 次左右,同时与腿部的屈伸相配合。按压时,如果能搽上一点刮痧油或药酒更好。这样不仅可以治腰痛,还能有效解除腿部酸麻疼痛,对一些下肢疾病也有保健作用。

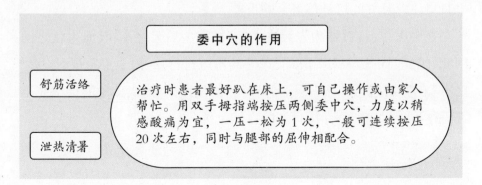

委中穴的作用

舒筋活络

泄热清暑

治疗时患者最好趴在床上, 可自己操作或由家人帮忙。用双手拇指端按压两侧委中穴, 力度以稍感酸痛为宜, 一压一松为 1 次, 一般可连续按压 20 次左右, 同时与腿部的屈伸相配合。

膀胱经是人体最大的排毒通道，膀胱经上的五输穴更是调气活血的高手，只要我们善于运用，它们就会为我们的身体健康贡献无穷的力量。

◎ 芝麻黑豆粥，让你的生活"性"福无比

现代社会，繁重的工作压力，复杂的人际关系，让我们的体力不停地透支，让我们的精神不断地超负荷。为了生活，每天早出晚归，没有规律地生活作息；为了应酬，每天推杯换盏，没有良好的饮食习惯。于是，许多人年纪轻轻身体却呈现出各种各样的虚衰状态，如肾虚、脾虚、肺虚等等。身体各方面的不适就会接踵而至，神经衰弱、失眠、健忘、食欲不振等症状不断地困扰着我们。不论是何种脏器的虚衰之症都会导致人的免疫能力的降低，其中肾虚之症更是令许多人闻之色变。

肾气是人体生长、发育、强壮、衰老的关键。人从出生到成年再逐步走向衰老，肾气也经历着由实而盛、由盛而衰的变化，可以说人的一生就是体内肾气盛衰变化的结果，肾气盛则人体生长、发育、强壮，肾气衰则人体衰老、羸弱，肾气竭则人体走向死亡。老年人肾气虚衰，就会出现眩晕乏力、四肢冰凉、失眠健忘等症状；中青年肾气虚衰，就会出现发胖、脱发、黄褐斑、遗精阳痿、男子不育、女子不孕、性欲低下等症状。肾气虚衰带给人们的不仅是身体上的诸多不适，更多的是精神上的烦恼。可见，平日里注意肾气的培补是多么的重要。

在中医里，肾被称为先天之本，脾被称为后天之本、气血生化之源，因此，想要通过后天对"先天之本"的肾脏进行培补，也要重视对"后天之本"的脾脏进行补益。只有脾肾得补、气血得养，人体才能摄纳充足、五脏得养、精足髓旺，保持青春的盎然生机。

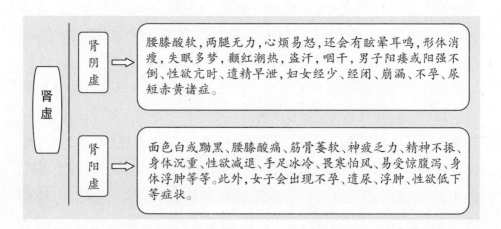

中医认为,科学食疗对补益脾肾具有一定效果。日常饮食中可以适量多吃一些具有补益脾肾功能的食品,如芝麻、粟米、豇豆、牛骨髓、羊骨、猪肾、胡桃、山药、枸杞子等。也可以熬制八宝粥等营养全面的粥类。

下面给大家推荐一款既能补益脾肾、减肥美肤,又能创造"性"福生活的美食——芝麻黑豆粥。这款粥很简单,取粳米 100 克,黑芝麻 50 克,黑豆 50 克,白砂糖 15 克。将黑豆、粳米分别淘洗干净;黑豆用冷水浸泡 3 小时,粳米浸泡半小时,捞起沥干水分;黑芝麻淘洗干净备用;在沙锅中加入约 2000 毫升冷水,然后将黑豆、粳米、黑芝麻依次放入,先用旺火烧沸,然后转小火熬煮,待米烂豆熟后加入白糖调好味,再稍焖片刻,即可盛起食用。

这款芝麻黑豆粥中的黑豆色黑,入肾经,五行属水,能补肝血,益肾精,增长智力。李时珍说:"黑豆入肾功多,故能治水、消胀,下气,治风热而活血解毒。"《本草纲目拾遗》中也提到:"黑豆,服之能益精补髓(脑髓足,智力好,思维敏捷),壮力润肌,发白后黑,久则转老为少,终其身无病"。可见黑豆补肾精、壮脑髓、强身体、延年益寿的功效是十分强大的。对年轻女性来说,黑豆还有美容养颜的功效。黑豆含有丰富的维生素,其中 E 族和 B 族维生素含量最高,维生素 E 的含量比肉类高 5~7 倍。

维生素 E 是一种相当重要的保持青春健美的物质。我国古人虽不知道黑豆中含有较多的维生素 E，却从实践中得知它是一种美容食品。如古代药典上曾记载黑豆可驻颜、明目、乌发，使皮肤白嫩等。

黑豆补肾力强，黑芝麻也不弱。其性平，入肝肾、大肠经。能补益肝肾，健脑益智，延年益寿。《本草纲目》称"服（黑芝麻）至百日，能除一切痼疾。一年身面光泽不饥，二年白发返黑，三年齿落更生"。另外，黑芝麻在美容方面的功效也非常显著：黑芝麻中的维生素 E 可维护皮肤的柔嫩与光泽；黑芝麻虽然它富含油脂，但都是不饱和脂肪酸，不但不会令人发胖，还能润肠通便，排出人体脂肪。

◎ 多方养护，让女人的卵巢永远年轻

每一个女人都希望自己肌肤光洁、身材窈窕、健康美丽。但是女性随着年龄的不断增长，进入 40 岁以后卵巢功能就会开始衰退，产生萎缩现象，雌激素分泌水平下降，肤色晦暗无光泽，乳房松软萎缩，内外生殖器萎缩，渐渐失去昔日青春光彩，引起性情、情绪、容颜、心理等方面的波动。

卵巢是女性重要的内分泌腺体之一，其主要功能是分泌女性激素和产生卵子。例如，女性发育成熟后，分泌雌激素和孕激素，在其影响下，月经来潮。同时雌激素能促进女性生殖器官、第二性征的发育和保持，可以说女性能焕发青春活力，卵巢的作用功不可没。

如果卵巢功能不好就会影响雌性激素的分泌及性功能、肤质、肤色和女性三围体态，使女性脸部发黄，体态臃肿，阴道发干，提早进入"黄脸婆"时期，即衰老来临。衰老一直是女人最害怕面对，也是最关注的生理问题之一。长久以来，对女人容貌最大的威胁也是出自衰老的作祟。为此，女人总是穷尽一生和衰老抗争。而卵巢作为女人生命的源泉，与

女人的一生关系十分密切,是它主导女人的灵魂,是它让女人容光焕发,也是它让女人未老先衰。因此,关爱卵巢,保养卵巢,是每个女人应该用心去做的"功课"。

卵巢如果保养得好,就可以使面部皮肤细腻光滑,白里透红,永葆韧性和弹性;促进生殖和机体健康,调节并分泌雌性激素,提高两性生活质量;使胸部丰满、紧实、圆润。

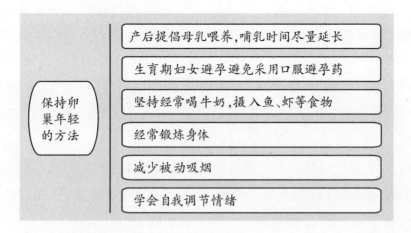

那么,究竟该怎样对卵巢进行保养,怎样避免卵巢功能早衰呢? 我建议从以下方面着手:

产后提倡母乳喂养,哺乳时间尽量延长,生育期妇女避孕避免采用口服避孕药的方法。在生活习惯方面,妇女要坚持经常喝牛奶,摄入鱼、虾等食物及经常锻炼身体,特别要注意在公共场所、家庭减少被动吸烟,从而避免早绝经给女性健康带来的危害。重压之下的白领女性要学会自我调节情绪。现代医学研究认为,人的情绪轻松愉快时,脉搏、血压、胃肠蠕动、新陈代谢都处于平稳协调状态,体内的免疫活性物质分泌增多,抗病能力增强,不良情绪可导致高血压、冠心病、溃疡病甚至癌症的发生。女性要善于调节情绪,正确对待发生的心理冲突,可以通过外出旅游、找朋友聊天来及时宣泄不良情绪。生活单调是许多疾病形成的原因之一。建立文明、健康、科学的生活方式，对于提高身体素质，防止积劳成疾至关重要。合理安排生活节奏，做到起居有常、睡眠充足、劳逸结合；培养广泛的兴趣爱好，工作之余养花植树，欣赏音乐、练习书法、绘画、打球等，可以宜人情志，调和气血，利于健康。

◎ 涌泉穴——养生防病之首选

当今社会，人们在安居乐业、衣食无忧之余，最最关心的就是自身的健康问题，延年益寿，提升生命质量是众多人所追求的目标。于是养生防病成为整个社会的热门话题，人们趋之若鹜。但养生、防病是一门学问，需要讲究方法和措施，如果方法和措施不当，不但达不到养生、防病的目的，还会对身体健康造成不利的影响。

那么，人们应该采取哪些措施和方法进行养生、防病，方能达到延年益寿的目的呢？在我们人体足少阴肾经上，有一个涌泉穴，该穴与人体生命息息相关。涌泉，顾名思义就是水如泉涌，水是生物体进行生命活动的重要物质，有浇灌、滋润之能。科学研究表明，人体穴位的分布结构独特，功能玄妙。人体肩上有一"肩井"与足底涌泉穴形成了一条直线。二穴是"井"与"水"上下呼应，从"井"上可俯视到"泉水"，有水则能生气，涌泉如山环水抱中的水抱之源，给人体形成了一个强大的气场，维护着人体的生命活动。涌泉穴对于养生、防病、治病、保健等各个方面都具有非常重要的作用，故又被称为人体生命的泉眼。

涌泉穴是足少阴肾经上的井穴，被历代养生专家视为人体的第二"长寿穴"。《达摩秘功》也将此穴列为"延寿十五法"之一。古人按摩涌泉穴进行养生保健的历史也由来已久。

据传，北宋大文学家苏东坡不仅精通文理，也深谙养生之道，搓擦脚心是他每日必做的功课，故虽年逾花甲仍然精力旺盛。有一次，东坡到山中去拜会他的佛门好友佛印,在那里谈天说地,酌酒吟诗,不觉已过半夜;由于入城已晚,便索性下榻寺里歇宿。其时东坡脱去衣帽鞋袜,上床闭目盘膝而坐,先用右手按摩左脚心,接着又换左手擦右脚心。睡在对面床上的佛印见状,便打趣道:"学士打禅坐,默念阿弥陀,想随观音去,家中有老婆,奈何!"东坡擦毕脚心,遂张开双目,笑答道:"东坡擦脚心,并非随观音,只为明双目,世事看分明。"东坡居士所擦脚心正是足少阴肾经涌泉穴的所在,他称此法能使面色红润,腰足轻快,终不染疾,所以日常总把它当做一门功课来做。

苏东坡活了六十六岁。这在今天是很平常的一个岁数,但是在那个"人生七十古来稀"的年代,他能活到这样的高龄,已算是相当不错的了,而这当然要归功于他的养生之道了。

利用涌泉穴进行养生防病的方法至宋代已广为盛行。在《苏东坡文集》中就有这样的记载:闽广地区很多人染有瘴气(疟疾),有个武将却多年安然无恙,面色红润,腰腿轻快,后来人们发现,他每日五更起坐,两足相对,热摩涌泉穴无数次,以汗出为度。之后,很多人仿效此法,不仅很少得病,而且多年痼疾也不治而愈。可见,经常按摩涌泉穴,确有强身健体、延年益寿之效。

宋代之后,元人李冶在《敬斋古今》卷六里也曾介绍过摩擦涌泉穴,说涌泉穴在足底心,人的湿气,皆从此入,所以平时得闲,理应多按摩此穴。

对于按摩涌泉穴的好处,还有歌诀为证:"三里涌泉穴,长寿妙中诀。睡前按百次,健脾益精血。能益气精神,诃护三宝物;识得其中趣,寿星随手摘。"现代科学也证实搓脚心能使人健身长寿。

人的脚心有许多神经直接通至大脑。搓脚心时刺激脚心神经,能使大脑感到舒适轻松,睡前搓脚心则能消除疲劳,利于入睡;脚心上的涌泉穴,是足少阴肾经的起点,按摩它具有滋阴补肾、颐养五脏六腑的作用。搓脚心不但能防止腿脚麻木、行动无力、脚心冰凉等症状,还有活跃肾经内气,强壮身体,防止早衰之功能。

根据文献记载,涌泉穴的养生方法有摩、擦、按、掐、揉、火烘、艾灸、贴膏、涂药、意守等。而火烘、贴膏、涂药、意守等法不为无经验者所用,故在此不做细述。日常保健选擦、按、揉之法足矣,运用时可选其一种或数种同用。

（1）擦涌泉穴法:即用手掌小鱼际侧或食、中、无名三指着力在涌泉穴上来回摩擦,以深层透热为好。

（2）按涌泉穴法:用拇指的指腹垂直按压足心涌泉穴,按下片刻后再提起,一按一放,反复进行,以能耐受为度。

（3）揉涌泉法:用拇指、食指或中指指端放于足心涌泉穴处,来回按揉,每足心揉100次为宜。

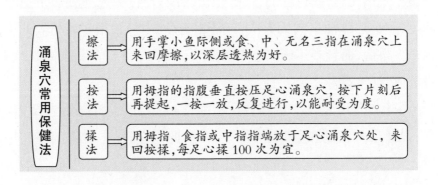

另外,艾灸涌泉穴值得一提。可于每晚临睡前用艾条或艾柱灸涌泉穴15～20分钟,每晚灸一次即可。可治疗失眠以及多种疾病,对虚寒证效果尤佳,但阴虚火旺者不宜用此法。另据记载,用艾条温灸涌泉穴,距皮肤3厘米左右,用雀啄法,连续熏灸3～5分钟,可止鼻血。因鼻出血多因肺胃热盛,或木火刑金,相火内炽,上迫肺窍,血热妄行所致。涌泉穴为肾经的井穴,温灸涌泉穴能降肺气,并使相火下行,血随之而下,鼻衄自止。

经络的调理胜在坚持,它不像吃药一样马上就能见效,需要有耐心、有信心,按摩涌泉穴也是一样,不能半途而废,必须持之以恒方能起到养生防病的效果。

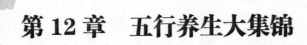

第12章 五行养生大集锦

中医讲究五行,即金、木、水、火、土,在人体中分别对应肺、肝、肾、心、脾五脏。五行平衡、五脏调和,才能维持人体的健康和气血旺盛。当人体的五行平衡被打破时,身体就会呈现各种各样的病症。俗话说:"解铃还须系铃人",调理这类病症当然还是要通过五行来调节和制约。

◎ 勤梳头,让你远离脱发的困扰

王先生最近遇上了一件烦心事。他近来发现自己的头发脱落得厉害,每天早上起床枕头上都会掉很多头发,虽然平日里用的都是防脱的洗发水,可是一点效果都没有,他很担心自己有朝一日也会变成"地中海"。

头发的生长、休眠和脱落是一个循环不止的过程。如果你头发的脱落快于生长,那你就可能患上了脱发症。除了某些疾病或药物因素导致的脱发外,脱发的主要原因是体内的雄性激素分泌过于旺盛。因为,皮脂腺主要受雄性激素的控制,如果雄性激素分泌过于旺盛,人体的背部、胸部,特别是面部、头顶部就会分泌出过多的油脂。当头顶的毛孔被油脂所堵塞,会使头发的营养供应发生障碍,最终导致逐渐脱发而最后成为秃顶。这也就是为什么秃顶几乎很少光顾女士头顶的原因,因为她们缺少阻碍头发生长的雄性激素。

我们知道,头发是人类美容的第一要素,如果年纪轻轻就顶着个光头,实在是对容貌的最大损害,对自信心更是个极大的打击,还会影响到职业选择、婚姻,甚至前程。得了这种毛病虽然并无肉体痛苦,但精神上的压力与痛苦却叫人难以忍受。当今社会竞争激烈,脱发是令人十分苦恼的事,而精神上的苦恼,又会加重病情。

还好王先生的一位朋友是中医大夫,他告诉王先生这件事一点都不难办,他只要购买一把好用的木梳,于每天早、中、晚各梳头 3～5 分钟就可以了。梳头时,从额头处往后脑勺顺着梳,力度要轻,整个头部都要梳到。梳完后,再用梳子柄轻轻拍打整个头部 3 分钟。坚持一段时间,问题就会迎刃而解。

王先生按照上面的方法梳头,坚持了一段时间以后,脱发的症状明显得到了改善。这让他也有了信心,他说这方法实在是太好了,既免除了吃药的副作用,又不费时费力。

长期坚持梳头,不仅可以疏通全身经络、促进气血顺畅,增强人体免疫力,还可以增强中枢神经系统的平衡协调功能,健脑提神、缓解精神紧张、促进睡眠、消除疲劳、延年益寿,并且对于感冒、高血压、脑血管等疾病还有预防作用。宋代文豪苏东坡,曾一度严重脱发,后接受当地一名医的劝告,早晚坚持梳头,不久脱发症状即痊愈。他还深有体会地说:"梳头百余下,散发卧,熟寝至天明。"南宋大诗人陆游,每日晨起坚持梳头,在白发上终于梳出茸茸黑发,吟道:"觉来忽见天窗白,短发潇潇起自梳。"清朝慈禧太后每日叫太监梳头,年过七旬仍青丝满头。俗话说:"千过梳头,头不白。"每天早晚坚持梳头,可疏通经气,促进头部血液循环,防止头发营养不良而致的白发、黄发和脱发。

有的人可能要问,梳头为何能起到延缓衰老、保健养生的作用呢?因为人体的 14 条经脉和 365 条络脉的气血都在头部集合,还有近 50 个穴位在头上安营扎寨,所以头被称为"诸阳之会","牵一发而动全身"之说也说明了头发对健康的重要性。

头部是一个独立的、完善的五行区域,心肝脾肺肾这五脏都通过经络与头部相连。经常梳头,不但可以打通 14 条经脉、365 条络脉,还能调理心肝脾肺肾这五脏,使它们健康运转。

你还在为日渐稀薄的头发而苦恼吗?那就赶快行动起来,试试梳头养生法吧。大家所熟知的古圣先贤孔子曾对他的门生子贡说:"工欲善其事,必先利其器!"其意思是说一个做手工或工艺的人,要想把工作完成,做得完善,应该先把工具准备好。你要使用五行梳头法也是一样的,首先必须选择一把好梳子。材质方面以木梳、玉梳、牛角梳、砭石梳子为佳。做工要讲究齿尖圆滑,梳齿浓密相宜,能渗进发根又不伤头皮和毛囊。还有一点要注意的就是,梳头用的梳子一定要清洁,有许多头皮病都是由梳子作媒介传染的,因为污垢留在梳子上时间一久,会发生化学变化,所以梳子要勤洗。洗梳子的方法是先在肥皂水里浸上十分钟,然后用旧牙刷擦洗,洗过再用清水冲冲,然后插在筒子里或杯子里。

要想摆脱脱发的困扰,在梳头的同时还要注意调整心情,减轻精神压力。要有一个乐观的心态,数年前,"秃顶明星"葛优就曾经在电视上说过这样一句话:"热闹的马路不长草,聪明的脑袋不长毛。"正在为脱发忧心的朋友也不妨学一学他,把脱发之扰当做是聪明的一种象征。如果一味地烦恼,巨大的精神压力就会导致身体机能紊乱。为头皮毛囊输送养分的毛细血管收缩,造成局部血液循环障碍,皮脂腺分泌油脂过多,就会降低头发生存的环境质量,使脱发变得更为严重。

除了减轻压力之外,我们还可根据身体所需增加微量元素的补充,为头发的重新生长提供营养供给。可选择复合维生素如 21 金维他、善存等。中医认为,脱发、白发等是气血不足的表现,脾胃是气血生发之源。所以脾胃消化功能好了,你气血就足,气血足的话头发就好,对于生发而言,中医的建议是食补为主,内在调理加外在养护结合。中医上"黑色主肾",黑色食物对于补肾具有很好的作用。比如说黑芝麻,黑芝麻是黑色的食品,而且它里面含有很多微量元素,对我们的头发、对皮肤都有好处,还有核桃、黑豆、板栗、海参,都可以有很好的滋补肝肾滋阴养血的作用,还有一些养血健脾的食物,比如说大枣、桂圆、桑椹、枸杞、动物肝脏,有很好的健脾养血的作用。这些食物都可以根据自己的喜好适当选用。

◎ 站式八段锦,让你迅速远离亚健康

亚健康状态是指人的机体虽然检查无明显疾病,但呈现出疲劳,活力、反应能力、适应力减退,创造能力较弱,自我有种种不适的症状的一种生理状态,也称为"机体第三种状态""灰色状态"。亚健康介于健康与疾病之间,是一种生理功能低下的状态。

在亚健康状态人的免疫功能将大大降低,因此亚健康也往往是一系列疾病的前兆,其对于人体健康的重大危害早被历代医学研究所证实。

随着生活节奏的加快和社会压力的增大,在发达国家和城市中,除了确诊的病人外,常人眼中的健康者有一半左右处于亚健康状态。那么,到底是什么原因导致这么多人处于亚健康状态呢?追究引起人的第三种状态的原因,主要是以下几个方面:

1. 饮食不合理。当机体摄入热量过多或营养贫乏时,都可导致机体失调。过量吸烟、酗酒、睡眠不足、缺少运动、情绪低落、心理障碍以及大气污染、长期接触有毒物品,也可出现这种状态。

2. 休息不足,特别是睡眠不足。起居无规律、作息不正常已经成为常见现象。对于青少年,由于影视、网络、游戏、跳舞、打牌、麻将等娱乐,以及备考开夜车等,常打乱生活规律。成人有时候也会因为娱乐(如打

牌、麻将）、看护病人而影响到休息。

3. 紧张程度过高，压力太大。特别是 IT、白领人士，身体运动不足，头脑透支。

4. 长久的不良情绪影响。

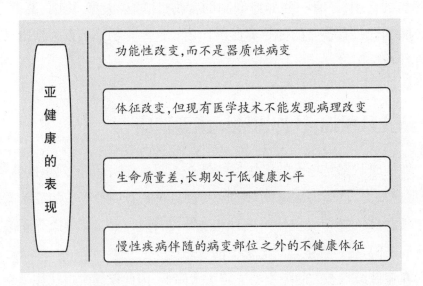

在中医学中，亚健康属于"虚"，即健康平衡状态已经被打破，但量变还没有引起质变的程度而已。中医理论认为健康人应是平衡协调的有机体，《素问·生气通天论》指出："阴平阳秘，精神乃治。阴阳离决，精气乃绝。"这里的"平"与"秘"均指平衡，以阴阳为纲指出平衡是"精神治"即身心健康的根本。《素问·调经论》也对平人进行定义："阴阳匀平，以充其形，九候若一，命曰平人。"中医认为人体以阴阳为代表的脏腑，精、气、血、津液的充盈和功能协调是最佳状态，一言以蔽之："阴平阳秘"，即完全健康。一旦阴阳之间这种平衡状态出现偏离，可以概括为阴虚、阳虚、气虚、痰湿等诸证，人体就会出现各种趋向病理的亚健康状态。

亚健康治疗的关键在于自我调适，消除那些诱发因素。在药物调节方面,中医主张利用药物"温、热、寒、凉"之气,"升、降、沉、浮"之性,可单味,也可复方,逆其病势,"寒者热之,热者寒之,虚则补之,实则泻之",以期平衡。如症见神疲乏力,少气懒言,精神萎靡之气虚证,可补气以调虚。对于声高气急,烦躁易怒,舌红苔黄燥的郁热证,可泻实以调情志。此外,饮食和运动调节也是中医颇为推崇的调理方法。

饮食方面要保证合理的膳食和均衡的营养。维生素和矿物质是人体所必需的营养素,应在饮食中注意补充。例如:维生素 A 能促进糖蛋白的合成,维生素 A 摄入不足,呼吸道上皮细胞缺乏抵抗力,人常常容易患病;维生素 C 能抗氧化,提高人体免疫力;微量元素锌、硒、维生素 B_1、维生素 B_2 等多种营养元素都与人体非特异性免疫功能有关。

亚健康的饮食调节

亚健康状态	适宜饮食
失眠烦躁健忘	适宜吃含钙多的饮食如大豆、牛奶（包括酸奶）、鲜橙、牡蛎,含磷多的食物如菠菜、栗子、葡萄、土豆、禽蛋类。
神经敏感	适宜吃蒸鱼,但要加点绿叶蔬菜。吃前先躺下休息一会儿,松弛紧张的情绪;也可以喝少量红葡萄酒,帮助肠胃蠕动。
精疲力竭	嚼些花生、杏仁、腰果、核桃仁等干果,因为它们富含蛋白质、维生素B、钙、铁以及植物性脂肪。
眼睛疲劳	可在午餐时食用鳗鱼,因为鳗鱼含有丰富的维生素A。另外,吃韭菜炒猪肝也有效。
大脑疲劳	宜吃坚果,如花生、瓜子、核桃、松子、榛子,香榧更好（浙江特产）,它们对健脑、增强记忆力有很好的效果。
心理压力过大	尽可能多摄取含维生素C的食物,如青花（美国花椰菜）、菠菜、嫩油菜、芝麻、水果（柑、橘、橙、草莓、芒果）等。

脾气不好	牛奶、酸奶、奶酪等乳制品以及小鱼干等，都含有极其丰富的钙质，有助于消除火气；芜荽能消除内火。
记忆力不好，丢三落四	应补充维生素C及维生素A，增加饮食中的蔬菜、水果的数量，少吃肉类等酸性食物。富含维生素C及维生素A的食物主要有：辣椒（新鲜的，绿色和红色都行）、鱼干、竹笋、胡萝卜、牛奶、红枣、田螺、卷心菜等，绿茶中也含有维生素A，每天喝一杯（加水2次）对改善记忆力也很有好处。

中医几千年的养生实践积累了丰富的经验，还创造出了多种平衡健康的方法，如运动、导引吐纳等。

其中站式八段锦就是一种能够迅速消除亚健康的简单的运动方法。八段锦的每个动作都涉及经络、腧穴、筋骨、肌肉等刺激，能对身体起到很好的养生保健作用。占用时间不多，场地不限，每天完整练习一次只需30分钟左右，就算不练习整套，只抽取其中的几个动作练习一下对健康也有很大的补益。八段锦的练法如下：

1. **双手托天理三焦**　自然站立，两足平开，与肩同宽，含胸收腹，腰脊放松。正头平视，口齿轻闭，宁神调息，气沉丹田。双手自体侧缓缓举至头顶，转掌心向上，用力向上托举，足跟亦随双手的托举而起落。托举数次后，双手转掌心朝下，沿体前缓缓按至小腹，还原。

此法通过两手交叉上举，缓慢用力，保持拉伸，可使三焦通畅，气血调和。通过拉长躯干与上肢各关节、肌肉、韧带几关节软组织对提高关节的灵活性，防治肩部疾患、颈椎病具有良好的作用。

2. **左右开弓似射雕**　自然站立，左脚向左侧横开一步，身体下蹲成骑马步，双手虚握于两髋之外侧，随后自胸前向上划弧提于与乳平高处。右手向右拉至与右乳平高，与乳距约两拳许，意如拉紧弓弦，开弓如满月；左手捏剑诀，向左侧伸出，顺势转头向左，视线通过左手食指凝视远方,意如弓箭在手,待机而射。稍作停顿后,随即将身体上起,顺势将两手向下划弧收回胸前,并同时收回左腿,还原成自然站立。此为左式,右式反之。左右调换练习十数次。

此法通过展肩阔胸可刺激督脉、背部腧穴和手太阴肺经等经脉之气,能有效发展下肢肌肉力量,提高平衡和协调能力,同时增加前臂和手部肌肉的力量,提高手腕关节及指关节的灵活性,可很好地预防一些肩颈疾病。

3. 调理脾胃须单举 自然站立,左手缓缓自体侧上举至头,翻转掌心向上,并向左外方用力举托,同时右手下按。举按数次后,左手沿体前缓缓下落,还原至体侧。右手举按动作同左手,唯方向相反。

此法通过左右上肢一松一紧的上下对拉可以牵拉腹腔,对中焦脾胃起到按摩的作用,同时可以刺激位于胸胁部的相关经络以及背部腧穴等,具有调理脏腑经络的作用,该式动作使脊柱内各椎骨间的小关节及小肌肉得到锻炼,从而增强了脊柱的灵活性与稳定性,有利于预防和治疗肩颈疾病。

4. 五劳七伤往后瞧 自然站立,双脚与肩同宽,双手自然下垂,宁神调息,气沉丹田。头部微微向左转动,两眼目视左后方,稍停顿后,缓缓转正,再缓缓转向右侧,目视右后方稍停顿,转正。如此十数次。

这个动作,通过上肢伸直,外旋扭转的静力牵张作用可以扩张牵拉胸腔、腹腔诸脏腑,往后瞧的转头动作可以刺激颈部大椎穴以及背部五脏六腑腧穴达到防治五劳七伤的目的。这一动作还能够增加颈部及肩关节周围参与运动筋群的收缩力,增加颈部运动幅度,活动眼肌,预防眼肌疲劳及肩颈等背部的疾患。改善颈部及脑部血液循环。有助于解除中枢神经系统的疲劳。

5. 摇头摆尾去心火 两足横开,双膝下蹲,成"骑马步"。上体正下,稍向前探,两目平视,双手反按在膝盖上,双肘外撑。以腰为轴,头脊要正,将躯干划弧摇转至左前方,左臂弯曲,右臂绷直,肘臂外撑,头与左膝呈一垂线,臀部向右下方撑劲,目视右足尖;稍停顿后,随即向相反方向,划弧摇至右前方。反复十数次。

该式动作两腿下蹲,摆动尾闾可刺激脊柱、督脉等,通过摇头可刺激大椎穴从而达到调经泄热的目的,有助于祛除心火,在摇头摆尾过程中,脊柱腰段、颈段大幅度侧屈缓转及回旋可使整个脊柱的头颈段、腰腹及臀、股部肌团参与收缩既增加了颈、腰、髋的灵活性也发展该部位的肌力。

6. 两手攀足固肾腰 松静站立,两足平开,与肩同宽。两臂平举自体侧缓缓抬起至头顶上方转掌心朝上,向上作托举状。稍停顿,两腿绷直,以腰为轴,身体前俯,双手顺势攀足,稍作停顿,将身体缓缓直起,双手右势起于头顶之上,两臂伸直,掌心向前,再自身体两侧缓缓下落于体侧。

此法通过前屈后伸可刺激脊柱、督脉以及命门、阳关、委中等穴,有助于防治生殖泌尿系统方面的慢性病,达到固肾壮腰的作用。通过脊柱大幅度前屈后伸,可有效发展躯干前、后伸屈脊柱肌群的力量与伸展性,同时对腰部的肾、肾上腺、输尿管等器官有良好的牵拉、按摩作用,可以改善其功能,刺激其活动。

7. 攒拳怒目增力气 两足横开,两膝下蹲,呈"骑刀步"。双手握拳,拳眼向下。左拳向前方击出,顺势头稍向左转,两眼通过左拳凝视远方,右拳同时后拉。与左拳出击形成一种"争力"。随后,收回左拳,击出右拳,要领同前。反复十数次。

本式中的"怒目瞪眼"可刺激肝经,使肝血充盈,肝气疏泄,有强健筋骨的作用。两腿下蹲十趾抓地、双手攒拳、旋腕、手指逐节强力抓握等动作,可刺激手、足三阴三阳十二经脉的俞穴和督脉等;同时,使全身肌肉、筋脉受到静力牵张刺激,长期锻炼可使全身筋肉结实,气力增加。

8.背后七颠百病消　两足并拢,两腿直立、身体放松,两手臂自然下垂,手指并拢,掌指向前。随后双手平掌下按,顺势将两脚跟向上提起,稍作停顿,将两脚跟下落着地。反复练习十数次。

此法可使气息归元,放松肢体肌肉,愉悦心情,进一步巩固练功效果,逐渐恢复到练功前安静时的状态。

◎ 热水泡脚,养肾护肝又排毒

脚是人体中离心脏最远的部位,冬天由于寒冷的刺激,脚部血管收缩,血液运行发生障碍,易诱发多种疾病。现代人常坐办公室,又懒于运动,普遍足部循环不良。你可能不知道,倘若足部的循环变好,心脏就不需要额外一再加压,输送血液至足部末梢,可减少高血压、心脏病及中风等高危险疾病的发生。

用热水泡脚可以使体温升高,促使末梢血管的血流更加顺畅,并减轻心脏的负担。其实,泡脚的好处还不只这一点。从中医角度看,脚上有反射区和众多穴位,当人们用热水泡脚时,就会刺激穴位和反射区,促进脚部乃至全身的血液循环,从而加快身体的新陈代谢,起到调解全身的作用。例如,我们熟悉的涌泉穴和太冲穴受到温热的刺激后,就能起到养肾护肝的作用。如果刺激脚底的大肠反射区,还能起到通便的效果。此外,泡脚使血液循环加快,让人出汗,不仅能解除疲劳,还能使某些毒素随着汗液排出。

热水泡脚就是足浴,也同属中医外治法。在中医文化中,足浴疗法源远流长,它源于我国远古时代,是人们在长期的社会实践中的知识积累和经验总结,至今已有 3000 多年的历史。古人曾经有过许多对足浴的经典记载和描述:"春天洗脚,升阳固脱;夏天洗脚,暑湿可祛;秋天洗脚,肺润肠濡;冬天洗脚,丹田温灼。"苏东坡曰:"热浴足法,其效初不甚觉,但积累百余日,功用不可量,比之服药,其效百倍",又在诗中写道,"它人劝我洗足眠,倒床不复闻钟鼓"。陆游道:"洗脚上床真一快,稚孙渐长解浇汤。"清朝外治法祖师在《理瀹骈文》中写道:"临卧濯足,三阴皆起于足,指寒又从足心入,濯之所以温阴,而却寒也。"古人曰:"晨起皮包水,睡前水包皮,健康又长寿,百岁不称奇。"

在中国的历史长河中更是不乏名人靠足浴养生保健的故事:唐代美女杨贵妃经常靠足浴来养颜美容;宋朝大文豪苏东坡每晚都运用足浴来强身健体;清代名臣曾国藩更是视"读书""早起"和"足浴保健"为其人生的三大得意之举;近代京城名医施今墨也是每晚用花椒水来泡脚养生。可见足浴在中华养生保健历史中占有举足轻重的地位。

中华文明史虽然已历经数千年的演变,但足浴这一中华传统保健术之精华并未因此而被人们遗弃,相反它不但被继承下来,而且得到了更大的发展。今天它仍然是一种深得人心的保健养生方法。那么,泡脚要想达到防病、治病的目的又需要注意些什么呢?

第一,要选对泡脚桶。既然是泡脚,就要体现出一个"泡"字来。"泡"在这里的体现是,水要多,热量要够,时间要长。不能随便拿一个盆放点水就行。那样是起不到养生作用的,最多也就是洗脚,而不是泡脚。正确的选择是,买一个比较深的木桶,要能把小腿整个放进去的那种。为什么要选择木桶呢? 一是比较容易保温,二是贴近自然。

第二,要选择加热设备。市场上卖的这种泡脚桶,没有加温设备,这样,我们在泡脚的时候,有时感觉水凉了,不得不往里加热水,所以泡脚前我们可以多准备些保温瓶,灌满热水备用。

第三,要确认泡脚效果。怎样算是泡好脚了呢? 那就是泡到你的后背感觉有点潮,或者额头出汗了,就算是好了。注意,千万不要出大汗。因为汗为心之液,出汗太多会伤心的。只要微微出汗就 OK 了,说明你的经络上下贯通了。这也是证明你经络是否通的一个办法。

泡脚的正确方法	要选对泡脚桶,最好选择深的木桶,要能把小腿整个放进去的那种。
	要选择加热设备。泡脚前宜多准备些保温瓶,灌满热水备用。
	泡脚的时间不宜过长, 以 10~20 分钟为宜。水温控制在 40℃左右为宜。
	泡脚泡到后背感觉有点潮,或者额头出汗了,就算是好了。注意千万不要出大汗。

对于一些有慢性病的人,泡脚时还可以加入一些中药制剂。通过中药浸泡,刺激脚部的经络穴位,就可以调节经络、疏通气血、调整脏腑功能,从而起到防病治病的作用。

杨先生年轻时仗着身体棒,即使大冬天的也衣着单薄,遇到雨天打湿了衣裤也不更换,结果落下了腰腿冷痛的毛病。如今人到中年,机体的抵抗力弱了,身体里一些潜在的病痛就展现出来了,每遇阴天下雨,他就会觉得浑身酸痛。风湿膏药之类的没少贴,可往往只管得了一时,无法从根本上解决问题。有一次他的腰腿痛又犯,根据朋友的介绍,他找到中医寻求帮助。医生了解了病情后就让他试试用热水泡脚的方法。他一听说泡脚赶紧说自己也时不时会光顾足吧,好像并没有什么效果。

医生告诉他这种泡脚方法与足吧里的完全不同,具体方法是每天睡觉前,把一小块生姜拍碎,与一小把艾叶一起放在锅中加水煎一下,然后倒在木桶里,待水温降至 40 度左右时泡脚。刚泡脚时热水刚没过脚背即可。待水温稍降时,再往木桶里添加热水。这样反复加热水,水一直泡到脚踝骨往上一点就可以了。泡脚的过程中,要对脚底的涌泉穴进行适当的揉搓。

杨先生用这个方法坚持泡脚半年多,即使是阴雨天,腰腿也不再冷痛了。即使偶尔有感冒,泡脚后出一身汗,第二天就好了。从此以后,他几乎每天坚持泡脚,不但腰腿不再冷痛,睡觉也踏实了。

有的朋友会问,泡脚时加入生姜和艾叶到底有什么作用呢?《本草纲目》记载:生姜能通神明,归五脏,去伤寒头痛鼻塞。艾叶则能够散寒止痛,温通经络,暖子宫和腰膝。《本草再新》上说:艾叶可调经开郁,理气行血。两者合用对风寒感冒、关节病、类风湿、咳嗽、支气管炎、肺气肿哮喘都有很好的疗效。

有一点值得注意的是,泡完脚后,必须及时在脚上涂一遍润肤霜保湿,以免脚部过干而皲裂。另外,有心脑血管病和糖尿病的患者,以及老年人,用热水泡脚时,要特别注意水温和时间的控制,若出现头晕、头痛、乏力、心慌等情况,应暂时停止泡脚,马上躺在床上休息。

◎ 打坐,让你轻松释放内心的压力

现代社会,快节奏的生活、激烈的社会竞争、复杂的人际关系都让我们难以保持一颗冷静的心。在光鲜夺目的外表下面掩藏着的是一颗又一颗饱受重压的心。毫无疑问,在这样的年代,人们很需要有一种正确的方式来释放内心的压力。

中医养生学认为,神宜静,不宜躁。神气清净而无杂念,可达到真气内存、心神平安的目的。而打坐,就是养神、排压的最好方式。打坐,又称"盘坐""静坐",是儒、释、道三家通用的一种修行养生的方式。打坐可以促进人体血液循环,消除生活中生起的烦恼,去除主观性的迷惑,是防治疾病、增进健康、修养身心的最佳方法。习练过冥想打坐的人都说，练功使他们精力充沛，有些人表示他们只需要短暂的睡眠即可。虽然许多研究显示，打坐时脑部活动的脑波形式改变了，且神经元自发放电节律会协调一致，但打坐是否真的会起到像睡眠一样使人恢复精力的作用呢？

美国肯塔基大学（University of Kentucky）的欧哈尔与同事，通过"心理动作警觉作业"肯定了以上的问题。这是一种公认的测试睡眠缺乏对人思考敏锐度的影响的研究方法。研究人员让受试者盯着计算机屏幕，只要看到一个影像出现就马上按按钮。一般情况下，人们会在200 ~ 300毫秒内反应，但是一个睡眠缺乏的人则会花很长的时间，甚至有时根本就没意识到影像的出现。

欧哈尔等让10个较为疲惫的受试者分别在经过40分钟的睡觉、打坐、阅读或者聊天后做以上的测试。令研究人员震惊的是，尽管所有的受试者都从来没有习练过冥想打坐，但经过40分钟打坐，他们马上就有卓越的表现；而经过40分钟的小睡后，受试者则需至少1小时才能从朦胧中清醒过来，做出较好的表现；阅读或者聊天对恢复精力没任何帮助。

欧哈尔说，在冥想打坐40分钟后受试者每个部分的测验表现都得到了改善。在受试者一个晚上没有睡觉的情况下，冥想打坐带来的效果相当惊人。

据报道，在美国哈佛大学医学院，每年有近万名患有各种疾病的人就诊，医生除了给病人用药外，还经常会教他们如何盘腿打坐，以消除精神上的压力和烦恼。而在日本，许多地方流行年轻妇女做"一日尼姑"的时尚，到一家寺庙盘腿打坐，斋戒清心，工作的压力和烦恼也就烟消云散了。在全球经济形势动荡时，从美国华尔街的高盛银行主管到高尔夫名将老虎伍兹,这些承受高度压力的人士,都曾不约而同选择打坐静修来释放压力,让头脑在金融海啸下保持清醒。可见,打坐对于释放内心的压力、恢复人的精力都是非常有益的。

有的人可能要说,打坐不就是闭目盘腿静坐么,哪会有那么大的作用。其实,打坐也是有讲究的,否则就难以达到理想的效果。

打坐最好的方式是"双盘法",指盘腿时足心向上置于大腿之上。这对初学者来说比较难,大家可以随意盘腿坐下,不必太追求形式。这种方式,可以调身定神,气沉丹田,让心神更容易清静下来。

打坐前,先选一个枕头或靠垫垫在屁股底下。打坐时,双手自然伸开平仰,左掌置于右掌之上,两大拇指微接,这种方式,可以让左右气血交流,通畅舒适。

打坐时口宜闭,齿微接,面带微笑,舌抵上颚(即轻顶在上门牙后)。口齿闭,能养气,当然,有鼻部不适的时候,不要强求。面带笑容,则心生善念,这样可以放松心灵。舌抵上颚,可使任督二脉相通。同时,打坐中舌抵上颚还能使口中生津,将津液分一次或三次吞下,不但可助消化,还有延年益寿、延缓衰老的功效。

两眼垂帘,露一线微光,随意凝视一点,不要移动。睁眼则神易散,全闭则容易昏昏欲睡,所以一般多用"垂帘凝视法"。

脊背要竖直,如松柏般傲然坚挺。打坐时最忌讳脊背弯曲,因为脊背不直则压迫三焦,其气血流行也就不能完全通畅,这样,也就影响到了各脏腑的健康。

腹部要向后微缩,使其向背贴近,但不要用劲。这样做,不但可以减肥束腰,还对一些肠胃病有治疗的作用。

肛门及阴部要微微夹提,不可任其松弛,这样可使任督二脉气血相通,采撷阴阳之气。

打坐时,呼吸宜气息绵绵,若有若无,以"细、长、深、匀"为佳。"细"是呼吸无声。"长"指一次呼吸是平时时间的 2 ~ 3 倍。"深"是让每一次呼吸都能浸润到身体的各个脏腑,让身体尽可能地吸收每一次呼吸所带来的养分。"匀"是每次呼吸时间均匀,无太大起伏,如舒缓的韵律般怡人心田。这一切都不可强求,而要出于自然,合于自然,渐渐让自己回归天性,返璞归真。

　　打坐时神经不可紧张,肌肉也要力求放松。虽然在初期,由于要保持姿势正确的原因,肌肉难免紧张,但假以时日,肌肉则会慢慢放松。全身放松,可使肌肉和神经得到完全的休息。

　　打坐时,除全身放松外,心也要完全放松,尽量做到"无念",就是一欲不生,一念不想。所有好的、不好的,快乐的、不快乐的,所有的压力与烦恼,在此时都放掉。

　　打坐结束时,双手抱拳,轻轻一拜,气收丹田。

　　有的人打坐时坚持不了几分钟,就会感觉腰酸背痛,这不要紧,刚练习打坐时不要强求打坐的时间,一开始,10 分钟左右即可。随着打坐时间的增长,20 分钟、30 分钟也不是什么难事。还是那句话,哪怕你只有1 秒钟的"无念",都是养生的极大收获!

　　打坐还宜根据季节的变化选择不同的方位。春天打坐,面向东方,可采春天木气养肝胆;夏天打坐,面向南方,可采夏天火气养心与小肠;秋天打坐,面向西方,可采秋天金气养肺与大肠;冬天打坐,面向北方,可采冬天水气养肾与膀胱;打坐的"坐"字,乃人在土上休息,与土亲和。所以,只要打坐,自然可采土气以养脾胃。

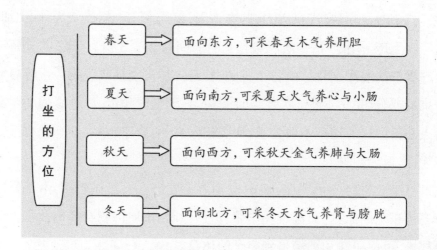

此外,还有几种情况是不适宜打坐的,需要注意:天气不好,尤其是雷雨天时不能打坐;心情有极大波动时不要打坐;饭后2小时内不要打坐;喝很多水后也不要打坐;男女房事后不要打坐。此外,打坐时忌惊扰,尽量找安静的场所,不要被人打搅;打坐时忌受凉,所以要在封闭无风的环境下打坐。

目录 CONTENTS

＊ 外 科

＊ 妇 科

内 科

⊙ 头痛

玄参饮

[功能]　清疏风热,泻火解毒,凉血滋阴。

[主治]　风热头痛。

[用法]　玄参 60 克,煎浓汁 500 毫升,温饮。

[来源]　卢长润.新中医,1992(2):6

⊙ 咳嗽、哮喘

百部方

[功能]　润肺下气,止咳平喘。

[主治]　慢性支气管炎。

[用法]　百部 20 克,水煎 2 次合并药液约 60 毫升,每次服 20 毫升,1 天 3 次。可加少许白糖或蜂蜜矫味。10 天为 1 疗程。

[来源]　郑祥光.陕西中医,1986(10):439

⊙ 肺结核

蜈蚣抗痨散

[功能] 攻毒散结。

[主治] 空洞型肺结核。

[用法] 取蜈蚣去头足,焙干,研末内服,每次量3条,每天3次,连服1个月,停药休息1周后再服。

[来源] 郭池.陕西中医,1983(6):6

⊙ 支气管扩张咯血

肺形草止血方

[功能] 清热凉血,祛痰止咳。

[主治] 支气管扩张咯血。

[用法] 肺形草(干品)30克,水煎,每天服2次,每次300毫升,连服1月。症状缓解后,可用开水冲泡作饮。咯血发作时,可加用中西药物止血,使其咯血速止,以利早日恢复。

[来源] 何观涛.浙江中医杂志,1988(7):323

⊙ 消化道出血

当归止血散

[功能] 补血止血。

[主治] 上消化道出血(除外食道静脉破裂出血)。

[用法] 当归生药烘干研粉备用。每次 4.5 克,每天 3 次吞服。一般不禁食,可吃半流食。出血量多、血压下降者可适当补液 1~3 天,不加任何止血药。

[来源] 蒋一鸣等 . 辽宁中医杂志,1982（6）:4

⊙ 消化性溃疡

蒲公英冲剂

[功能] 清热解毒,消肿。

[主治] 消化性溃疡。

[用法] 取蒲公英,研为粉末,每天 20 克,用开水浸泡 30分钟后代茶饮,1 个月为 1 疗程。

[来源] 马凤友 . 中医药学报,1991（1）:41

⊙ 胆囊炎、胆石症

葎草汤

[功能] 清热,利湿,消瘀,解毒。

[主治] 胆石症、胆囊炎疼痛。

[用法] 鲜葎草 500 克,水煎成 500~600 毫升,1 天内分 4~6 次服完。

[来源] 魏媚.山东中医杂志,1994(4):182

⊙ 呃逆

生姜止呃方

[功能] 温中散寒,止呃。

[主治] 呃逆。

[用法] 取生姜(选用新鲜多汁之品)1 块,洗净,切成薄片,用时取生姜片放入口中咀嚼,边嚼边咽姜汁,一般嚼 1~3 片后呃逆可止。对伴有急性口腔、咽喉炎症的患者慎用。

[来源] 吕秉义.新中医,1985(2):6

⊙ 痢疾

鱼腥草止痢方

[**功能**]　清热解毒,消痈止痛。

[**主治**]　菌痢。

[**用法**]　取鱼腥草全草,鲜品 50~150 克,或干品 25~75 克,每天 1 剂,水煎服。如用鲜品,可先嚼服药叶 20~40 克,则效果更佳。

[**来源**]　邹桃生 . 浙江中医杂志,1988（6）:260

⊙ 泄泻

吴茱萸止泻方

[**功能**]　温补脾肾,温中散寒,涩肠止泻。

[**主治**]　腹泻(尤对脾肾阳虚所致五更泻效果更好)。

[**用法**]　将吴茱萸研细末,用水绞拌如饼,外敷神阙穴,用麝香虎骨膏贴牢粘紧,不漏缝隙。隔天换药,小儿每次 3 克,成人每次 6 克。病史短者 3 天 1 个疗程,病史长者 7 天 1 个疗程。对于疗效不显著者,休息 5 天后进行下 1 个疗程,同时用艾条灸敷药的神阙穴,每天 1 次,每次 40 分钟,效果更佳。

[**来源**]　张红红 . 陕西中医,1995（6）:271

⊙ 药源性腹泻

赤石脂止泻散

[功能] 涩肠,止泻。

[主治] 药源性腹泻。

[用法] 赤石脂 20~40 克,碾成粉末,加入少量开水调匀,等温热时吞服或鼻饲导入,每天 2~4 次。泻止 1 天后停药。

[来源] 许树柴.时珍国药研究,1993(3):39

⊙ 非特异性溃疡性结肠炎

珍珠粉胶囊

[功能] 解毒生肌。

[主治] 非特异性溃疡性结肠炎(诊断标准:大便阿米巴检查及痢疾杆菌培养阴性;乙状结肠镜检查提示左侧结肠充血水肿,呈小出血点,触之易出血,有明显炎症及渗血,并有浅表小溃疡者)。

[用法] 将市售珍珠粉装入胶囊,每粒 0.3 克,每天服 3次,每次 2 粒(0.6 克)。

[来源] 赵国仁.浙江中医杂志,1995(3):138

⊙ 便秘

白术散

[功能]　健脾益气。

[主治]　便秘(虚证)。

[用法]　生白术 300 克,粉碎成极细末,每次服 10 克,每天 3 次,开水调服。

[来源]　董自强等 . 浙江中医杂志,1990(8):378

⊙ 慢性肝炎麝浊异常

郁金降浊汤

[功能]　行气解郁,活血化瘀。

[主治]　慢性肝炎麝浊异常。

[用法]　郁金 40 克,加水 200 毫升,文火煎至 50 毫升,每晚 1 次口服。配合口服肝泰乐 0.2 克,每天 2 次。30 天为 1 疗程。

[来源]　孙建中等 . 湖北中医杂志,1993(6):4

⊙ 肝硬化腹水

白芷全草汤

[功能] 利水消肿。

[主治] 肝硬化腹水。

[用法] 取鲜白芷全草(越鲜越好,最好随采随用)60~70克(成人量),水煎服,每天1剂,15天为1疗程。

[来源] 傅学锋.中草药,1995（4）:204

⊙ 血小板减少性紫癜

甘草汤

[功能] 清热解毒,健脾益气。

[主治] 原发性血小板减少性紫癜。

[用法] 甘草6~10克为1剂量(10岁以下小儿酌减),水煎服,早晚各服1剂。疗程10~52天不等,多数为15~20天。停药后复发者,可继续服药。

[来源] 钱伯琦.浙江中医杂志,1988（2）:78

⊙ 蛔虫病

紫苏子方

[功能] 驱虫,降气,润肠。

[主治] 肠蛔虫病。

[用法] 取生紫苏子,捣烂吞服,或咬碎嚼服。用量:4~10岁每次 20~50 克,成人每次 50~70 克,每天 2~3 次,空腹服下,连服 3 天(多吃几天亦可)。若蛔虫引起胃痛、胆绞痛及呕吐者,用花椒 3 克,米醋 250 毫升,熬水,稍温后 1 次服,待蛔安痛止,再吃紫苏子。

[来源] 刘天峰 . 四川中医,1986(8):47

⊙ 绦虫病

雷丸散

[功能] 消积杀虫。

[主治] 肠绦虫病。

[用法] 雷丸 500 克,研碎过筛成细粉末,装入褐色瓶内备用。成人每次 30 克,极量为 50 克,可根据体质强弱、病程长短、年龄大小酌情增减。空腹时 1 次药量用凉开水调服,勿直接吞服粉剂。

[来源] 金基和 . 内蒙古中医药,1990(1):7

内科

⊙ 阴虱病

百部灭虱酊

[功能] 灭虱杀虫。

[主治] 阴虱病。

[用法] 百部(生)40克,加75%酒精100毫升,浸泡24小时后即可使用。在治疗时,首先剃去阴毛,再用温水清洗外阴,然后用无菌棉球蘸药液,均匀涂于患处及整个外阴部,涂药时注意药液不要涂入阴道及肛门黏膜,2小时后,再用温水洗净外阴部药液,每天2次,连续3天停药。夫妻同患应同时用药。

[来源] 蔡盛标等.中国乡村医生,1993(4):35

⊙ 冠心病心绞痛

三七止痛散

[功能] 散瘀止痛。

[主治] 冠心病心绞痛。

[用法] 三七研粉,每次6克,每天2次冲服。

[来源] 孙建军等.中医杂志,1994(1):5

⊙ 高脂血症

水蛭降脂散

［功能］ 破血,逐瘀,化浊。

［主治］ 高脂血症。

［用法］ 水蛭烘干打粉,每晚 3~5 克,开水冲服。30 天为 1疗程。治疗期间停用其他中西药。每服药 1 疗程前后检查胆固醇、甘油三酯、β 脂蛋白及肝功能、血红蛋白、红细胞、出凝血时间。

［来源］ 郑君莉 . 新中医,1985（2）:36

⊙ 嗜睡

甘蓝籽散

［功能］ 醒脑,提神。

［主治］ 嗜睡,或夜间失眠而白天瞌睡。

［用法］ 甘蓝籽 30~50 克,放砂锅内炒香,然后研成细末,贮瓶备用。早晨和中午随进食饭菜时各服 1 汤匙(2~3 克),午后及夜间忌服。一般连用 7~10 天即可见效,见效后需继续间断服用 2 周左右,以巩固疗效。

［来源］ 赵振兴 . 浙江中医杂志,1986（10）:470

⊙ 高血压病

吴茱萸降压方

[**功能**] 引气下行。

[**主治**] 高血压病。

[**用法**] 吴茱萸研细末过筛,每次取 15~30 克,用醋或生理盐水调敷双侧涌泉穴,纱布包裹,最好睡前外敷,次日取下。治疗时停服其他降压药。敷药 10 次为 1 个疗程,连用 2 个疗程停用,3 个月随访以观疗效。

[**来源**] 金经国 . 中医杂志,1995 (3):136

⊙ 中风

大黄浸渍液

[**功能**] 通腑开窍,升清降浊。

[**主治**] 卒中风。

[**用法**] 生大黄浸渍液是用生大黄(生鲜大黄尤佳)加沸水浸泡 20 分钟,弃渣待凉而得。25% 生大黄浸渍液是由生大黄 50 克加沸水 200 毫升浸泡而成;5% 生大黄浸渍液由生大黄 10 克加沸水 200 毫升浸泡而得。先用 25% 的生大黄浸渍液 100 毫升,鼻饲或灌肠 1~2 次,待大便排出后改用 5% 的生大黄

浸渍液 50 毫升,鼻饲或灌肠,12 小时 1 次,直至神志清醒。同时配用汤药,水煎,取汁 500 毫升,每次 100 毫升鼻饲,4 小时 1 次,并结合补液支持治疗。对伴有大量呕血、血压不升及脉微欲绝者,不宜采用本法。

[**来源**] 陈广义.中医杂志,1992（1）:8

⊙ **面瘫**

白芥子贴膏

[**功能**] 祛风化痰,散结通络。

[**主治**] 周围性面瘫。

[**用法**] 生白芥子 50 克,研成细末,米酒 50 克,调制成膏状,将膏药摊在纱布上,贴敷患侧阳白、地仓、颊车、四白 4 个穴位处,胶布固定,4~6 小时取下,3 天内防止患侧受风,7 天后贴敷第 2 次。局部可出现水泡,乃药物刺激所致,可用无菌注射器将泡内液体抽出,自行脱屑愈。

[**来源**] 冀凤云等.河北中医,1991（5）:22

⊙ 糖尿病

仙鹤草降糖汤

[功能] 健脾补肾。

[主治] 消渴(糖尿病)。

[用法] 仙鹤草 30~60 克,水煎服,每天 1 剂。

[来源] 王英等 . 浙江中医杂志,1992 (6):262

⊙ 泌尿系感染

川楝子汤

[功能] 舒肝行气止痛,清利膀胱湿热。

[主治] 泌尿系感染,症见尿频、尿急、尿痛等。

[用法] 川楝子 20~30 克,砸碎,水煎 2 次,两煎药液和匀,早晚分服。

[来源] 李庆 . 浙江中医杂志,1988 (12):547

⊙ 泌尿系结石

番泻叶排石汤

〔**功能**〕 行滞,通便,利水,排石。

〔**主治**〕 泌尿系结石。

〔**用法**〕 番泻叶 50 克(小孩酌减),水煎 30 分钟,取液顿服,每天 1 剂,煎服 2 次。身体较差者,可隔 1~2 天再服 1 剂。在应用本方治疗时停用其他药物,多服盐稀粥。如果服药在 10 剂以上仍未见效者,则可停药转他法治疗。如果结石已排出而泄泻未止或水泻过度者,可服六君子丸(汤)治疗。如有头晕者可加服十全大补丸。

〔**来源**〕 温诚荣 . 新中医,1994(11):18

⊙ 乳糜尿

炒糯米粥

〔**功能**〕 益气健脾。

〔**主治**〕 乳糜尿。

〔**用法**〕 将糯米置于铁锅内,加火炒至金黄色,然后以其煮粥食,用量随患者食欲而定,每天食 3 次。

〔**来源**〕 张庆好 . 新中医,1994(12):7

⊙ 遗尿

麻黄止遗汤

[功能] 温阳化气。

[主治] 遗尿。

[用法] 生麻黄水煎1次,去上沫,睡前顿服。5~7岁每剂3克,8~15岁每剂5克,15岁以上每剂10克,连服1月。

[来源] 李玉强.陕西中医,1993(2):79

⊙ 尿潴留

嫩柳叶汁方

[功能] 清热解毒,利尿。

[主治] 腹部手术后尿潴留。

[用法] 取鲜嫩柳树叶20~30克,洗净后放入患者口内咀嚼,将其汁咽下,吐其渣。

[来源] 庄廷明等.四川中医,1995(8):42

⊙ 慢性前列腺炎

吴茱萸散瘀方

[**功能**] 温阳散结，活血化瘀。

[**主治**] 慢性前列腺炎。

[**用法**] 吴茱萸 60 克研末，用酒、醋各半调制成糊状，外敷于中极、会阴二穴，局部用胶布固定，每天 1 次。年老体弱者，无明显热象者，用吴茱萸 15~20 克，加水 100 毫升，煎 40 分钟左右成 60 毫升，分 2 次服；体质强壮或有热象者，用吴茱萸 10~20 克，竹叶 8 克，加水 100 毫升，煎成 90 毫升，分 3 次服，每天 1 剂。上法连用 10 天为 1 疗程。

[**来源**] 范新发 . 中医杂志，1995（4）：200

⊙ 阳痿

蜈蚣起痿散

[**功能**] 壮阳起痿。

[**主治**] 阳痿。

[**用法**] 取蜈蚣 20 克，晒干研成粉末，制成散剂，每次服 0.5 克，早晚各服 1 次，空腹用白酒或黄酒送服，20 天为 1 疗程。服药期间停服其他中西药，并忌生冷饮食，忌恼怒。

[来源] 王豪.实用中医内科杂志,1994(2):30

⊙ 精液不液化

水蛭散

[功能] 破血、逐瘀、散结。

[主治] 精液不液化,或液化迟缓引起的男性不育症。

[用法] 每次口服水蛭粉3克,温开水送下,每天2次,2周为1疗程。

[来源] 张文灿等.中医杂志,1993(5):263

⊙ 男性不育症

枸杞子嚼服方

[功能] 补肾益精。

[主治] 男性不育症(婚后3年以上不育,排除女方不孕,以男性精液异常为诊断标准)。

[用法] 枸杞子每晚服15克,嚼碎咽下,连服1个月为1个疗程,一般服至精液常规转正常后再服药1个疗程,服药期间适戒房事。

[来源] 董德卫等.新中医,1988(2):20

⊙ 遗精

泽泻汤

[**功能**] 利水,泄热。

[**主治**] 相火妄动之遗精。

[**用法**] 泽泻 10~12 克,水煎服,早晚各服 1 煎。

[**来源**] 侯士林.中医杂志,1983(7):53

⊙ 血精

鲜葎草方

[**功能**] 清热,利湿,消瘀,解毒。

[**主治**] 血精(精囊炎)。

[**用法**] 每天取鲜葎草 100 克,煎汤代茶饮服;再取鲜葎草 250 克,切碎,用水 2500 毫升,煎取药液 200 毫升,倒入瓷盆中,待水温适度时,将双足浸入(勿超过足踝),水冷时再放在火炉上温热。每次浸泡 30 分钟,每天 1~2 次。

[**来源**] 张宏俊等.浙江中医杂志,1991(8):374

⊙ 风湿痹痛

石菖蒲酒

［功能］ 祛风化湿，散寒止痛。

［主治］ 风湿痹痛。

［用法］ 取石菖蒲 200 克，浸入 60 度左右的白酒 1000 毫升内，密封，半个月后启用。每天早晚各饮 2~3 杯，1 千克药酒可服 1 个月。

［来源］ 胡明等 . 浙江中医杂志，1992（2）：82

外 科

⊙ 疖肿疔疮

五倍子消疖方

[**功能**] 解毒,消肿,收湿,敛疮。

[**主治**] 毛囊疖肿。

[**用法**] 将五倍子适量置铁片、瓦片或铁锅内用火烤干,研末,醋调成糊状备用。使用时先将病灶区毛发剪除,然后涂上药糊,外用敷料包扎,每天更换 1 次,到痊愈为止。治疗期间停用抗炎治疗。

[**来源**] 高木堂. 湖北中医杂志,1995(3):3

⊙ 蜂窝织炎

醋调五倍子散

[**功能**] 消肿毒,散瘀血,敛溃疮。

[**主治**] 蜂窝织炎。

[用法] 取纯净五倍子适量研细末,过100目筛,装瓶放阴凉干燥处备用。应用时将局部毛发剃光,用肥皂水洗擦患处,常规消毒,后视疮面大小取五倍子散加米醋调成糊状,并均匀涂摊于敷料上(涂药3毫米厚),贴于患处固定即可。3天换药1次。

[来源] 李永高,等.中医杂志,1990(9):40

⊙ 耳饰性耳垂脓肿

茶叶芯方

[功能] 清热,解毒。

[主治] 耳饰性耳垂脓肿。

[用法] 拣取呈枣核状或钉子状的绿茶叶卷芯(当年产的),粗约1毫米,长10~15毫米的2根备用。先取下耳垂脓肿的耳饰,排尽脓液,再用0.01%新洁尔灭溶液冲洗3遍,然后把茶叶芯缓缓插入耳饰孔。如感染严重者,可适当加用抗生素。

[来源] 杜永岩.新中医,1993(4):22

⊙ 丹毒

芙蓉膏

[**功能**] 清热解毒,消肿止痛。

[**主治**] 丹毒。

[**用法**] 取木芙蓉的花或叶(干品),研极细末,过 120 目筛,在药粉中加入凡士林,按 1∶4 比例配方,调匀贮瓶备用。用时将芙蓉膏涂敷患处,涂敷面宜超过患处边缘 1~2cm,每天 2~5次,直至痊愈。

[**来源**] 陶春祥 . 浙江中医杂志,1991(10):464

⊙ 甲状腺肿

五倍子消肿膏

[**功能**] 散结消核。

[**主治**] 甲状腺肿。

[**用法**] 取五倍子放入砂锅内炒黄(忌铁器),冷却后研成末,晚上睡前用米醋调成膏状,敷于患处,次晨洗去。7 次为 1疗程。

[**来源**] 覃秋 . 四川中医,1989(3):25

⊙ 颈淋巴结结核

夏枯草饮

[功能]　散结,消肿。

[主治]　颈部淋巴结结核。

[用法]　夏枯草 50 克,每天 1 剂,水煎或沸水浸泡当茶频服。可加适量白糖。病程长伴破溃不愈反复发作者,可加白头翁 100 克,陈皮 10 克,水煎每天 1 剂。

[来源]　廖有业.实用中医内科杂志,1993（4）:2

⊙ 骨、关节结核

乌梢蛇散

[功能]　透骨通络,解毒杀虫。

[主治]　骨、关节结核。

[用法]　将干燥乌梢蛇去头去皮后研成细末,黄酒冲服,每次 3 克,每天 3 次,连服 5 周为 1 疗程。治疗期间停止西药抗结核治疗。随症加减:疼痛剧烈加龙骨粉,窦道形成久治不敛者加龙骨粉、鹿角霜粉,药量比例为 10：2：1,用法用量同前。

[来源]　庄廷明等.四川中医,1990（4）:44

⊙ 乳头皲裂

丁香调敷方

[功能] 舒肝解郁,化瘀止痛,润燥生肌。

[主治] 乳头皲裂。

[用法] 公丁香 5 克,研细末,红糖 5 克,一起放置于铁勺内,加白酒 1 小杯,置于火上炒至干枯,研细,用菜油或麻油调敷乳头皲裂处。哺乳时搽去,哺乳后涂药。

[来源] 刘汉兴.陕西中医,1988(4):174

⊙ 乳腺炎

全蝎馒头方

[功能] 攻毒散结,通络止痛。

[主治] 乳腺炎。

[用法] 全蝎 2 只,馒头 1 个。用 1 个馒头将 2 只全蝎包入,饭前吞服。

[来源] 胡勤柏.中医杂志,1986(1):40

⊙ 乳腺增生病

老鹳草方

[功能]　疏肝理气,止痛消肿,软坚散结。

[主治]　乳腺增生病。

[用法]　取老鹳草(干品或鲜品均可)30~60克,当茶冲服或煎服,每天1剂,服2~3次。30~60天为1疗程。月经期照常服药。

[来源]　柳崇典.中医杂志,1983(9):30

⊙ 男性乳房发育症

决明子方

[功能]　软坚散结。

[主治]　男性乳房发育症。

[用法]　草决明(生用)25~50克,开水冲泡代茶饮。或研成粉末,每次25克,每天2次,开水冲服。

[来源]　刘民元.浙江中医杂志,1993(9):415

⊙ 肠梗阻

丁香敷脐散

[**功能**] 温中降逆,助阳行气。

[**主治**] 麻痹性肠梗阻(①继发于腹部手术后的肠麻痹;②继发于各种类型的腹膜炎以后,特别是穿孔性、弥漫性腹膜炎以后,腹膨胀;③腹部的钝性挫伤,长时期的乙醚麻醉,肋骨骨折等引起的肠麻痹和腹膨胀;④脊柱或中枢神经损伤所致肠麻痹)。

[**用法**] 丁香 30~60 克,研成细末,加 75% 酒精调和成糊状(对酒精过敏者可用开水调),敷于脐及脐周,直径为 6~8 厘米,纱布用塑料薄膜覆盖,周围用胶布固定,以减少酒精挥发。对胶布过敏者可用绷带固定,每天换 1 次药。机械性肠梗阻不适宜应用本法。

[**来源**] 李世祥等. 中医杂志,1988(11):55

⊙ 外伤创面

马勃愈创方

[**功能**] 解毒,止血。

[**主治**] 外伤不规则浅在性创面,躯干四肢小范围皮肤活

动伤口。

[**用法**] 将干燥马勃撕成 1~3 厘米块状，放在小药袋中包好，装入消毒缸内，经高压消毒后备用。对外伤性不规则创面先进行清创消毒，然后按创面大小选择相应的马勃块覆盖在创面上，用纱布包扎，再压迫 3~5 分钟即可。对软组织小面积活动创面，待组织取下后，直接将消毒马勃覆盖在创面上，包扎后压迫 3~5 分钟。经上述处理后，无须再次换药，待创痂自行脱落即可。部分患者配合口服抗生素。

[**来源**] 朱万珍等 . 四川中医，1995（3）：48

⊙ 难愈合伤口

三七鲜叶方

[**功能**] 散瘀止血，消肿定痛。

[**主治**] 难愈合伤口（包括化脓性感染、溃疡、褥疮、烫伤、挤压伤、皮肤擦伤等伤口，经常规治疗仍不愈合，时间超过 1 个月甚至数月者）。

[**用法**] 用清水洗净"三七"鲜叶，甩干、捣烂，呈絮状或半糊状，敷于伤口表面，以无菌纱布包扎，1~2 天更换 1 次，直到愈合。外敷前，感染化脓性伤口用 2% 碘酒、75% 酒精消毒；肉芽组织增生过多，边缘有腐蚀面的伤口适当修剪、清创；溃疡性伤口、褥疮用生理盐水擦洗干净。用上药期间不停止全身或局部

的其他治疗,而对伤口所行的辅助性治疗,如用药、理疗、灯烤等,一般可停止。

［来源］ 肖爱君等.中华护理杂志,1994（12）:744

⊙ 创伤性溃疡

蜂蜜愈溃方

［功能］ 润燥,止痛,解毒。

［主治］ 创伤性溃疡(伤口较大而溃疡面较深者)。

［用法］ 用大小适中的单层纱布放于饭盒或纱布缸内,经高压消毒后,再把适量的蜂蜜加入纱布上即可使用。使用时先将创口的溃疡面常规消毒后,再用酒精消毒创口周围,然后用蜂蜜纱布外敷于溃疡面上,再用无菌纱块覆盖包扎固定,每天换药 1 次,至愈为止。 溃疡面积大,长久不愈,脓液较多者,可每天换药 2 次。创口周围红肿、感染较重者,可加用抗生素。

［来源］ 胡绍忠.新中医,1994（3）:26

外科

⊙ 褥疮

海螵蛸粉

[功能]　收敛止血，生肌敛疮。

[主治]　浅度溃烂期褥疮。

[用法]　选择较大块干净洁白海螵蛸数块。用小刀刮去表层污物，然后刮成粉末（硬壳层不要），用单层纱布过筛（如数量多可用簸斗），除去粗粒，装入洁净瓶内高压消毒备用，一般间隔 7~10 天需重复高压消毒，使用时先将创面常规消毒，然后用棉签取药粉撒在创面上，以全部撒满为度。覆盖消毒纱布，胶布固定。以后视分泌物情况每隔 2~3 天换药 1 次。如溃疡面干净，换药 2~3 次即愈。如换药 2~3 次无效，可改用其他药物治疗。

[来源]　黄玉英. 中西医结合杂志, 1987（11）: 696

⊙ 烧伤

刺五加叶方

[功能]　消肿止痛，祛腐生肌。

[主治]　Ⅱ度烧伤。

[用法]　先将刺五加叶于铁锅内文火焙干呈黄褐色，研细

末装瓶备用。用浓茶水或 1:1000 的新洁尔灭溶液冲洗消毒创面,去除黏附在创面上的异物,剪除水泡表皮,清除坏死组织及脓液,用无菌棉签或棉球拭干创面液体,然后在创面上涂一层桐油或菜油,将药粉均匀撒在创面上,以药粉不被桐油或菜油浸湿为度,再以无菌纱布覆盖包扎。2~3 天换药 1 次。

〔**来源**〕 戴余明等.中西医结合杂志,1991(3):169

⊙ 蜈蚣咬伤

大蒜搽剂

〔**功能**〕 解毒,止痛。

〔**主治**〕 蜈蚣咬伤。

〔**用法**〕 取独头大蒜 1 枚(新鲜者尤佳),剥去蒜衣,切除蒜皮一层,将独头蒜截面对咬伤处及周围 2~3 厘米处反复擦之。每 1 小时擦 1 次,每次擦 10~15 分钟,直至痛止肿消为止。

〔**来源**〕 程爵棠.新中医,1991(6):6

⊙ 黄蜂螫伤

景天三七叶方

[**功能**] 解毒，消肿，止痛。

[**主治**] 黄蜂螫伤。

[**用法**] 取景天三七鲜叶，捣烂，外敷患处。

[**来源**] 刘云.浙江中医杂志,1991（9）:427

妇 科

⊙ 痛经

樱桃叶汤

［功能］ 温通胞脉,活血止痛。

［主治］ 痛经。

［用法］ 将樱桃叶(鲜、干品均可)20~30 克,水煎取液 300~500 毫升,加入红糖 20~30 克,1 次顿服。月经来潮前服 2 次,月经期内服 1 次。

［来源］ 石效龙.浙江中医杂志,1992（6）:262

⊙ 功能性子宫出血

川牛膝汤

［功能］ 益肝肾,逐瘀滞。

［主治］ 功能性子宫出血。

［用法］ 每天取川牛膝 30~45 克,水煎,顿服或分 2 次服。

妇科

一般连续服药 2~4 天后血即可止。病程较长者,血止后应减量续服 5~10 天,以资巩固。

[来源] 袁呈云.浙江中医杂志,1982(2):86

⊙ 老年性白带

烧矾蛋方

[功能] 燥湿,解毒,补虚。

[主治] 老年性白带(凡年龄 60~75 岁,因体虚致白带淋漓不断,腰膝酸软者)。

[用法] 取鲜鸡蛋 2 个,白矾 2 克,将蛋的一端开一小口,倒出蛋清少许,再把研细的白矾放入蛋中调匀,用 8 层湿草纸封蛋口,细线固定后放在青瓦上,微火焙熟。每晚吃蛋 2 个。

[来源] 张耀祖.浙江中医杂志,1990(10):448

⊙ 阴道炎

麦饭石

[功能] 止痒,杀虫。

[主治] 阴道炎。

[用法] 将颗粒麦饭石洗净,按 1:10 比例,加清水煮沸

5~7 分钟,冷至 30℃左右,擦洗阴道,每天 1 次或 2 次。症状严重者,擦洗后阴道放置该药液浸泡带尾棉球,6 小时取出。

[来源] 李春华.山东中医杂志,1994（7）:302

⊙ 妊娠呕吐

黄芩止吐饮

[功能] 清热,止呕,安胎。

[主治] 妊娠恶阻。

[用法] 黄芩 30~45 克,水煎成 200~400 毫升,分次频服。

[来源] 刘昭坤等.新中医,1993（12）:47

⊙ 宫外孕盆腔包块

水蛭胶囊

[功能] 破血逐瘀,通经,消癥。

[主治] 陈旧性宫外孕,(胚已死),宫外孕术后盆腔遗留包块。

[用法] 取市售自然干燥水蛭研成细末,装入空心胶囊内,每粒 0.5 克,根据盆腔包块大小、软硬及体质条件不同,每次分别用 2~3 克或 5~6 克,每天 2 次,饭后温开水送服(或细末用

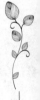

少量白酒送服），连续服药。于服药后的 30、60、90 天时，分别作妇科检查与盆腔 B 超检查，记录盆腔包块缩小与消失情况。

[来源] 刘菊兰等．中医药研究，1994（1）:23

⊙ 产后恶露不绝

蒲黄止血丸

[功能] 止血，化瘀。

[主治] 恶露不绝。

[用法] 生蒲黄 60 克，醋适量。先将醋倒入锅内煮沸，再放入蒲黄搅拌成稠糊状，待凉后，团如弹子大（约重 9 克）。每次服 1 丸，用醋将药丸化开后喝下，早晚各服 1 次。

[来源] 张红玉等．新中医，1991（9）:16

⊙ 产后瘀滞腹痛

山楂止痛方

[功能] 散瘀止痛。

[主治] 产后瘀滞腹痛。

[用法] 取焦山楂 30~50 克，水煎，冲红糖适量，在盖碗中浸泡片刻，分早晚 2 次口服。

[来源] 孔令举.吉林中医药,1990（5）:20

⊙ 产后尿潴留

血余炭散

[功能] 化瘀,利水。

[主治] 产后尿潴留。

[用法] 取血余 10 克,清水洗净,晒干,用新砂锅炒炭存性,候凉研成细末,白开水 1 次冲服。

[来源] 张学文等.中西医结合杂志,1989（8）:497

⊙ 产后风

腊月鸡肠散

[功能] 补虚。

[主治] 产后风(轻证)。

[用法] 腊月杀鸡留下鸡肠,去净肠内物,风干保存。用瓦文火焙干研成细末,温淡黄酒饭后冲服,每次服 15 克,每天 2 次。

[来源] 李文欣.浙江中医杂志,1993（12）:536

妇科

⊙ 子宫脱垂

升麻蛋方

[**功能**] 升举中气,滋阴养血。

[**主治**] 子宫脱垂。

[**用法**] 升麻 4 克(研末),鸡蛋 1 个。先将鸡蛋顶端钻一黄豆大圆孔,再将药末从圆孔放入蛋内搅匀,取白纸一块蘸水将孔盖严,口向上平放于蒸笼内蒸熟,去壳吃蛋。早晚各 1 次,10 天为 1 疗程,1 个疗程结束后,停药 2 天再服第 2 疗程,服完 3 个疗程判定疗效。服药期间忌重体力劳动及房事。

[**来源**] 李治方 . 四川中医,1986(11):47

儿 科

⊙ 小儿急性扁桃体炎

大黄贴敷方

[功能] 清热解毒,凉血逐瘀。

[主治] 小儿急性扁桃体炎。

[用法] 取生大黄20克,用炉火把泥瓦块烧热,将生大黄放置瓦上焙干,研细末装瓶备用。每次取药末1/3或1/4,用食醋或茶水调成糊状,摊于白布或绸带上,贴敷脚心(男左、女右),包扎8小时便可,每天1次,连续3~4次。

[来源] 王腾千等.中医药研究,1991(1):37

⊙ 流行性腮腺炎

青黛粉方

[功能] 清热解毒,凉血。

[主治] 流行性腮腺炎。

[用法] 青黛粉30克,加食醋适量,调成糊状,涂于塑料布

上面,敷贴患处,每天2次。药物以临用时调配为宜,敷药面要大于肿胀局部范围,否则影响疗效。

[来源] 段茂芳等.中成药研究,1987(10):42

⊙ 小儿急性化脓性中耳炎

柏子仁香油

[功能] 收敛,止血,消炎。

[主治] 急性化脓性中耳炎。

[用法] 取柏子仁10克,烘干,研成极细粉末,加香油适量调成稀糊状,将药油装入滴鼻净小瓶中。先用双氧水洗拭净患耳脓液,然后患耳朝上,将药油滴入耳道内,每天早晚各滴药1次,每次3~4滴,滴完后扯耳轮活动几下,以使药油进入中耳。如有发热等并发症,则应给予退热或其他相应治疗。如无并发症,可单用上方。

[来源] 宋光远.新中医,1992(6):53

⊙ 小儿发热

栀子退热饼

[功能] 清热泻火,凉血解毒。

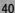

［**主治**］ 小儿发热。

［**用法**］ 取生山栀 9 克研碎,浸入 70% 酒精或白酒中,浸泡 30~60 分钟,取浸泡液与适量的面粉和匀,做成 4 个如 5 分钱币大小的面饼,睡前贴压于患儿的双侧涌泉穴和双侧内关穴,外包纱布并用胶布固定,次晨取下,以局部皮肤呈青蓝色为佳。

［**来源**］ 方红等.陕西中医,1991（12）:554

⊙ 小儿口疮

细辛敷脐饼

［**功能**］ 散浮热,降浊气。

［**主治**］ 小儿口舌生疮(症见舌、口腔黏膜溃疡,疼痛,流涎,拒食等)。

［**用法**］ 细辛末 2.5 克,与适量的小麦粉用温水调成黏稠饼状,直径为 3~4 厘米,厚度为 0.5 厘米,敷于脐上,外用塑料薄膜及纱布贴膏固定,早晚各换药 1 次。3 天为 1 疗程。

［**来源**］ 段锦芝.中医药学报,1991（3）:39

⊙ 小儿腹胀

吴茱萸酒浸液

[功能]　温中散寒，行气降逆。

[主治]　小儿腹胀。

[用法]　取吴茱萸 30 克，放入 90 克白酒内浸泡 4~6 小时后，过滤取液放至瓶内备用。用时取少许浸泡液滴于小儿脐部，医者用手掌按摩患儿脐部 5~10 分钟，每天 2~3 次。

[来源]　王太刚 . 山东中医杂志，1994（10）：467

⊙ 小儿便秘

胖大海通便饮

[功能]　润燥通便。

[主治]　婴幼儿大便不通。

[用法]　取胖大海 3 枚，放在茶杯或碗里，用沸水约 150 毫升冲泡 15 分钟，待其发大后，少量分次频频饮服。

[来源]　秦亮 . 浙江中医杂志，1990（1）：12

⊙ 小儿脱肛

金樱根方

[功能] 涩肠固脱。

[主治] 小儿脱肛。

[用法] 每天用金樱根干片 30 克,文火水煎后取煎液加适量白糖,分 4~5 次饮服,连用至痊愈后再继续服 3 天,以巩固疗效。

[来源] 陈振高等.中草药,1995（3）:140

⊙ 婴幼儿腹泻

山药止泻粥

[功能] 健脾,益肾,止泻。

[主治] 婴幼儿腹泻。

[用法] 单味生淮山药,研成粉,每次 5~10 克,加水适量调和后加温熬成粥状,于喂奶前或饭前口服,每天 3 次。也可以山药粥代替乳食。疗程 3 天。治疗期间停止其他治疗措施。

[来源] 关德华等.北京中医学院学报,1989（6）:24

⊙ 小儿秋季腹泻

银杏叶止泻方

[**功能**] 化湿,止泻。

[**主治**] 婴幼儿秋季腹泻。

[**用法**] 取银杏叶干品 100 克(或鲜品 150 克),加水 2000 毫升,煎煮 20 分钟(鲜品煎煮时间稍短),待水温降至 35℃（患儿能耐受）时,浸泡搓洗患儿双足 20 分钟。每天 2 次。超过 4 天临床症状未改善者即为无效,可改用他法。

[**来源**] 张立云. 浙江中医杂志,1992（1）:22

⊙ 疳积

皂荚散

[**功能**] 醒脾开胃,消积化滞,缓中健运,升清降浊。

[**主治**] 疳积。

[**用法**] 取干燥、皮厚、质硬光滑、色深褐、无虫蛀之皂荚,刷净泥土,切断,放入铁锅内,先武火,后文火煅 5~10 分钟存性,剥开荚口,以内无生心为度。煅后放干净土地上,去除其火毒,防止炭化,研为细末,过 80 目筛,装瓶备用。服法:3 岁以下每天 1 克,3~6 岁每天 2 克,6 岁以上每天 3~5 克,用糖(红糖、

白糖均可）拌匀吞服。

[来源] 王世彪等．中医杂志,1995（7）:390

⊙ 百日咳

马齿苋止咳方

[功能] 清热解毒,利湿化痰,敛肺镇咳。

[主治] 百日咳。

[用法] 取马齿苋(鲜品)200~300 克,水煎 2 次,合并滤液,浓缩至 100~150 毫升。1 天分 3 次口服(年幼者酌减),每天 1 剂,7 天为 1 疗程。

[来源] 庄平等．四川中医,1990（11）:12

⊙ 麻疹期急性尿潴留

大黄排尿方

[功能] 泻热通肠,凉血解毒。

[主治] 小儿麻疹期急性尿潴留。

[用法] 取生大黄 5~15 克(根据年龄大小选用适当剂量),用沸水 100~200 毫升浸泡 20 分钟,顿服,每天 1~2 次。如本方无效,可急行导尿。

［来源］　任宝书等.中医杂志,1994（12）:721

⊙ 小儿遗尿

桂枝散

［功能］　温经通脉,助阳化气。

［主治］　遗尿。

［用法］　桂枝研成细末备用。用时取适量药末,用食醋调成饼状,临睡前先用温水熨脐 10 分钟,然后将药饼贴于脐部,用纱布盖上固定,次日早晨取下,每晚 1 次。

［来源］　华乐柏.中医杂志,1995（1）:7

⊙ 先天性喉喘鸣

吴茱萸敷穴方

［功能］　温中下气,降逆定喘。

［主治］　吸门闭合不良(先天性喉喘鸣)。

［用法］　取吴茱萸 1~2 克研末,用凉开水调成稠糊状,外敷涌泉穴,每晚 1 次,次晨取下,6 次为 1 疗程。

［来源］　张连城.浙江中医杂志,1990（7）:307

⊙ 硬脑膜下积液

红小豆方

[功能]　利水除湿，散血消肿。

[主治]　硬脑膜下积液。

[用法]　将红小豆(赤小豆)磨成细末备用。先将患儿头发剃光，洗净，然后取红小豆粉适量，用温水调成糊状，敷在患儿前囟门及其周围，前至前发际，左右至耳上2厘米，后至头顶，厚度1厘米。上盖纱布，待结块后取下，每天1次。

[来源]　袁彩琴等．山东中医杂志，1992（3）：55

⊙ 小儿鞘膜积液

威灵仙洗剂

[功能]　祛风除湿，通络止痛。

[主治]　小儿鞘膜积液。

[用法]　威灵仙15~25克，加清水1000毫升，用文火将水煎去大半，倒出药汁，待药温降至37℃左右泡洗患处，每天2~4次，每剂药可连用2天。

[来源]　李庆．辽宁中医杂志，1989（6）：45

⊙ 小儿夜啼

五倍子止啼汤

[功能] 解热毒,生津液。

[主治] 小儿夜啼。

[用法] 五倍子 1.5 克,加水 80 毫升浓煎,于晚间睡前顿服,每天 1 次。

[来源] 王发书等.浙江中医杂志,1989(10):451

⊙ 新生儿红臀

蜂蜜油膏

[功能] 润燥,解毒,止痛。

[主治] 新生儿红臀。

[用法] 优质蜂蜜 100 克,用适量香油调制成糊状,加热煮沸约 1 分钟,待冷却后即可应用。如臀部表皮已破,患儿每次便后用温水洗净臀部,用纱布轻轻拭干,以棉签蘸油膏均匀涂患处。如用于一般红臀,则每 8 小时涂抹 1 次。用于预防每天 1 次即可。

[来源] 刘忠福.中华护理杂志,1995(1):6

⊙ 小儿脓疱病

马齿苋糖粉

[功能] 清热解毒。

[主治] 脓疱病。

[用法] 取马齿苋干品研成粉,每次服3克,加葡萄糖粉适量(调味),每天3次,饭前温开水调服。

[来源] 上官钧.新中医,1987(8):8

⊙ 儿童扁平疣

红花消疣汤

[功能] 活血散瘀。

[主治] 儿童扁平疣。

[用法] 红花9~20克,药量根据患儿年龄大小而定,水煎服,每天1剂,早晚温服,连服10剂为1疗程。

[来源] 吴兆玉.山东中医杂志,1994(10):467

五官科

⊙ 鼻衄

大黄止衄粉

[**功能**] 泻热止血。

[**主治**] 鼻衄。

[**用法**] 掌叶大黄(北大黄)60 克,研成粉,每次服 3 克,每天 4 次。5 天为 1 疗程。儿童药量酌减。鼻衄时用消毒棉球蘸少量大黄粉鼻腔局部用药,6 小时 1 次。对出现恶心呕吐者,嘱用粳米粥汤送服,或装胶囊吞服。年幼患者可用纯蜂蜜调服。服药后出现排便次数增多,每天 2~3 次,不影响日常生活及治疗,不必处理。

[**来源**] 蒋瑞金. 上海中医药杂志,1988(12):28

⊙ 急性咽炎

葶苈子方

[**功能**] 清热,利水,消肿。

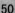

［主治］ 急性咽炎。

［用法］ 取生葶苈子,去壳扬净,15岁以下和50岁以上者每次6克,16~49岁者每次10克,每天早晚各1次,白开水送服。忌烟、酒、辛辣、腥荤。

［来源］ 王广见等.四川中医,1993（6）:50

⊙ 咽喉炎

点地梅方

［功能］ 解热毒,消肿痛。

［主治］ 咽喉炎(包括急性咽喉炎与慢性咽喉炎)。

［用法］ 点地梅30克,水煎300毫升,待温后分早、中、晚各含服1次(即每次将煎好的汤药饮含于口中约1分钟咽下,直至将100毫升汤药饮完)。服药期间禁烟酒,忌辛辣,适寒温,防外感,少用嗓。

［来源］ 栾宏庆.新中医,1994（10）:49

⊙ 急性扁桃体炎

大黄泡服方

［功能］ 泻热解毒,凉血通肠。

[主治] 急性扁桃体炎(乳蛾)。

[用法] 生大黄每天 9 克(病情较重者可用 12 克),用沸水约 150 毫升沏泡,待不烫时顿服,间隔 2 小时左右泡服第 2 汁。留院观察患者可再隔 2 小时左右泡服第 3 汁。不用其他药物。

[来源] 范积健等.上海中医药杂志,1982(10):16

⊙ 梅核气

佛手饮

[功能] 舒肝理气,化痰。

[主治] 梅核气(痰气交阻所致)。

[用法] 佛手 150 克,加水 600 毫升,水煎浓缩至 300 毫升,每次服 20 毫升,每天 4 次,呷服。

[来源] 蔡百根等.时珍国药研究,1997(1):18

⊙ 牙痛

萹蓄汤

[功能] 清热化湿,解毒杀虫。

[主治] 牙痛。

[用法] 每天取萹蓄 50~100 克(鲜品不拘多少),水煎,分

2次服。

［来源］ 袁呈云.陕西中医,1986（1）:28

⊙ 口疮

茵陈饮

［功能］ 清热利湿。

［主治］ 口疮。

［用法］ 茵陈20克,加水150毫升,用文火煮沸10分钟,过滤取药液,代茶饮。3天为1疗程。

［来源］ 张彩琴.黑龙江中医药,1992（6）:30

⊙ 化疗后口腔糜烂

珍珠粉

［功能］ 解毒生肌。

［主治］ 化疗后口腔糜烂。

［用法］ 取市售珍珠粉适量,撒敷于口腔糜烂患处,每天4次,至愈为止。

［来源］ 杨鸿钧等.四川中医,1988（4）:封3

⊙ 肺心病并霉菌感染

熊胆粉方

[功能] 清热解毒,杀虫。

[主治] 肺心病并霉菌感染。

[用法] 取人工饲养的黑熊引流之胆汁,经干燥而成熊胆粉。每次 0.2 克,每天 3 次,温开水送服。

[来源] 李汝安等.云南中医学院学报,1994(1):47

⊙ 泪道疾患

全蝎散

[功能] 熄风通络,攻毒散结。

[主治] 泪道疾患(包括泪道阻塞,泪小管炎,急、慢性泪囊炎)。

[用法] 全蝎适量,置瓦片上焙干,研末备用。成人每次服 6~9 克,小儿减半,以温白酒或黄酒送服(依患者酒量而定,每次 15~50 毫升不等;儿童或不饮酒者,改用温开水),每天 1~2 次,3 天为 1 疗程。

[来源] 王祖清.中级医刊,1987(7):51

肛 肠 科

⊙ 肛门病

马齿苋方

[**功能**] 清热解毒,凉血止血。

[**主治**] 肛门病。病症包括内痔出血、内痔嵌顿、血栓外痔、炎性外痔、痔瘘术后炎肿、肛窦炎、肛乳头炎、早期肛裂、肛周脓肿及热毒便秘等。

[**用法**] 取马齿苋全草,鲜者为佳,晒干备用也可。鲜品100克,干品减半,每天1剂,水煎服。除内痔出血及热毒便秘外,余均配合水煎熏洗,每天2~3次,每次20~30分钟。病情缓解后改用开水浸泡,代茶频饮。治疗期间禁忌辛辣煎炒等刺激性食物,并注意适当休息。

[**来源**] 邹桃生.浙江中医杂志,1989(5):210

⊙ 痔疮与痔疮出血

鱼腥草熏洗方

[**功能**] 清热解毒,消肿止痛

[**主治**] 痔疾(嵌顿内痔、炎性外痔、肛门瘙痒等)。

[**用法**] 取鱼腥草 100 克(鲜品 250 克),用水煎后,倒入痰盂内,让患者坐置于上,先用蒸气熏,待水蒸气少而水温接近体温时,再用纱布蘸药液洗患处。每天 2~3 次。

[**来源**] 张宏俊等.浙江中医杂志,1991(4):185

⊙ 肛裂

阿胶栓

[**功能**] 润燥,止血。

[**主治**] 初、中期肛裂。

[**用法**] 患者于便后及临睡前清洗肛门后用药。取阿胶切成花生仁大,置 60~80℃热水中,浸泡 1~2 分钟,取出揉搓成片条状,长约 2 厘米,立即送入肛内,肛外以塔形纱布及胶布封固。每天 2 次,5 天为 1 疗程。

[**来源**] 贾美华.四川中医,1993(8):41

家庭简易名效验方

⊙ 肛瘘

壁虎散

［**功能**］ 散结止痛,消炎解毒,生肌收敛。

［**主治**］ 肛瘘。

［**用法**］ 将壁虎捕捉后,取其尾巴置于瓦片上焙干,研成极细末备用。使用时,清洁创面后将粉末撒入肛瘘管道内,至瘘管基底部,填满为止,创口以纱布包扎,一般 2 天换药 1 次,痊愈为止。

［**来源**］ 徐献春 . 四川中医,1995（5）:46

⊙ 脱肛

参芦散

［**功能**］ 升提,益气。

［**主治**］ 气虚脱肛。

［**用法**］ 取人参芦头 20 枚,文火焙干研末,分成 20 包,密封瓶储备用。成人每次服 1 包(儿童酌减),每天 2 次,早晚空腹以米饮调服。10 天为 1 疗程。

［**来源**］ 王乃山 . 中成药研究,1983（1）:48

皮肤科

⊙ 癣

绞股蓝方

[功能] 消炎解毒

[主治] 手足癣。

[用法] 视皮损范围取 30~90 克新鲜绞股蓝头部较嫩茎叶,放于双手掌面中间,合拢双手用力揉搓,直到用两手指对捏浸汁为宜,而后用纱布包裹,使液汁从布缝中浸出,再用力反复涂擦患部,每天 3~5 次,一般 5~7 天即可痊愈。

[来源] 郭廷赞. 实用中医药杂志,1993(1):54

⊙ 手脱皮

夏枯草泡洗方

[功能] 清肝火,解内热,补肝血。

[主治] 手脱皮。

[用法] 取夏枯草 100 克,水煎 2 次,泡洗双手,每天 2 次,

每次 30 分钟,连续 10~15 天。

[来源] 刘天骥.中草药,1995（6）:297

⊙ 脚湿气

木瓜洗剂

[功能] 疏化湿热。

[主治] 脚气感染。

[用法] 取木瓜 100 克,加水 4 升,煎去大半,待药温降至约 37℃时,泡洗患处,每天洗 2~3 次。每剂可连续用 3 天。

[来源] 李书润等.浙江中医杂志,1992（11）:523

⊙ 带状疱疹

地龙浸出液

[功能] 清热解毒,通络止痛。

[主治] 带状疱疹。

[用法] 取较大活地龙 10 条,用清水洗净后置杯中,加白糖 60 克轻轻搅拌,放置 24 小时后制取黄色地龙浸出液备用。用时以棉签将制取液涂于疱疹表面,每天 5~6 次,5 天为 1 疗程。

[来源] 陶云卿.中医杂志,1995（7）:399

⊙ 扁平疣、寻常疣

薏苡仁消疣散

[功能] 清肺、消疣。

[主治] 扁平疣。

[用法] 取生薏苡仁 900 克,粉碎后过 80 目筛备用。每次用温开水送服 15 克,每天早、晚各 1 次,1 个月为 1 疗程。孕妇忌服。

[来源] 刘天骥等 . 四川中医,1993（8）:41

⊙ 鸡眼

蓖麻子热敷方

[功能] 软坚化腐。

[主治] 鸡眼。

[用法] 蓖麻子 1 枚,去外壳,灰火内埋烧,以爆胀为度。患处以热水泡洗,刮去老皮,蓖麻子用手捏软,即乘热敷于患处,外以胶布固定,3~5 天换药 1 次。

[来源] 李造坤等 . 新中医,1992（5）:17

⊙ 荨麻疹

艾叶酒煎方

[功能] 温经散寒,祛风除湿。

[主治] 荨麻疹。

[用法] 生艾叶 10 克,白酒 100 克,共煎至 50 克左右,顿服。每天 1 次,连服 3 天。

[来源] 乔成林等.浙江中医杂志,1990(6):254

⊙ 湿疹

乌桕叶方

[功能] 清热利湿,拔毒消肿,收敛生肌。

[主治] 各类湿疹。

[用法] 取鲜乌桕叶适量,捣碎取汁(或干品 50 克,加水 200 毫升,煎汁浓缩后取药液 100 毫升)直擦患部,每次 2~3 遍。若患处渗液较多,擦后用乌桕散(乌桕叶适量焙干,研极细末)直接外撒;若患处干燥结痂,有皲裂或鳞屑,则擦后用乌桕叶油(乌桕散 30 克,置 100 克香油中浸泡 24 小时后,以陶器存装,文火煮沸 15 分钟,冷却备用)外涂。每天换药 1~3 次,8 天为 1 疗程。

［来源］ 尤德时.新中医,1991（2）:17

⊙ 神经性皮炎

浓缩食醋方

［功能］ 散瘀,解毒,杀虫。

［主治］ 神经性皮炎。

［用法］ 取食醋(以瓶装陈醋为佳)500克,放入铁锅内煮沸浓缩至50克,装瓶备用。使用前先抓提患处皮肤(能疏松汗腺,便于药力直达病所),再用温开水(切忌用生冷水)将患处洗净,然后用消毒棉球蘸浓缩食醋搽抹患处。每天早晚各1次。

［来源］ 郭力.云南中医杂志,1984（1）:14

⊙ 放射性皮炎

首乌藤外敷方

［功能］ 养血祛风。

［主治］ 放射性皮炎。

［用法］ 鲜首乌藤适量,捣烂成糊状,炎症局部清洗干净(禁用肥皂洗涤),将药糊外敷,每晚1次,疗程3~7天。避免日光及冷热刺激,防止外伤及感染,适当增加营养,服用维生素类

药物。

［来源］ 段绿化.浙江中医杂志,1995（2）:65

⊙ 虫咬皮炎

毛牵牛叶方

［功能］ 清热利湿,消肿止痛。

［主治］ 虫咬皮炎。

［用法］ 取毛牵牛之鲜叶,用手揉烂,挤汁,轻轻涂搽于患处。

［来源］ 张民安.陕西中医,1987（6）:267

⊙ 黄褐斑

山楂化斑方

［功能］ 行气散瘀。

［主治］ 黄褐斑。

［用法］ 生山楂 300 克,研为细末备用。患者先用温水洗面,毛巾揩干,取药粉 5 克,鸡蛋清适量,调成糊状,薄薄覆盖于面部,保留 1 小时,早晚各 1 次。敷上药糊后,可配合手法按摩以助药力吸收,60 次为 1 疗程。

⊙ 瘢痕疙瘩

芙蓉叶方

[功能] 清热解毒,消肿。

[主治] 瘢痕疙瘩。

[用法] 端午日采芙蓉叶,不拘多少,阴干后研细末备用。用时以茶清调成糊状涂患处,每天数次,次日须洗净原药痂再涂,少数患处涂药后 3~24 小时局部有淡黄色粘液渗出,用干棉球搽去即可,不妨碍用药。

[来源] 刘远坝.陕西中医,1990（9）:149

⊙ 酒齄鼻

博落回酊

[功能] 散瘀,消肿,解毒。

[主治] 酒齄鼻。

[用法] 博落回茎(农历9月采者佳,洗净切碎晒干)50克,放入 95% 酒精 100 毫升中,浸泡 5~7 天备用。每次用棉签蘸药液涂抹患处 1 分钟,每天 2~3 次。15 天为 1 疗程。

［来源］ 罗裕民．浙江中医杂志，1986（7）：306

⊙ 斑秃

侧柏叶生发酊

［功能］ 活血，去脂，生发。

［主治］ 斑秃(脱发)。

［用法］ 将鲜侧柏叶 32 克，放入 75% 酒精 100 毫升中浸泡 7 天，用棉球蘸药液少许，局部搽拭，每天 3 次，坚持使用。一般 2~3 个月可获疗效。

［来源］ 丰明德．浙江中医杂志，1989（1）：45

⊙ 脂溢性脱发

透骨草熏洗方

［功能］ 止脱发，止痒，去头屑。

［主治］ 脂溢性脱发。

［用法］ 取透骨草 45 克，煎汤熏洗头发，每天 1 剂，熏洗 1 次，每次 20 分钟。洗后勿用水冲洗头发。用药 4~12 天。

［来源］ 徐亚君．浙江中医杂志，1991（8）：374

⊙ 淋病

马齿苋治淋汤

[功能] 清热利湿,凉血解毒。

[主治] 淋病(主要因不洁性生活引起)。

[用法] 马齿苋 150 克(鲜品加倍),每天 1 剂,水煎,早晚分服。连服 10 天为 1 疗程,可服 1~3 个疗程。

[来源] 邹世光.浙江中医杂志,1992（6）:277

骨 伤 科

⊙ 扭挫伤

栀子愈伤方

[功能] 凉血止血,消肿止痛。

[主治] 四肢关节软组织损伤。

[用法] 山栀子 10 克(视面积大小加减剂量),加鸡蛋 1 个(只用蛋清),将山栀子捣碎用蛋清调和敷于患处。

[来源] 吴桂勤等.新中医,1995(2):48

⊙ 肩痹

艾叶熨肩方

[功能] 散寒止痛。

[主治] 肩痹。

[用法] 生艾叶 300 克,切细,用陈米醋 150 克加温拌匀,装入 20 厘米 ×20 厘米纱布包裹,趁热敷于患处,每天 2 次,每次 15~30 分钟,7 天为 1 疗程。治疗期间嘱患者做上举、外旋、

内旋、后伸等锻炼活动并坚持锻炼,以增强疗效。

[来源] 晁尚勇等.陕西中医,1993（2）:78

⊙ 急性腰扭伤

䗴虫散

[功能] 破血逐瘀,疗伤止痛。

[主治] 急性腰扭伤。

[用法] 䗴虫若干个,研成细末备用。取虫末1.5克。用红花酒或白酒15~30克送服,每天1次,一般3~5次,痊愈。注意:每次用量不宜超过1.5克,孕妇禁用。

[来源] 陈友宏.四川中医,1987（5）:26

⊙ 骨质增生症

皂荚膏

[功能] 祛风除湿,疏通经络,活血止痛。

[主治] 骨质增生症。

[用法] 将皂荚浸于烧酒中备用。用时将皂荚从酒中取出,剪碎、捣烂如泥,与适量面粉调匀,然后摊于纱布敷料上,敷贴患处。根据骨质增生部位的范围大小决定用皂荚多少,如腰椎

退行性改变为 3~5 椎者,用皂荚 5~7 粒,以此类推。敷药 3 天更换 1 次。一般用药 2 次后局部肿痛可基本解除,可再敷药 1 次以巩固疗效。

[来源] 陆万仁.浙江中医杂志,1995(5):229

⊙ 坐骨臀肌滑囊炎

鲜水蓼方

[功能] 行气化湿,消肿止痛。

[主治] 坐骨臀肌滑囊炎(坐骨滑膜囊肿)。

[用法] 取新鲜水蓼全草,洗净晾干,水煎出味,将药液过滤倒在盆内,趁热先熏后坐浴,每天 3 次,每次约 30 分钟。第 2、3 次使用时,须将药液重新加温至沸腾后再用。

[来源] 李建成.新中医,1995(1):16

⊙ 踝关节扭伤

八角枫叶膏

[功能] 散瘀定痛。

[主治] 踝部扭伤。

[用法] 取八角枫叶适量,研成细末,与醋调和成糊饼状,

外敷患处,绷带包扎固定,每天换药 1 次。

[来源] 刘永青.浙江中医杂志,1990（2）:65

⊙ 足跟痛

仙人掌外敷方

[功能] 行气活血,消肿止痛。

[主治] 足跟痛。

[用法] 先将仙人掌两面的毛刺用刀刮去,然后剖成二半,用剖开的一面敷于足跟部疼痛处,外用胶布固定,敷 12 小时后再换半片。冬天可将剖开的一面放在热锅内烘 3~4 分钟,待烘热后敷于患处,一般于晚上敷贴。在治疗期间穿布底鞋为宜,适当活动,使气血经脉畅通。

[来源] 张维林.陕西中医,1987（8）:365